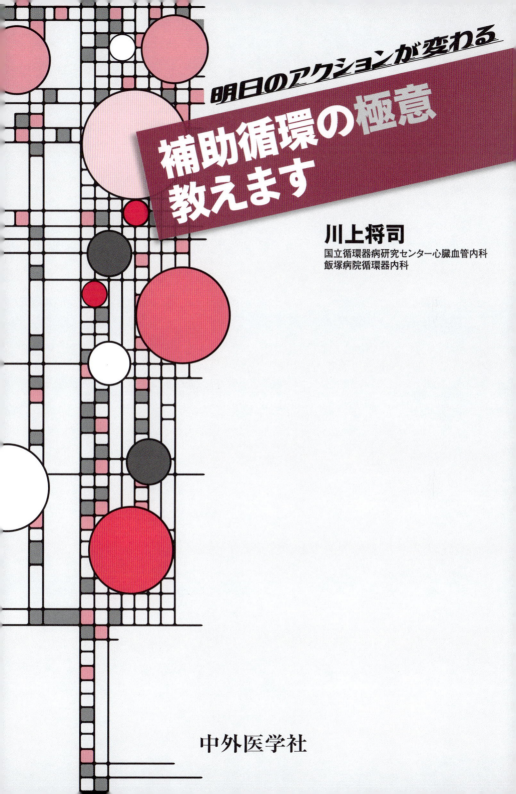

巻頭言

　著者の川上将司先生は，飯塚病院で総合的な研修を終え，国立循環器病研究センター心臓血管内科レジデント，さらには全国でも指折りの救命救急センターを有する済生会千里病院での経験を経て，国立循環器病研究センターCCUのスタッフとして活躍し，同病院でのティーチング・アウォード受賞をしている研究マインドも有する優れた臨床家です．このたび『明日のアクションが変わる　補助循環の極意　教えます』を刊行されるのは，循環器重症例を共に議論しながら診療にあたった仲間として誠に喜ばしいことでありかつ誇りに思います．

　1960年代に設立されたCCUは冠動脈集中治療室として世界中で普及し，1970年代から爆発的に普及した経皮的冠動脈形成術により急性心筋梗塞への再灌流療法として確立されました．これらによりCCUでの急性心筋梗塞の死亡率は5％以下となり，循環器医はCCUの現場から離れ，その治療の場はカテーテル治療室へ移行し，終日カテーテル治療に専念するようになりました．しかし，心原性ショック例の死亡率は50％前後で推移し，決して改善されたとはいえず，重症心不全を含めた循環管理の場として心血管集中治療室（Cardiovascular Intensive Care Unit：CICU）の再構築が求められています．本書は，まさにこのCICUにおける心原性ショックについての考え方を病歴からフィジカルアセスメント，血液ガス分析から解説し，ショックの早期からの対応について，それぞれの補助循環の適応と限界，合併症について触れ，最新のImpellaの可能性について言及しています．症例提示とエビデンスを紹介しながら，適切な薬物治療の選択方法や再灌流療法まで含まれ，実臨床で役立つようわかりやすく記述されています．

　循環器救急・集中治療に携わる救急医や集中治療医，さらには循環器専門医に一読いただければ，補助循環を用いた循環管理を駆使して自信を持って診療に当たれるようになる必携の書です．

2018年7月

静岡県立総合病院集中治療センター　センター長

野々木　宏

刊行によせて

　補助循環装置を目の前にして「入門書を読むか？」「専門書を読むか？」迷っている"あなた"に本書を推薦します．

　補助循環装置を使用する施設や部署に配属された"あなた"，そして補助循環装置を使用するかもしれない，もしくは使用している患者を担当する"あなた"の毎日は希望に満ち足りているでしょうか？

　【極意(ごくい)】とは，秘訣(ひけつ)や奥義(おうぎ)が同義語であり，「極意を授かる」「極意を会得する」のように使用されるため，本書を手にした読者は難しいことに挑戦するような錯覚にとらわれるかもしれません．ただし，【極意】とは，"今"の"あなた"にとって核心となる大切なことを意味します．

　本書の魅力は，初心者から専門家まで，すなわち専門医のみならず，研修医，看護師，臨床工学技士まで補助循環装置を使用する患者に携わる可能性のある全ての医療従事者を対象に，それぞれの読者にとっての"今"必要な情報が網羅されています．したがって，本書を読み終えた後にそれぞれの読者が得る【極意】は異なることでしょう！

　興味があるならば，どこから読んでもかまいません．昨日は"血液ガス分析"，そして本日は"PCPSの離脱"に「あっ，そうなんだ！」と思った瞬間が【極意】を得た瞬間です．1つかもしれませんし，たくさんあるかもしれません．同じ章をもう一度読み直した時に以前は感じなかった「あっ，そうなんだ！」という感覚を経験することもあるでしょう！

　症例を経験するごとに本書を読むことをお勧めします．読み終えた後に"あなた"が得る新しい【極意】は，"あなた"が明日に担当する患者にとっても希望を与えてくれるものとなることでしょう．

2018年7月

国立循環器病研究センター　心臓血管内科

田原良雄

序文

至誠にして動かざる者は，未だ之れ有らざるなり
吉田松陰

　拙書『明日のアクションが変わる　循環器救急の真髄　教えます』（中外医学社）を上梓して1年が過ぎました．"エビデンスを使いこなす"をテーマに，少しでも臨床実地で活きる知識やエッセンスをお伝えしたい—その一心で綴った同書に対して，現場の第一線で働く医師，そしてコメディカルの皆様からたくさんの温かいお言葉をいただきました．筆者自身もこの執筆を通じて，改めてたくさんの学び（と疲労）を得ることができました．

　今回は，その中でも特にご好評をいただいた補助循環の管理について，さらに幅広く，さらに深く掘り下げた究極の補助循環管理指南書を目指して，本書を書き上げました．今回のテーマは"エビデンスの向こう側へ"．補助循環装置が必要な患者さんはもちろん重症です．しかしエビデンスはまだまだ不十分で，解明されていないこともたくさんあります．補助循環は正しく使えば最強の救急救命装置である一方で，管理中に起こる合併症は重篤なものが多く，管理する医療チームにも経験が必要です．

　しかし，その経験がモノを言うのは，説得力のある主張の裏付けとなる場合に限られます．説得力のある主張とは，数少ないエビデンスの冷静な分析と病態生理に基づいた血行動態の評価のことであり，それらを補助循環管理の一挙一動に反映させることが重要なのです．これは補助循環管理に限らず，臨床の現場に共通するプリンシプルです．

　本書にまとめた補助循環管理のプリンシプルは，筆者の師匠である国立循環器病研究センター心臓血管内科を率いる安田聡先生から学んだ流儀に基づいています．その流儀に基づき，筆者を含む同センターCCUの医師・看護師・臨床工学技士が築き上げてきた現場のマネージメントを，少しでも読者の皆様にわかりやすく，リアリティをもってお伝えしたいと思います．本書が臨床の現場で戦う皆様の明日のアクションに少しでも知識と勇気を添える

ことができれば，これ以上の幸せはございません．

　最後に，本書の企画・編集において中外医学社の宮崎雅弘様，中畑謙様にお世話になりました．お礼を申し上げます．

　2018年6月

川上将司

栞奈　響希　凜乃
パパにとって、君たちの笑顔は補助循環より遥かに効果的です

目次

第1話　ようこそ，補助循環の世界へ　　1
1. 重症患者でもやっぱり病歴・身体所見 …………………………………… 1
2. ショックは必ずしも低血圧とは限らない ………………………………… 3
3. 血液ガス分析と暮らす ……………………………………………………… 4
4. 補助循環を一直線上に並べるな …………………………………………… 8
5. エビデンスの向こう側へ
   補助循環を駆使しハートチームを牽引せよ …………………………… 11

第2話　補助循環管理のルーティン　　13
1. 初期診療のルーティン：ABCD＋E3 …………………………………… 14
2. 肺動脈カテーテルは死なない …………………………………………… 17
3. 肺動脈カテーテルは悪くない．要は使い方 …………………………… 20
4. 肺動脈カテーテル指標を意識して心エコーをする …………………… 23
5. 肺動脈楔入圧 vs 左室流入血流速度波形 ……………………………… 24
6. 1回拍出量 vs 左室流出路速度時間積分値 …………………………… 26
7. ［手技実践！］　肺動脈カテーテルを留置する ……………………… 28
8. 肺動脈カテーテル指標の計測は呼吸相に注意 ………………………… 32

第3話　IABP を知る　　35
1. IABP の原理は 2 つ ……………………………………………………… 35
2. IABP の駆動タイミングを調整する …………………………………… 38
3. IABP はノーエビデンス？ ……………………………………………… 42
4. ハイリスク PCI での IABP のエビデンス …………………………… 49
5. ガイドラインでの IABP の位置づけ ………………………………… 51

i

6	ST上昇型心筋梗塞＋心原性ショックのワークアップ	52
7	強心薬と昇圧薬（血管収縮薬）は全然違う！	54
8	実臨床でのIABPの適応を考える	57
9	IABPが禁忌となる場合	59
10	［手技実践！］ IABPを挿入する	60
11	IABP管理のやりかた	65
12	IABP管理中の合併症・トラブル	70
13	IABPの理にかなった離脱	78

第4話　IABPの導入：NSTEMI　　87

症例実況中継①　87

1	急性冠症候群と安定型冠動脈疾患の区別は"アート"	104
2	急性冠症候群の分類は心電図！	107
3	急性冠症候群の3つの病態	109
4	非ST上昇型急性冠症候群のキーワードは"リスク層別"	109
5	非ST上昇型急性冠症候群の血行再建術のタイミング	112
6	冠動脈バイパス術 vs PCI	115

第5話　IABPの管理：致死性不整脈とポンプ不全　　121

症例実況中継②　121

1	致死性不整脈でフリーズしないために	140
2	Regular wide QRS tachycardiaを鑑別する	143
3	Regular wide QRS tachycardiaを鑑別する：アデノシン編	147
4	Regular wide QRS tachycardiaを停止させる	147
5	多形性VTをみたらQT時間と虚血をチェック！	152

第6話　IABPの離脱：STEMI　　156

症例実況中継③　156

1	STEMIはとにかくカテ！	167
2	STEMIの心電図診断が難しい病態を知っておく	168
3	aVR誘導にも注目せよ	171
4	さようなら Door-to-balloon．舞台はプレホスピタルへ	174
5	Primary PCIの適応：アップデート2017	177
6	STEMIの非梗塞責任血管へのPCIの是非	183
7	心原性ショックを合併した多枝病変患者のprimary PCI	191
8	混合静脈血酸素飽和度を使いこなす	196

第7話　PCPSを知る　202

1	PCPSの原理を知る	202
2	PCPSと人工心肺を比較してみる	205
3	PCPSにエビデンスはあるのか？	206
4	PCPSのエビデンス：院内心停止（IHCA）編	209
5	PCPSのエビデンス：院外心停止（OHCA）編	212
6	ガイドラインでのPCPSの位置づけ	215
7	PCPSの予後指標：SAVEスコア	216
8	実臨床でPCPSの適応をどのように考えるか	218
9	［手技実践！］PCPSの導入	219
10	下肢虚血予防のための工夫	224
11	心停止患者のPCPS駆動時に注意すること	227
12	心停止患者に対する5つの脳保護戦略	228
13	脳保護を意識した体温管理	232
14	PCPSで行う体温管理	237
15	PCPSの"呼吸"の管理	240
16	PCPS管理のやりかた	244
17	PCPS管理中の心機能回復を評価する：右橈骨動脈のPaO_2	246
18	PCPS管理中の心機能回復を評価する：$ETCO_2$	248

19	PCPS 管理中の心機能回復を評価する：SvO_2	251
20	PCPS 管理中の心機能回復を評価する：心係数	251
21	PCPS 管理中の心機能回復を評価する：左室駆出時間	252
22	PCPS 管理中の心機能回復を評価する：VTI	255
23	PCPS 管理中の心機能回復の評価が難しい病態	257
24	PCPS 管理中の適切なボリューム管理とは	258
25	PCPS 管理中に強心薬は必要？	259
26	PCPS 管理中に血管拡張薬は必要？	261
27	PCPS 管理中に人工呼吸器・IABP は必須？	262
28	PCPS の合併症・トラブル	264
29	PCPS の離脱：ウィーニング（国循編）	267
30	PCPS の離脱：ウィーニング（海外編）	270
31	PCPS の離脱：抜去	274
32	自己心が回復したにもかかわらず PCPS が抜去できない時	275

第8話　PCPS の導入：急性僧帽弁逆流　　283

症例実況中継④　　283

1. 心雑音が聞こえない？　僧帽弁逆流 … 294
2. 僧帽弁の解剖と乳頭筋断裂について … 296
3. 心雑音から疑う心室中隔穿孔 … 298

第9話　PCPS の管理：劇症型心筋炎　　300

症例実況中継⑤　　300

1. 心筋炎と心膜炎の区別 … 319
2. 心筋炎の診断に必ず心筋生検は必要か … 322
3. 心筋炎の心電図 … 323
4. 免疫グロブリンとステロイド … 324

第10話　PCPSの離脱：IHCA　329
症例実況中継⑥　329
1. PCPSの離脱に重要なこころがけ　339

第11話　VADを知る　340
1. INTERMACSとは何か　340
2. BTDBTBBTCBTTBTRDT　342
3. VADの分類　343
4. わが国で移植適応患者を登録する　345
5. J-MACSでわが国の現状を知る　349
6. 体外設置型VADを知る　349
7. VAD患者で右心に注目することの重要性　354
8. VAD装着前に右心不全のリスクを評価する　358
9. VAD前の臓器障害は可逆性？　361

第12話　VADの導入：続・劇症型心筋炎　364
症例実況中継⑦（⑤の続き）　364
1. 実際のところ，BTRは可能なのか　372
2. VADの離脱基準はあるのか　373

第13話　Impellaを知る　377
1. Impellaの特徴を知る　377
2. 左室を強力にアンローディングする　379
3. ［手技実践！］Impella 2.5を導入する　381
4. Impella 2.5の管理　390
5. Impella 2.5のトラブルと対処　392
6. Impellaのエビデンス　398
7. Detroit Cardiogenic Shock Initiative　404

8	Impella 5.0で知っておくべきこと	406
9	知っておきたいImpellaの欠点	408

INTERVIEW お話相手　西連寺智子先生　　　　　　　　　　**411**

索引 …………………………… 417
謝辞にかえて ……………… 423

この本の登場人物

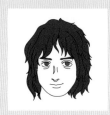

【一撃】
卒後5年目．ニューヨーク出身．
卒後3年間は救急医療・総合診療を学び，4年目から循環器内科を専攻．今回CCUをローテーションする熱血漢．

【ラヂオ頭先生】
卒後12年目．イングランド出身．
CCU専従の指導医として心臓救急・集学的治療・PCIに従事．
気難しい性格だが冷静な判断が持ち味．

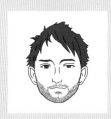

【唐辛子】
卒後8年目．カリフォルニア出身．
CCU専従のシニアレジデント．穏やかな性格で仕事はきちんとこなすが，毎朝のカンファレンスには少しだけ遅刻する．

【CE白線】
デトロイト出身．
CCUとカテーテル室専属の臨床工学技士として
ラヂオ頭先生チームをサポートする．

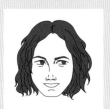

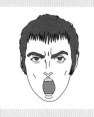

【砂漠の泉先生】
卒後20年目．マンチェスター出身．
心臓血管外科医．口が悪くとっても扱いにくいが，腕は確か．

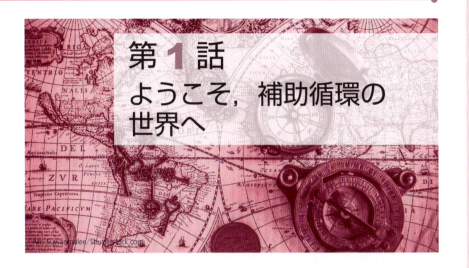

第1話 ようこそ，補助循環の世界へ

　重症の循環器疾患患者に対する最上位の治療として，補助循環装置があります．補助循環は上手く使いこなせばそれなしでは救命できない患者を救うことができる一方で，重篤な合併症も多く，決してバラ色の治療手段ではありません．また医師・コメディカルともに多大なマンパワーと医療資源を投入しないといけません．さらに，補助循環装置が導入される臨床状況の特殊性から，質の高いエビデンスが蓄積されにくい現状もあり，まだまだ課題は山積みです．

　それでも今日も現場は待ったなし．今から補助循環装置が必要な患者が搬送されてくるかもしれません．このような重症患者にはさぞ特殊な診療をしていると思われがちですが，むしろその逆です．基本に忠実に，確実に，シンプルに診療をしていく必要があります．補助循環について学ぶ前に，重症循環器救急疾患患者の診療にあたる上での基本事項をここで確認しておきたいと思います．

1　重症患者でもやっぱり病歴・身体所見

　近年出版されている救急や総合診療関係の多くの著書にはバイタルサインについての記載が多く，読者の皆様にその重要性を改めて述べる必要もないのでしょう．本書でも多くの症例を通じてバイタルサインの重要性を伝えていきたいと思っています．本書のテーマは補助循環ですが，冒頭はあえてアナログなお話＝

「やっぱり病歴や身体所見が大事」ということを強調することから始めたいと思います（図表 1-1）．

図表 1-1　診断に最も重要なもの
急性期・慢性期，軽症・重症を問わず診断に最も重要なもの • バイタルサイン • 病歴 • 身体所見

　誰が言ったか知りませんが，「病歴や身体所見はルールインするもので，ルールアウトするものではない」という格言があります．確かに，病歴のキーワードや身体所見の一つ一つの診断精度は決して高いものではありません．しかしそれは一部の方々が慣習的に盲信している，例えば感染症診療における白血球数やCRPなどの血液検査においても同様のことが言えるはずです．この格言は「病歴や身体所見で検査前確率を上げていき（ルールイン），最後に精度の高い検査で診断を確定させる」というメッセージがあり，病歴と身体所見の真の重要性を知っている名医が発した言葉であろうと筆者は思っています．

　集学的治療を受けている患者の多くは，気管挿管されていたり，せん妄や意識障害があったり，症状が強くておしゃべりどころじゃなかったりと，平常時のようなコミュニケーションをとることができません．搬送直後から様々な治療が始まってしまうと，入院後数日経った後もまだ本人の声を一度も聞いたことがない，なんてこともよくあります．しかし，患者自身から病歴が聴取できなくても，家族・急変の場に立ち会った人（医療者含む）・かかりつけ医など，まだまだ多くの情報源があります．

　残念ながら，刻一刻と病状が変化する急性期医療の現場では時間的余裕は医療者にも患者にもありません．ですから，一般外来での問診票のように主訴から現病歴，既往歴，生活歴…など順序立てて話を聞くことはできないので，救急搬送されたきっかけ，多くの場合は主訴となる症状・症候を核として，そこから鑑別すべき病態・疾患を念頭に置き，優先順位をつけて病歴聴取や診察を行う必要があります（図表 1-2）．

　例えば，胸痛を訴える患者でST上昇がみられた場合，発症時間，症状の持続の有無，冠危険因子，今罹っている病気の情報と，胸部の聴診で心不全合併と機械的合併症の検索を行い，カテーテル穿刺部の動脈の診察がすめば，primary PCIまで一気に進んでもほとんど問題がありません．この作業に要する時間はわ

図表 1-2　病歴聴取のイメージ

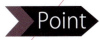

一般外来 (緊急性のない場合)	主訴 現病歴 生活歴 既往歴 家族歴 アレルギー歴 など	ER (緊急性の高い場合)
漏れなく 整理しながら 進めていく		重要なものから ピックアップ

ずか数分です．残りの情報収集はカテーテル治療中や CCU 入室後に確認すればよいのです．

> **Point**
> - 補助循環を使う患者でも病歴・身体所見は基本．
> - 病歴と身体所見で検査前確率を高めていく（ルールインしていく）．
> - 初療時の病歴・身体所見は的を絞る．最短経路で診断・治療へ導く．

2　ショックは必ずしも低血圧とは限らない

　ショックは組織への酸素供給低下，酸素需要増加，組織の酸素利用障害が生じたために，相対的に組織が酸素欠乏に至っている状態のことを指します．乏尿，意識混濁，冷たくじとっと湿った皮膚，全身倦怠感などはショックの症状・所見として知られています．体血圧が低値であるほどそのような状況に陥りやすいのですが，体血圧が維持されていても循環不全が存在することはあります．血圧が保たれていてもポンプ不全によって組織低灌流がある場合は低心拍出症候群 (low output syndrome) とも呼ばれており，ショックと同義と考えて差し支えありません．

　体血圧には収縮期血圧，拡張期血圧，平均血圧があります．収縮期血圧は心拍出量と末梢血管抵抗で規定されています（図表 1-3）．この式の通り，心拍出量が低下しても末梢血管抵抗が増大すれば血圧を維持することは可能です．また心拍

図表 1-3　収縮期血圧の規定因子

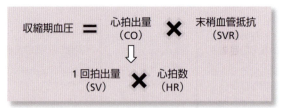

出量は1回拍出量と心拍数で規定されますので，1回拍出量が低下した場合は心拍数を上昇させ心拍出量を維持しようとします．頻拍による代償が限界を超えると体血圧は低下しショックになりますが，体血圧が下がる前から末梢循環不全が出現していることもあります．頻拍は血行動態破綻を知らせる最初のサインであり，循環管理では最も重要な指標です．

その他，冠血流は主に拡張期圧に，心臓以外の臓器血流は平均血圧に依存することが知られています．収縮期血圧値以外にも注目すべきです．

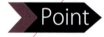
- ショックは血圧の値で定義されるものではない．
- 収縮期血圧は心拍出量と末梢血管抵抗で規定される．
- 心拍出量は1回拍出量と心拍数で規定される．
- 頻拍は血行動態破綻の最初のサイン．

3　血液ガス分析と暮らす

バイタルサイン・病歴・身体所見は重要ですが，これだけでは決着がつかないことも当然あります．そういう時に頼りになるのが血液ガス分析です．患者の病態を代弁する血液ガス分析は重症患者の管理に有益な情報を与えてくれます．補助循環を導入した患者は定期的に血液ガス分析を評価するので，自分たちが血液ガス分析の時間に合わせた生活になっていることに気づくことがあります．まさに血液ガス分析と暮らしている気分です．

血液ガス分析は病態を迅速に反映するため，緊急性の高い病態の早期診断に適

図表 1-4　血液ガス分析の手順

Step 1　pH
アルカレミアかアシデミアを判断
（pH 基準範囲 7.35-7.45）

Step 2　PCO₂と HCO₃⁻
pHの"primary"の変化が代謝性か呼吸性か
（PaCO₂基準範囲 37-43，HCO₃⁻基準範囲 22-26）

Step 3　AG
AG 増加型代謝性アシドーシスの有無の評価
（AG＝Na-CL-HCO₃⁻，基準範囲 10-14）

Step 4　補正 HCO₃⁻
AG 正常型代謝性アシドーシスや代謝性アシドーシスの有無の評価
（補正 HCO₃⁻＝ΔAG＋HCO₃⁻，ΔAG＝AG-12）

Step 5　代償範囲内か
代償範囲の計算式を用いて判断する

図表 1-5　酸塩基平衡異常に対する代償

一次性変化	代償性変化	代償式[1]	代償の限界値
代謝性アシドーシス	↓PCO₂	予測 ΔPCO₂＝1.4×ΔHCO₃⁻	PCO₂ 15 mmHg
代謝性アルカローシス	↑PCO₂	予測 ΔPCO₂＝0.7×ΔHCO₃⁻	PCO₂ 60 mmHg
呼吸性アシドーシス	↑HCO₃⁻	（急性）予測 ΔHCO₃⁻＝0.1×ΔPCO₂ （慢性）予測 ΔHCO₃⁻＝0.4×ΔPCO₂	HCO₃⁻ 42 mEq/L
呼吸性アルカローシス	↓HCO₃⁻	（急性）予測 ΔHCO₃⁻＝0.2×ΔPCO₂ （慢性）予測 ΔHCO₃⁻＝0.6×ΔPCO₂	HCO₃⁻ 12 mEq/L

1　代償式の係数の覚え方：　い い よ な，石 風 呂
　　　　　　　　　　　　　 1　4 7　14 2 6
※代謝性アシドーシス→呼吸性アルカローシスの順に 1.4, 0.7, 0.1, 0.4, 0.2, 0.6

〔筆者と若宮輝宜先生（国立循環器病研究センター心臓血管内科）が作成〕

しています．結果が判明するまでの時間が短いこともメリットです．その重要性は拙著『明日のアクションが変わる　循環器救急の真髄　教えます』の冒頭でも触れました．本書でもおさらいとして図表 1-4, 1-5 に血液ガス分析の手順を示し

図表 1-6 血液ガス分析の鑑別

代謝性アシドーシス

- **アニオンギャップ増加**
  乳酸アシドーシス
  ケトアシドーシス（糖尿病性・アルコール性・飢餓性）
  尿毒症
  外因性物質（アセトアミノフェン・サリチル酸・メチルアルコール・一酸化炭素など）
- **アニオンギャップ正常**
  HCO_3^- の腸管からの喪失＝下痢・尿管結腸吻合（with/without ↓K）
  尿細管性アシドーシス（with/without ↓K）
  急性腎傷害の早期
  外因性物質（アセタゾラミド・トルエンなど）
  希釈性＝HCO_3^- が含まれない補液の急速投与
  尿細管・腎間質の疾患

代謝性アルカローシス

- **生理食塩水に反応する病態**
  消化管からの H^+ の喪失＝嘔吐・胃液吸引
  尿中への喪失＝利尿薬・高 Ca 血症など
- **生理食塩水に反応しない病態**
  尿中への喪失＝ミネラルコルチコイド過剰
  H^+ の細胞内移行＝低 K 血症
  外因性（$NaHCO_3$、大量輸血）

呼吸性アシドーシス

- **中枢神経機能の抑制**
  鎮静・頭部外傷・慢性 CO_2 血症への O_2 投与・中枢性無呼吸など
- **神経筋疾患**
  重症筋無力症・ギランバレー症候群・筋萎縮性側索硬化症など
- **上気道の異常**
  上気道閉塞・閉塞性無呼吸・喉頭痙攣・食道挿管など
- **下気道の異常**
  気管支喘息・COPD
- **肺間質の異常**
  肺炎・肺水腫・拘束性肺障害など
- **胸郭や胸腔内の異常**
  気胸・フレイルチェスト・後弯症など

呼吸性アルカローシス

- **低酸素状態（→過換気）**
  肺炎・肺水腫・肺塞栓症・拘束性肺障害など
- **一次性過換気**
  中枢神経系刺激・疼痛・不安・発熱・外傷・脳卒中・妊娠・敗血症・肝不全・薬剤
- **偽性（換気は可能で循環不全が存在する時）**
  CPR 中・重度の低血圧（↓肺への CO_2 運搬・↑末梢組織 CO_2）

ます．Step 1 で pH を，Step 2 で PCO_2 と HCO_3^- を評価します．Step 2 まではルーティンの作業として習得している人が多いのですが，Step 3 以降もできるようになってください．以降のステップで血液ガス分析による鑑別作業が本領発揮してくるからです．Step 3 ではアニオンギャップ（anion gap：AG）を計算し，Step 4 では AG が増大しなかったと仮定した時の HCO_3^- を評価します．最後に Step 5 で代償している PCO_2 や HCO_3^- が代償範囲内かどうかを評価します．

　血液ガス分析は疾患名を同定するものではありません．病態を突き止めるためのものです．意識障害やショックなど，鑑別が多岐にわたる症候に対応する時の最初の突破口になるのが血液ガス分析です．図表 1-6 に血液ガス分析による鑑別リストを示します．

　ショック＝血圧低下ではないことは先に触れましたが，代謝性アシドーシスの進行がショックの初期にみられる所見の一つである場合も多くあります．患者の血行動態が不安定になり始めたと感じる時は，血液ガス分析を行って緊急性の高い病態が出てきていないかスクリーニングすることが大事です．頻呼吸，HCO_3^- の低下，AG 開大，乳酸値上昇をチェックします（図表 1-7）．時に pH しかみていない医師がいますが，アシデミアをきたす前にアシドーシスの進行を診断できなければなりません．つまり，pH の低下より HCO_3^- の低下や AG の開大をチェックすることが重要なのです．

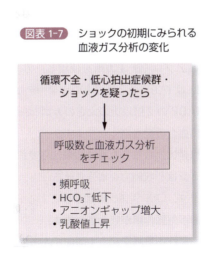

図表 1-7　ショックの初期にみられる血液ガス分析の変化

まだまだ，循環器内科医の中には血液ガス分析をしっかり指導できる指導医が少ないと感じています．急性期医療の現場では血液ガス分析の情報は欠かせません．

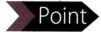

- 急性期疾患患者の初期診断には血液ガス分析が重要．
- ショックの初期にみられる代謝性アシドーシスを見逃すな．
- pH が動くのは最後．頻呼吸・HCO_3^-・AG 開大・乳酸値上昇をチェック．

4 補助循環を一直線上に並べるな

ポンプ失調によって心原性ショック，ないしは低心拍出症候群になった患者に対しては早急な治療が必要になりますが，例えば強心薬，大動脈バルーンパンピング（intra-aortic balloon pumping: IABP），経皮的心肺補助装置（percutaneous cardiopulmonary system: PCPS），左室人工心臓（left ventricular assist device: LVAD），Impella が選択肢となる状況を想定しましょう．図表 1-8 にそれぞれの特徴を簡単にまとめてみました．

患者に対する侵襲度の低い順に並べると，強心薬→IABP→PCPS・Impella の順となります．強心薬は，侵襲度の点ではせいぜい中心静脈路確保ですみます．IABP は原則下肢動脈のアプローチ 1 カ所を使用し，カニューレサイズも 7〜8 Fr です．しかし Impella は IABP の 2 倍以上のカテーテル径であり，PCPS は動脈・静脈に 1 つずつ，IABP の 2 倍以上の太さのカニューレを挿入する必要があります．血栓塞栓症や出血合併症も高くなります．

強心薬で治療できる患者は，もちろん補助循環は必要ありません．しかし強心薬の代表であるドブタミンは心収縮力を増強させる一方，不整脈を起こしうるというデメリットがあります．ミルリノンをはじめとする PDE Ⅲ阻害薬も特に腎機能低下例に対しては催不整脈作用が懸念されます．

ポンプ不全に陥ると心室性不整脈を起こす傾向がある患者には，強心薬でポン

図表 1-8 強心薬・補助循環の考え方

	主な投与経路・アクセス	特徴
強心薬	静脈ルート （高用量は中心静脈）	薬物療法であり，最も低侵襲 催不整脈作用がある
大動脈バルーンパンピング （IABP）	大腿動脈	PCPS より低侵襲 圧補助が中心 心停止には単独で使用できない 左心系の循環補助のみ 肺動脈楔入圧低下・冠血流増加が主体 脳・血管系合併症の懸念・下肢虚血
経皮的心肺補助装置 （PCPS）	脱血：右房 送血：大腿動脈	流量補助が中心 心停止にも単独で循環補助可能 右心系の循環補助も可能 左室にとって後負荷となる 脳・血管系合併症の懸念・下肢虚血 長期管理には不向き
左室人工心臓 （LVAD）	脱血：左室 送血：上行大動脈	PCPS より生理的な循環補助 長期管理が可能な補助循環装置 適応が問題 脳・血管系の合併症の懸念
Impella	大腿動脈	強力な左室アンローディング 順行性の送血 心停止には使用できない 左心系の循環補助のみ 脳・血管系合併症の懸念・下肢虚血 カテーテルが非常に高額

プ不全を改善させることによって不整脈をコントロールできます．しかし，ポンプ不全と無関係に不整脈が頻発する心筋症患者の場合は，強心薬によって心内圧を是正したとしても致死性不整脈はコントロールできない可能性があります．その場合は，強心薬の使用は最小限に留めておいて，カテコラミン作用を介さずに心内圧を是正する方法，すなわち IABP を選択することがあります．

図表 1-9 強心薬・補助循環の順序

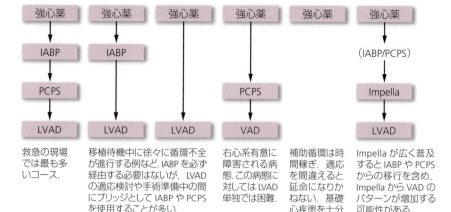

また急激な右心系機能不全に陥る病態の代表として急性肺血栓塞栓症と右室梗塞がありますが，このような患者にはIABPによる循環補助はほとんど期待できません．強心薬投与が無効と判断された時点でIABP挿入は行わずにPCPSを導入します．PCPSは右心系も強力に循環補助を行うことができるからです．

しかしPCPSの送血流は左室にとっては後負荷となります．長期的なPCPS管理は合併症の点でも，血行動態の点でも不利になります．左室機能の回復を期待するならば，上行大動脈へ順行性に送血するLVADの方が長期管理に向いています．しかし，LVADは緊急での補助循環確立には不適であること，LVAD装着・管理ができる施設が限定されること，心臓移植を前提としない場合のLVAD装着適応については十分な議論が必要なことがあります．また今後わが国でImpellaが広く普及すれば，IABPやPCPSがImpellaに変わる可能性が十分にあります．

病態に見合った補助循環を選択する必要があり，必ずしも強心薬→IABP→PCPSの手順を踏んで治療を進めていくわけではないことを理解してください（図表 1-9）．また明確な線引きはできませんが，補助循環の適応にならない場合もたくさんあります．慢性経過で，長い心不全歴を持つ低心機能・心筋症患者で移植適応がない場合，IABPやPCPS，Impellaを導入しても次の治療手段がな

ければ，これらの補助循環は延命治療になりかねません．補助循環に関わる医療者にとって，補助循環の適応は常に考え続けなければならない課題の一つです．

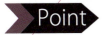
- 侵襲度は強心薬→IABP→PCPS・Impella の順に低い．
- ただし適応はこの順とは限らない．病態に基づく選択をする．

5 エビデンスの向こう側へ．補助循環を駆使しハートチームを牽引せよ

　補助循環を知る上で最も大事なことがあります．それは補助循環を導入しただけでは心停止やショックとなった原因そのものは何も解決できていない，ということです．

　例えば，急性心筋梗塞によるポンプ不全や致死性不整脈で循環が破綻した患者にPCPSを導入することは大事ですが，その循環破綻の原因となった虚血を再灌流療法で一刻も早く解除しなければ，心筋壊死はどんどん進んでいきます．PCPSを導入することは目標ではなく，あくまでも根本的な治療を達成するための通過点であり，時間稼ぎのツールに過ぎないことは肝に銘じておく必要があります．

　補助循環は合併症も多く，導入される患者は重症例が多いことから治療成績も決して良好ではありません．補助循環が使用される臨床状況は質の高い研究が行われにくい環境があります．またソフト面，ハード面においても医療資源を一度に投入できる体制が必要であるため，わが国においても全国どこでもできる治療ではありません．補助循環装置を導入する医療行為が救命となるか延命となるか，そのラインは紙一重であり，この患者に本当に導入すべきであったか，悩まされることもたくさんあります．

　筆者は「補助循環なんて消えてなくなればいいのに」と本気で思っています．こんなにも侵襲的で，合併症も多くて，時間稼ぎしかできない治療法なんか，本来は一刻も早く臨床の現場からなくなるべきものであるはずです．

だからこそ，循環器救急・集中治療の現場においても，患者の病態生理を理解し，補助循環の特徴を熟知した上で，適切な患者に迅速に補助循環を導入し，安全で確実な管理と離脱を行う必要があります．そのためには，医師のマンパワーだけではありません．看護師，臨床工学技士，薬剤師，栄養師，心臓リハビリテーションチームを含めて，コメディカルとも十分に連携し，チーム一丸となって最適の医療を患者に提供しなければなりません．ベタな表現ですが，補助循環管理を行うためにはハートチームの構築が必須です．

> **Point**
> - 補助循環は時間稼ぎの治療に過ぎない．補助循環の確立とともに根本的な治療を急げ．
> - 補助循環管理は独りではできない．ハートチームとして診療にあたる．

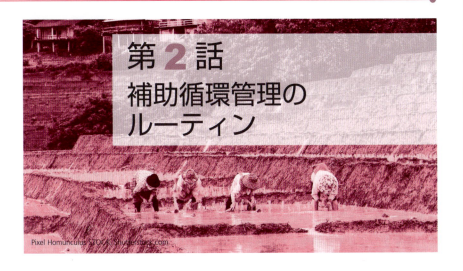

第2話 補助循環管理のルーティン

　ここでは，補助循環管理中の患者に対して日々行うルーティンワークをまとめておきたいと思います．一つは思考プロセス，もう一つは患者のアセスメントです．

　まずは思考プロセスの話から始めたいと思います．筆者は初期診療での思考過程のルーティンワークを「ABCD＋E3」という形で提唱しています．スピードが重視され，そのため診断と治療が同時進行となる循環器救急に特化した診療マネージメントのやり方を学んでいきます．

　次に，血行動態を意識した患者アセスメントをまとめておきます．補助循環領域は他の循環器領域に比べて質の高いエビデンスが少なく，そのため補助循環管理に自信を持って診療するためには，病態に基づいた根拠があることが重要です．多くの場合，それは血行動態の把握ということになります．補助循環管理を行う患者の多くは肺動脈カテーテルを用いた血行動態評価を行うことが多いため，観血的モニタリングについての理解が欠かせません．しかしいつも肺動脈カテーテルが留置されているわけではないので，その血行動態指標を症状・身体所見やエコー所見でどのように置き換えるかということにも意識を置きたいと思います．

　どのような重症疾患であっても，基本となる診療姿勢は同じです．逆に，基本を等閑にすると重症管理は必ず失敗します．ここでしっかりと基礎を身につけておきましょう．

1　初期診療のルーティン：ABCD＋E3

　救急医療・集中治療の現場では，我々は常に冷静な判断が求められ，時には勇気ある決断が必要でしょう．治療チームを率いるリーダーシップも求められ，患者とその家族に対する精神的なケアも重要です．

　急性期治療は時間的な制約がある中でそのようなトータルケアを迅速に行う必要がありますが，そのためにはある程度，普遍的な行動やロジカルな思考過程をルーティンワークとして確立しておくとよいでしょう．そうすれば，経験が浅い若い先生も重症患者を前にしても慌てることなく診療を進めることができます．拙著『明日のアクションが変わる　循環器救急の真髄　教えます』で詳しく述べていますが，ここでも簡単におさらいしておきたいと思います．

循環器救急診療の各ステージ（図表 2-1）

① Preparation
② Primary survey＋E3
③ 初期検査提出
④ Secondary survey
⑤ 治療介入

　Primary survey では ER に到着した患者に対して，直ちに処置や治療を行う必要がある状態かどうか＝ABCD を評価します．A は気道開通，B は呼吸状態，C は循環指標，D は意識レベルと神経学的所見です．筆者は循環器救急のマネージメントにおいては，この"ABCD"の C のチェックの際に E3，つまり心臓の聴診（ear＝auscultation），12 誘導心電図（electrocardiogram）とクイック心エコー検査（echocardiography）を primary survey を同時に行うことを提案しています（図表 2-2）．

　聴診については，救急外来のようなノイズの多いところでは質が落ちることはやむを得ませんが，湿性ラ音と心雑音の存在の確認が重要です．特に心雑音を聞き逃さないように注意します．中隔穿孔などの心筋梗塞の合併症は心雑音の存在から疑うことができます．病歴・身体所見から検査前確率を高めて検査で診断する，という基本を忘れないでください．

　12 誘導心電図は安価で簡便，非侵襲的で，非常に再現性の高い検査です．電気

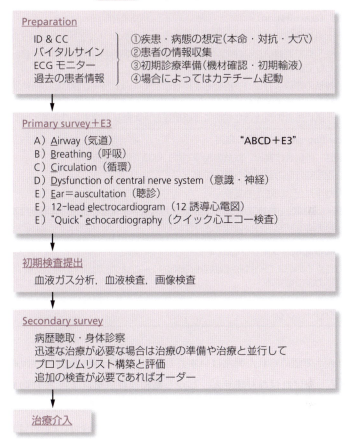

図表 2-1　循環器救急の診療の流れ

生理学的な側面で心臓を評価できるこの検査は，循環器救急の現場では身体所見相当の価値があります．異常所見はもちろん重要ですが，異常所見がない，ということも同じく重要です．

　Primary survey の E3 で行う心エコー検査はあくまで"クイック"であり，迅速検査で十分です．具体的には心嚢液，壁運動異常，左室収縮，重症弁膜症と上行大動脈解離，下大静脈径のみを評価します．細かい計測は必要なく，「全か無」の簡潔なスクリーニングに徹してください．

　以上，E3 について簡単に述べましたが，救急の基本は ABC（D）です．Pri-

図表 2-2 E3（聴診＋12誘導心電図＋クイック心エコー）

Ear＝聴診（auscultation）
ラ音と心雑音に集中！
- 湿性ラ音で間違いないか？ 目の前の患者の呼吸不全の原因が肺うっ血と決まったわけではない．
- 心雑音の聴取は心エコー前に必ず行うこと！ 心エコーで疑わしい所見があれば心雑音を再度確認すること！
- 例：透析患者の急性冠症候群に収縮期雑音＝大動脈弁狭窄症の合併．

Electrocardiogram＝12誘導心電図
客観性・再現性に富み，救急の現場で最も信頼できる検査！
- 心電図施行時の症状の有無は重要
- 異常所見がないことも重要
- 例：6時間以上持続する胸痛でST変化がない＝純後壁梗塞？ 非心原性胸痛？
- 以前の心電図があれば確認する

Echocardiography＝クイック心エコー
この時点での心エコーは致死性疾患のスクリーニングと聴診・心電図の異常所見の裏付けのみに徹する！
- 心嚢液，壁運動異常，左室収縮，重症弁膜症と上行大動脈解離，下大静脈径のみスクリーニング

mary survey で認められた異常はいずれも早急に治療介入が必要なものであり，直ちに対応しなければなりません．しかし循環器救急疾患はAとBの異常の原因がCから生じている場合がほとんどです．もちろん，AとBの異常に対する処置は必要ですが，Cの異常を早期認識し治療介入を行わなければ患者はますます生命の危険に晒されます．そして，Cの異常の確定診断にはE3が欠かせません．そのため，循環器救急疾患が疑われる患者に限って，primary surveyに本来は入るべきでないE3をあえて組み込んだプロトコールを筆者は提案しています．

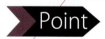

- 循環器救急患者はprimary surveyでE3を一緒に評価する．
- E3とは，心臓の聴診（ear＝auscultation），12誘導心電図（electrocardiogram），クイック心エコー検査（echocardiography）を指す．
- 聴診はラ音と心雑音に注目．

- 12誘導心電図は電気生理学的な身体所見と認識せよ．
- Primary survey の心エコーはクイック検査のみ．

2　肺動脈カテーテルは死なない

　循環器疾患の重症患者は多くの場合，血行動態が不安定です．そのため，強心薬，血管拡張薬，利尿薬を使用し，時には人工呼吸器管理や補助循環が必要になります．場合によっては冠動脈の再灌流療法や外科的手術も必要でしょう．これらの治療選択のためには，心臓のどの部分に異常があり，どこにどのように介入すれば血行動態を立て直すことができるか，この評価ができない限り決断できません．その判断の一助として，肺動脈カテーテルは有用です．ここでは重症患者の管理に欠かせない，肺動脈カテーテルの各指標とエビデンスについて勉強していきたいと思います．

　肺動脈カテーテルについては図表 2-3 の指標を知っておけばまず大丈夫です．当然ですが，各指標の数値が信頼たる値であるためには，まずはその値が正確に測定されていなければなりません．モニターには複数の指標が同時に表示されていますが，その値がエラーではないか，判断するのはこちらの仕事です．ゼロ点の調整や呼吸性変動の解釈など技術的な側面に問題がないことは大前提ですが，その値が基礎心疾患や現在行っている治療から予想できる範囲内であるかどうか，を重要視します．場合によっては他のモダリティ（エコー指標など）が同じように変動しているかどうかなどの確認が必要です．

　では，肺動脈カテーテルによる観血的モニタリングはエビデンスで支持されて

図表 2-3　肺動脈カテーテルから得られる主な指標

PCWP	肺動脈楔入圧
PAP	肺動脈圧
RVP	右室圧
RAP	右房圧
SaO$_2$	動脈酸素血飽和度
SvO$_2$	混合静脈血飽和度
CO/CI	心拍出量/心係数
SV/SVI	1回拍出量/1回拍出量係数
SVR	体血管抵抗
PVR	肺血管抵抗

いるのでしょうか．1970年代から世界的に普及した肺動脈カテーテルですが，残念ながら支持するエビデンスはありません．その中で最も有名なものは2005年に報告されたESCAPE試験[1]であり，重症心不全患者に限定したプロトコールにもかかわらず肺動脈カテーテル使用の有用性を示すことができませんでした．ESCAPE試験は，米国とカナダの26施設で2000～2003年の間に登録された433例の治療抵抗性の重症心不全患者を対象とした無作為化試験です．治療抵抗性の重症心不全とは，1年以内に心不全入院歴がある，救急部門に入院している，前月のフロセミド換算160 mg/day以上の利尿薬が投与されている，のいずれかに該当した上で，ACE阻害薬と利尿薬の投与下でも3カ月以上症状が持続し，左室駆出率（left ventricular ejection fraction: LVEF）が30％以下で，収縮期血圧125 mmHg以下であり，うっ血症状・所見を少なくとも1つ以上を有するものとしました．患者は肺動脈カテーテル使用群と，肺動脈カテーテルを使用せずに症状や身体所見を頼りに臨床評価のみを行う非使用群の1：1に割り付けされました．肺動脈カテーテル使用群はうっ血症状・所見の改善と肺動脈楔入圧15 mmHg，右房圧8 mmHgを治療目標とし，非使用群はうっ血症状・所見の改善のみを治療目標とし，intention-to-treat解析が行われました．

結果は，肺動脈カテーテル使用群の肺動脈楔入圧は平均値25から17 mmHgへ，右房圧は平均値14から10 mmHgへ，心係数は1.9から2.4 L/min/m^{2}への改善が得られましたが，一次エンドポイント（6カ月後の院外生存日数）は肺動脈カテーテル使用群で133日，非使用群で135日となり，肺動脈カテーテル使用による優位性は認めませんでした（ハザード比1.00, 95％信頼区間0.82-1.21, $p=0.99$, 図表2-4）．死亡率，入院日数もそれぞれ両群間で有意差は認めませんでした．入院中の有害事象は肺動脈カテーテル使用群で多くなりましたが（21.9 vs 11.5％, $p=0.04$），肺動脈カテーテルに関連した死亡はありませんでした．肺動脈カテーテル使用は慎重に症状や身体所見を観察しながら行う治療と比べて，生存率を改善させることはできませんでした．

ESCAPE試験の参加施設は心不全治療の経験が豊富な施設であり，心不全治療は同国のガイドラインに基づいて行われています．平均LVEFは19％と低心機能患者を対象としましたが，この試験でも肺動脈カテーテルによる血行動態モニタリングの有効性は十分に示されなかったことは，たとえ重症心不全患者で

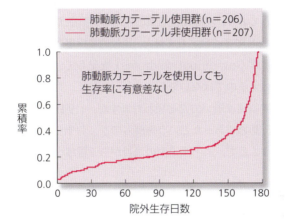

図表 2-4　ESCAPE 試験
（JAMA. 2005; 294: 1625-33[1]）より作成）

図表 2-5　ESCAPE 試験から学ぶこと

- 重症心不全患者でもルーティンの肺動脈カテーテルは推奨されない.
- きちんと症状と身体所見を評価すれば，肺動脈カテーテルを留置して管理することと同等の治療効果が期待できる.
- 明らかな心原性ショックや循環不全の患者は除外された.
- クレアチニン値 3.5 mg/dL 以上の患者は除外された.
- 3γ 以上のドブタミンかドパミンの使用歴，ミルリノンの使用歴のある患者は除外された.
- 強心薬使用も可能な限り回避された.
- カテーテル留置期間は中央値 1.9 日で，比較的早期に血行動態の改善が得られた心不全患者であった可能性がある.
- 肺動脈楔入圧 15 mmHg，右房圧 8 mmHg を目標値として一律に設定したことに疑問は残る.

あっても肺動脈カテーテルをルーティンに使用すべきでないという警鐘を改めて鳴らしています.

　一方で ESCAPE 試験を批判的に吟味してみると，いくつかの反論もあります（図表 2-5）．両群のクロスオーバーを可能な限り回避するべく，明らかな心原性ショックや循環不全を呈している患者は含まれていません．クレアチニン値 3.5

mg/dL 以上，3γ以上のドブタミンかドパミンの使用歴，ミルリノンの使用歴がある患者も除外されました．また強心薬の使用は可能な限り避けるようにプロトコールで設定されており，実際に強心薬の使用は肺動脈カテーテル群で44％，非使用群で39％と決して多くはありません．比較的重症患者が登録されてはいますが，低心拍出症候群（low output syndrome）を呈しているような真の重症患者は少なかったといえるのではないでしょうか．同じく，カテーテル留置期間は中央値1.9日と留置期間は短い方だと思われますが，1.9日でカテーテルを抜去できるレベルの血行動態であったという理解もでき，おそらく1種類の薬剤と数回の薬剤増減を行うことで，心不全治療の決着がある程度ついたのだろうと推測します．

さらに，筆者が最も重要だと思っていることは，肺動脈楔入圧15 mmHg，右房圧8 mmHgを目標値として設定していることです．肺動脈楔入圧も右房圧も正常値よりは高めに設定されているため低心機能患者を対象にしていることを意識していると思われますが，登録患者の至適心内圧の値が一律にその値に設定できるとは思えません．この点は重要なことですので，次でもう少ししつこく書いておきたいと思います．

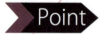

- 肺動脈カテーテルによる血行動態モニタリングを支持するエビデンスはない．
- 肺動脈カテーテルのルーティンの使用は否定されている．

3　肺動脈カテーテルは悪くない．要は使い方

心内圧の至適域について，もう少し考えてみたいと思います．

Frank-Starlingの法則という，左室の前負荷（横軸）と心拍出量（縦軸）の関係を示した曲線があります（図表2-6）．左室の前負荷とは左室拡張末期圧であり，僧帽弁狭窄症がなければ左室拡張末期圧は左房圧に等しく，さらに肺動脈楔入圧と等しくなります．そのため，左室前負荷＝肺動脈楔入圧と考えましょう．厳密には圧指標は左室コンプライアンスの影響を受けるため，左室拡張末期圧＝左室

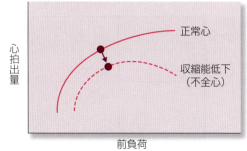

図表 2-6　Frank-Starling の法則

前負荷ではありません．正確には前負荷は拡張末期の心室にかかる張力（伸展負荷）のことを指し，血行動態は圧に加えて容積（左室拡張末期容積）の要素も加わった圧容積曲線で考えるべきですが，ここでは難しい話は抜きにして簡単に理解しておきましょう．

　Frank-Starling の法則に戻ります．正常心では後負荷と収縮能が一定の場合，前負荷が大きくなると心拍出量が大きくなります．逆に前負荷が低下すればやがて心拍出量は小さくなります．しかし，収縮能が低下したり後負荷が増加したりするとその曲線は右下方へ移動し，前負荷が増大していけば曲線は下行脚に転じ，心拍出量は低下してしまいます．不全心は左室前負荷を高く維持しないと心拍出量を維持できない一方で，左室前負荷が高くなりすぎてしまうと肺うっ血をきたしてしまいます．また左室前負荷を下げすぎると心拍出量低下によって容易に組織低灌流をきたしてしまいます．このように不全心の左室前負荷の安全域は狭くなっています．

　では左室前負荷がどこまで上昇すれば肺うっ血になり，どこまで低下すれば組織低灌流所見を生じるのでしょうか．Forrester 分類[2]という縦軸に心係数，横軸に肺動脈楔入圧を配した表を見たことある方は多いと思います（図表 2-7）．心係数のカットオフ値は 2.2 L/min，肺動脈楔入圧のカットオフ値は 18 mmHg ですが，あくまでもこれは急性心筋梗塞の患者，すなわち急激に左室機能が低下した患者をターゲットとして作られたものです．うっ血所見や組織低灌流所見の出現は，患者の左心系の機能や全身臓器の状態によって大きく変わります．また左室

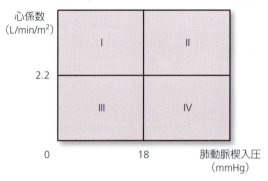

図表 2-7　Forrester 分類
（N Engl J Med. 1996; 295: 1404-13[2]）より作成）

に血液を充填するための右心系の機能，肺血管障害の存在の有無，心膜の影響もあります．さらに貧血など流れる血液の状態にも影響を受けます．症状の出現する閾値は患者によって異なるということをしっかり理解しておくことが重要です．

　実際，低心機能の拡張型心筋症患者では，長い罹病期間によって心臓と各臓器は代償機構を確立する時間があるため，病状安定期でも肺動脈楔入圧が 20 mmHg を超えていることもよくあります．それでも臨床的に肺うっ血をきたしてはおらず，それは肺動脈楔入圧が高値の状態が持続するとリンパ管からの排泄能が亢進し，過剰な肺血管外液を除去するメカニズムのためだと言われています．一方で，急激に左室機能が低下する急性心筋梗塞ではそのような代償機転は働かず，肺動脈楔入圧が 20 mmHg を超える際には著しい肺うっ血をきたすことになります．

　この点を考慮すると，肺動脈楔入圧や心係数の数値で心不全の状態を一律に評価することが間違っていることがわかっていただけると思います．そのため，最近では Nohria-Stevenson 分類[3]がよく用いられます（図表 2-8）．一見，Forrester 分類と同じようにみえますが，うっ血所見・組織低灌流所見のカットオフが数値ではなく症状もしくは理学的所見で構成されていることが大きく違います．つまり，心不全症状・所見をきたす肺動脈楔入圧や心係数のカットオフ値は患者ごとに異なるため，Nohria-Stevenson 分類のようにその症状・所見そのものが

図表 2-8 Nohria-Stevenson 分類
（Eur Heart J. 2016; 37: 2129-200[3]）より作成）

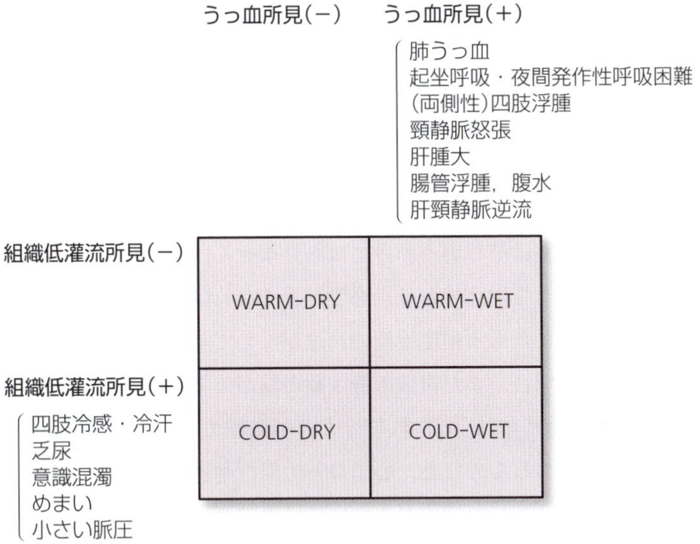

うっ血所見（−）　うっ血所見（＋）
　　　　　　　　　肺うっ血
　　　　　　　　　起坐呼吸・夜間発作性呼吸困難
　　　　　　　　　（両側性）四肢浮腫
　　　　　　　　　頸静脈怒張
　　　　　　　　　肝腫大
　　　　　　　　　腸管浮腫，腹水
　　　　　　　　　肝頸静脈逆流

組織低灌流所見（−）

	WARM-DRY	WARM-WET

組織低灌流所見（＋）
四肢冷感・冷汗
乏尿
意識混濁
めまい
小さい脈圧

	COLD-DRY	COLD-WET

あるかないかでプロファイルを分類した方が理にかなっています．肺動脈カテーテルで血行動態をモニタリングしている時は，心不全症状・所見が改善した時の数値をしっかり評価し，その値をカットオフ値として認識することが重要です．

> **Point**
> - 症例ごとにうっ血・組織低灌流所見が出現する血行動態指標（心内圧）は異なる．
> - そのため，肺動脈カテーテル指標の管理目標値も症例によって異なる．
> - 肺動脈カテーテルによる血行動態モニタリングは，血行動態が不安定な患者に対して有効である可能性は残されている．

4　肺動脈カテーテル指標を意識して心エコーをする

心エコーは心臓の形態的評価のみならず，血行動態指標を推測することができ

ます．実際の心不全診療においても，肺動脈カテーテルを使わずに心エコーを駆使しながら治療する場合が圧倒的に多いと思います．確かに，心エコーは侵襲なくベッドサイドでも繰り返し施行できる素晴らしい検査ですが，心エコーで評価している血行動態指標は，あくまでも肺動脈カテーテルで評価する指標を「推測」していることを忘れてはいけません．

　そのため，肺動脈カテーテルが挿入されている時は心エコー指標より肺動脈カテーテル指標を優先します．では，肺動脈カテーテルがある時は心エコーを行わないか，と言えば，実はそういうわけではありません．肺動脈カテーテルは感染など長期留置のリスクを抱えており，必要がなくなれば一刻も早く抜去したい厄介者でもあります．またある程度治療の目途がついて肺動脈カテーテルを抜去した時点でも，多くの場合，まだ複数の静注薬が繋がっていることがほとんどで，以降も心不全診療は続いていきます．ですから肺動脈カテーテルを抜去した後は，症状・身体所見はもちろんのこと，心エコーの血行動態指標を頼りに管理していくことになります．心エコー指標がきれいに描出でき，再現性をもって評価できるのか，患者ごとに違うため，肺動脈カテーテル留置中にその指標と照らし合わせながら判断していきます．結果的に，心エコー指標が肺動脈カテーテル指標の変動に合わせて変化しないとわかれば，その心エコー指標は心不全管理には適しません．

> **Point**
> - 同じ血行動態指標であれば，信頼度は肺動脈カテーテル＞心エコーである．
> - 心エコーでの血行動態指標はあくまでも推測にすぎない．
> - 肺動脈カテーテル管理中は心エコー指標がその症例に使えるか評価しておく．

5　肺動脈楔入圧 vs 左室流入血流速度波形

　まずは肺動脈楔入圧からみていきましょう（図表 2-9）．正常では 12 mmHg 以下で，a 波と v 波で構成されます．a 波は心房収縮（atrial kick）を示しており，

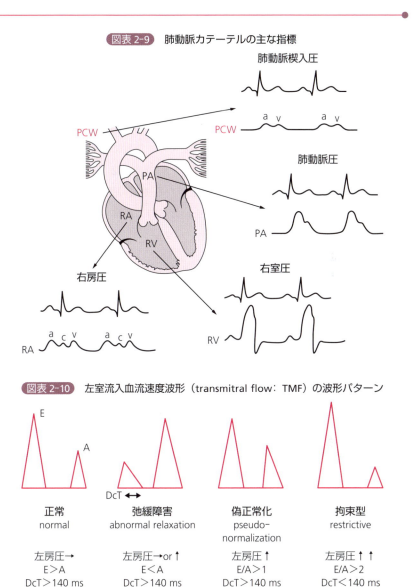

図表 2-9 肺動脈カテーテルの主な指標

図表 2-10 左室流入血流速度波形（transmitral flow：TMF）の波形パターン

v波は収縮末期の僧帽弁が閉鎖した状態での肺静脈からの血液の流入，あるいは僧帽弁逆流を反映します．

この肺動脈楔入圧をエコーで推測する場合は左室流入血流速度波形（transmitral flow: TMF) が有用です (図表 2-10). E 波 (拡張早期波), A 波 (心房収縮波), E 波減速時間 (deceleration time: DcT) の数値に基づき, 4 つの波形パターンに分類されます. 肺動脈楔入圧が上昇すると正常 (normal) → 弛緩障害 (abnormal relaxation) → 偽正常化 (pseudonormalization) → 拘束型 (restrictive) と変化していきます. ここで注意すべきは, 高齢者で正常 (normal) パターンの波形はまずみられないということです. 加齢に伴い E 波減高, A 波増高, DcT 延長がみられるため, E/A 比は 20〜30 歳代で 2, 50 歳代で 1, 60 歳以上で 1 以下となります. 60 歳以上は安定時から弛緩障害 (abnormal relaxation) パターンの波形であり, E/A 比 1 を超える時は正常 (normal) パターンではなく偽正常化 (pseudonormalization) パターンであると考えます.

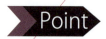
- 肺動脈楔入圧の推測は左室流入血流速度波形 (TMF) で行う.
- 60 歳以上では E/A 比は 1 以下となる.

6　1 回拍出量 vs 左室流出路速度時間積分値

　左室から出る駆出量を心拍出量 (cardiac output: CO, 単位 L/min) と呼び, 心拍出量 (CO) を体表面積 (body surface area: BSA) で補正したものが心係数 (cardiac index: CI) です. 心拍出量 (CO) は 1 回拍出量 (stroke volume: SV, 単位 mL) と心拍数 (heart rate: HR) をかけたものであり, 1 回拍出量 (SV) を体表面積 (BSA) で補正すると 1 回拍出量係数 (stroke volume index: SVI) となります. 1 回拍出量 (SV) は前負荷・心収縮力・後負荷の影響を受けます (図表 2-11). SV の正常値は 60〜100 mL, SVI の正常値は 33〜47 mL です.

　この 1 回拍出量 (SV) をエコーで推測する場合は左室流出路での速度時間積分値 (velocity-time integral: VTI) が有用です (図表 2-12). 15 cm 以下は低下, 10 cm 以下は高度低下, と覚えましょう. VTI＜10 cm であった 265 例の心不全患者の LVEF の平均値は 28.9％であり, VTI 低値は心事故との関連が指摘されています[4]. 大動脈弁狭窄症・閉鎖不全症や大動脈弁置換術後の症例は大きく値が変わってしまいます. TMF の場合と同じくあまり絶対値に固執せず, 上記の

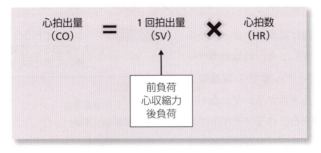

図表 2-11　心拍出量

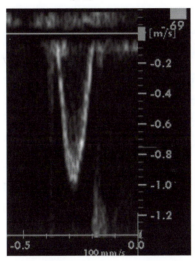

図表 2-12　左室流出路速度時間積分値（VTI）

通り大まかに基準値を設定することと，治療経過によるトレンドで判断することが重要です．

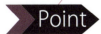

- 1回拍出量（SV）＝心拍出量（CO）×心拍数（HR）．
- 1回拍出量（SV）は前負荷・心収縮力・後負荷の影響を受ける．
- 1回拍出量（SV）のエコーでの推測は左室流出路速度時間積分値（VTI）が有用．

7 [手技実践！] 肺動脈カテーテルを留置する

では，実際に肺動脈カテーテルを挿入してみましょう．肺動脈カテーテルはカテーテル室でX線透視下で，かつ圧をモニタリングしながら挿入する場合と，ベッドサイドで圧のみをモニタリングしながら挿入する場合の2つがあります．

図表 2-13 ベッドサイドで行う，圧モニタリングのみの肺動脈カテーテル挿入に適さない病態

- 肺高血圧症
- 三尖弁閉鎖不全症
- 右室機能低下例
- 右心系拡大例
- 心臓デバイスリード留置例

筆者はインターベンションを行う循環器内科医ですからカテーテル室へのアクセスもフットワークも良好な環境で働いているため，カテーテル室での挿入が多くなっていますが，緊急性が高く，かつ挿入リスクの低い患者はベッドサイドで挿入します．ただし，肺高血圧症，三尖弁閉鎖不全症，右室機能低下，右心系拡大，心臓デバイスリード留置例などはベッドサイドの圧モニタリングだけでカテーテルを挿入することは難しく，X線透視下で行う方が安全であり，確実です（図表 2-13）．

肺動脈カテーテルは中心静脈へ挿入しますが，その候補として内頸静脈，鎖骨下静脈，上腕静脈，大腿静脈が可能です．筆者は内頸静脈と大腿静脈を使用しており，第一選択は右内頸静脈です．冠動脈造影やPCIで大腿動静脈を同時に穿刺する場合や，肺動脈カテーテル留置は行わずワンポイントだけで評価する場合，もしくは留置期間がごく短期間ですむと予想される場合など，限定された状況下で大腿静脈を使用しています．

肺動脈カテーテルを挿入するためにはまずはシースイントロデューサを中心静脈に留置しなければなりません．カテーテル手技は基本的にはシースという鞘となる管を血管内に留置し，カテーテルの出し入れを行います．このシースの留置は中心静脈カテーテルを留置する方法と同じです．中心静脈穿刺には解剖学的指標を用いて穿刺するランドマーク法（anatomical landmark technique）とエコーを用いて穿刺する超音波ガイド法（ultrasound-guided technique）があります．さらに超音波ガイド法にはエコーで血管走行と動脈や周囲組織の位置関係を確認（prescan）した後に解剖学的指標を参考に，もしくはマーキングをして

図表 2-14　中心静脈穿刺の方法

ランドマーク法
(anatomical landmark technique)

超音波ガイド法　　　　　　static approach
(ultrasound-guided technique)　real-time approach

穿刺する static approach と，エコー画像を見ながら穿刺を行う real-time approach があります（図表 2-14）．日本麻酔科学会「安全な中心静脈カテーテル挿入・管理のためのプラクティカルガイド 2017」（http://www.anesth.or.jp/guide/）では全ての中心静脈穿刺に超音波ガイド法を推奨しています．筆者の場合，内頸静脈穿刺は全て超音波ガイド法で行っており，大腿静脈穿刺はランドマーク法で行っています．穿刺を行う術者の経験と力量を見極めながら適切な方法を選択することが望ましいと思いますが，速やかに，そして合併症なく挿入することが重要です．

　挿入する肺動脈カテーテルですが，現在わが国で使用できる連続心拍出量測定可能な肺動脈カテーテルはエドワーズライフサイエンス社の Swan-Ganz カテーテルのみです（図表 2-15）．7.5 Fr と 8 Fr の 2 種類があります．圧ルーメンは 2 つあり，カテーテル先端に開口する肺動脈ルーメンと，カテーテル先端から 30 cm 手前に開口する右房ルーメンがあり，それぞれに圧ラインを繋げてモニタリングすることができます．カテーテル先端を肺動脈に留置した場合，ちょうど 30 cm 手前が右房の位置にくることからこのような構造になっています．しかし右室拡大が著しい症例などでは右房ルーメンの開口部が右室内になってしまうことがありますので，右房ルーメンの圧の数値と波形が右房波形になっていることを確認することを怠らないでください．

　まずはカテーテル室で内頸静脈からアプローチした場合の肺動脈カテーテルの留置法を説明したいと思います．肺動脈カテーテルをシースイントロデューサの中へ進め，先端が右房にきたところでバルーンを拡張します．バルーンが浮遊することによって安全にカテーテルを運べるところが肺動脈カテーテルの優れたと

図表 2-15　肺動脈カテーテル（エドワーズライフサイエンス社）

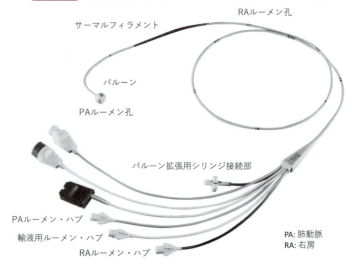

ころです．このアプローチではカテーテルは浮遊するバルーンに誘導されながら進めていくだけで容易に肺動脈まで運んでいくことができます．肺動脈に達した時点で肺動脈ルーメンに圧ラインを繋いで圧波形を出します．

　大腿静脈からアプローチした場合は肺動脈カテーテルを右室から肺動脈へ"上げる"には少しテクニックを要します．右房から三尖弁を通って右室へカテーテルを運んだあと，少し引き戻しながらカテーテルに時計方向への回転をじわりと加えていきます．右室流出路でバルーンが上方へ向いた瞬間にカテーテルを推し進めると肺動脈へ運ぶことができます（図表 2-16）．

　この基本的な方法でカテーテルをうまく肺動脈へ運べない場合は，右房でループを作る方法があります．カテーテルを右房の側壁に向けて進めながら，ループを形成した上で三尖弁を通過させます．右房でバックアップが取れるため，その後カテーテルを進めていくと肺動脈へ容易に運ぶことができます（図表 2-17）．ただし，カテーテルのトルク性能があまりよくないため，肺動脈へ運べない時はガイドワイヤを先行させてカテーテルを運んでいきます．肺動脈カテーテルの中には 0.021 インチのガイドワイヤが入ります．

　ベッドサイドで挿入するときは原則右内頸静脈からアプローチします．この場

図表 2-16 下肢からの肺動脈カテーテル留置

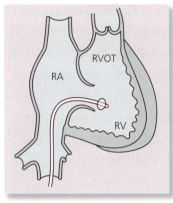

カテーテルを右室へ進める．
（RA：右房，RV：右室，RVOT：右室流出路）

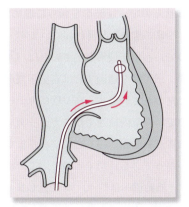

右室の中へしっかりカテーテルを進め，少しずつ引き戻していくと同時にカテーテルを時計方向へ回す．カテーテル先端が右室流出路方向を向いたら，カテーテルを肺動脈へ進める．

図表 2-17 右房でループを形成して肺動脈へカテーテルを運ぶ方法

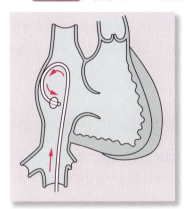

右房内でループを作る．うまくループを作れない時は体外や冠静脈分岐部を利用して曲がりをつける．またバルーンの膨らみを変えることでうまく曲がることもある．ループを形成したら先端を三尖弁輪へ向ける．

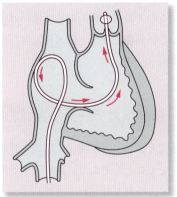

右房内でのループが強いバックアップを形成し進めやすくなるとともに，カテーテルが肺動脈へ向きやすくなる．

合はX線透視下の場合と異なり位置を確認しながらカテーテルを進めることはできませんので，圧波形を頼りに進めていきます．通常は穿刺部から約15〜20 cmで右房に達すると言われています．上大静脈と右房での圧波形は区別できませんので，右房圧波形が出ていればバルーンを膨らませてカテーテルを進めていきます．三尖弁を通過すれば右室圧波形に変わります．通常は穿刺部から30 cm程度と言われています．右室壁にカテーテルが当たると心室性期外収縮が起こりますので，右室内は速やかにカテーテルを進めていきますが，ここでカテーテルを反転させ肺動脈へ導く必要があります．心室性期外収縮が出ている時は心室壁にぶつかっている証拠ですので，この状態で無理に押すと心室穿孔のリスクがあります．肺動脈へは約40 cmで達しますので，カテーテルが深く入っているにもかかわらずいつまでも肺動脈圧波形に変わらない場合は右室でループとなっている状態が考えられます．この場合はバルーンの空気を抜いた後で（肺動脈カテーテルは進める時はバルーンを拡張，引く場合はバルーンを脱気します），右房まで引き抜いたのち，少し方向を変えて再度進めていきます．肺動脈の中へゆっくりカテーテルを進めていくと，肺動脈圧波形はやがて肺動脈楔入圧波形に変わります．この時のカテーテルの深さは穿刺部から50 cm以上です．この状態はバルーンが肺動脈内で"ウェッジ"している状態ですので，これ以上進めると肺動脈が破裂するので絶対に押し進めてはいけません．バルーンの脱気と拡張を繰り返し，安定した肺動脈圧波形と楔入圧波形が得られることを確認してカテーテルを固定します．

8 肺動脈カテーテル指標の計測は呼吸相に注意

肺動脈カテーテルで測定する圧は呼吸の影響を受けます．トランスデューサは大気圧をゼロとしており，胸腔内圧が最もゼロに近づく時に圧を測定する必要があります．それが呼気終末です．

呼気終末では胸腔内圧＝肺胞圧＝大気圧＝0となり，心内圧，血管内圧への影響をゼロにすることができます．患者が息止めできる場合は，「息を吸って〜，吐いて〜，止めてください」と呼気終末で息止めをさせて測定します．カテーテル室でもベッドサイドでも同様に息止めを行います．しかし実際は呼吸促迫状態で

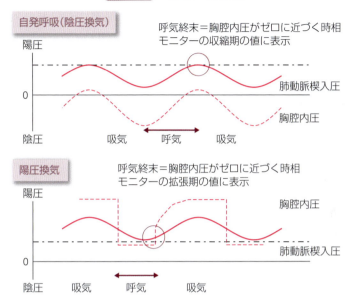

図表 2-18　モニターの読み方

あったり，人工呼吸器装着中であったりして従命が不可能な状況もたくさんあります．その場合は，呼吸性変動で揺れるモニター波形を見ながらこちらが数値を読み取る必要があるのですが，モニターの数値をそのまま読み取ってしまってはいけません．ベッドサイドでのモニター画面の圧は通常は数秒間の最高値を収縮期圧，最低値を拡張期圧として表示しており，呼吸性変動の影響を考慮しているわけではないからです．

　自発呼吸下，すなわち陰圧換気の時はゼロに最も近づく呼気終末での心内圧は最も高値の時相に該当しますので，呼気終末の数値＝モニターの収縮期圧となります（図表 2-18）．また人工呼吸器管理下，すなわち陽圧換気の時はゼロに最も近づく呼気終末での心内圧は最も低値の時相に該当しますので，モニター画面の拡張期圧となります．呼気終末陽圧（positive end expiratory pressure: PEEP）がかけられている場合は，吸気相では胸腔内圧は陽圧になるためです．

　また PEEP がかかっている状態での肺動脈楔入圧は本来の肺動脈楔入圧とは異なり，一般的には，PEEP が 10 mmHg 以下の場合は肺動脈楔入圧には有意に

影響しないこと，PEEP が 5 mmHg 上昇すると肺動脈楔入圧は 2~3 mmHg 上昇することなどが報告[5]されています．しかし実際は心腔，胸壁，肺のコンプライアンス，血流量，充満圧によって修飾されるため，PEEP の数値から肺動脈楔入圧を予測することは一概にはできません．

> **Point**
> - 肺動脈カテーテル指標は呼気終末で測定する．
> - 自発呼吸の場合，呼気終末の値＝モニターの収縮期圧．
> - 人工呼吸器管理の場合，呼気終末の値＝モニターの拡張期圧．

文献

1) Binanay C, Califf RM, Hasselblad V, O'Connor CM, Shah MR, Sopko G, et al. Evaluation study of congestive heart failure and pulmonary artery catheterization effectiveness: the ESCAPE trial. JAMA. 2005; 294: 1625-33.
2) Forrester JS, Diamond G, Chatterjee K, Swan HJ. Medical therapy of acute myocardial infarction by application of hemodynamic subsets (second of two parts). N Engl J Med. 1976; 295: 1404-13.
3) Ponikowski P, Voors AA, Anker SD, Bueno H, Cleland JG, Coats AJ, et al. 2016 ESC Guidelines for the diagnosis and treatment of acute and chronic heart failure: The Task Force for the diagnosis and treatment of acute and chronic heart failure of the European Society of Cardiology (ESC) Developed with the special contribution of the Heart Failure Association (HFA) of the ESC. Eur Heart J. 2016; 37: 2129-200.
4) Tan C, Rubenson D, Srivastava A, Mohan R, Smith MR, Billick K, et al. Left ventricular outflow tract velocity time integral outperforms ejection fraction and Doppler-derived cardiac output for predicting outcomes in a select advanced heart failure cohort. Cardiovasc Ultrasound. 2017; 15: 8.
5) Summerhill EM, Baram M. Principles of pulmonary artery catheterization in the critically ill. Lung. 2005; 183: 209-19.

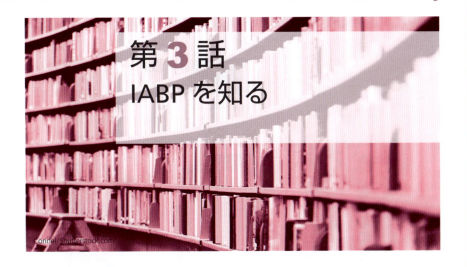

第3話
IABP を知る

本書は補助循環の本ですので，そろそろ補助循環の話を始めましょう．まずは大動脈バルーンパンピング（intra-aortic balloon pumping：IABP，図表 3-1）について説明をしていきたいと思います．臨床の現場で非常に汎用されているIABPですが，エビデンスの面では斜陽と言わざるを得ません．しかし，まだまだわが国の臨床の現場では衰えを知らず活躍中です．

まずここでは IABP がどのようなものか，そして IABP を取り巻くエビデンスはどのようなものか，勉強したいと思います．

1 IABP の原理は 2 つ

IABP の原理として，次に説明する 2 つを知っておく必要があります．① Diastolic augmentation（ダイアストリック・オーグメンテーション）と ② Systolic unloading（シストリック・アンローディング）です（図表 3-2）．

Diastolic augmentation（ダイアストリック・オーグメンテーション）とは，自己心の拡張期に IABP のバルーンが拡張することで，大動脈近位へ血流が移動します．その結果，拡張期大動脈圧・平均大動脈圧は上昇し，脳や腎への血流も増加します．さらに，冠動脈血流の 3 分の 2 は拡張期に流れるため，このバルーン拡張によって冠動脈血流は増加します．

図表 3-1　IABP の駆動装置と IABP バルーンカテーテル
（GETINGE 社より提供）

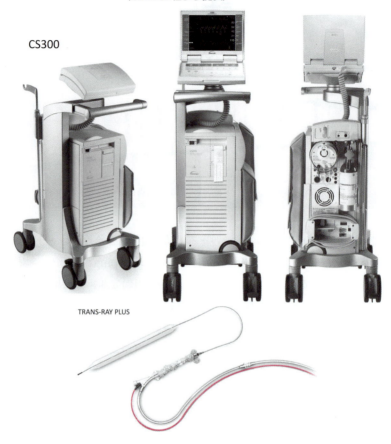

　Systolic unloading（シストリック・アンローディング）とは，自己心の収縮期にバルーンを収縮させ，後負荷を軽減させることです．バルーンの容積は 30～40 mL ですから，この容量のスペースが自己心の収縮期に作られ，抵抗が下がることで後負荷が軽減します．それに伴い，自己の収縮期血圧は軽度減少します．
　IABP はこの 2 つの原理によって心筋の酸素供給と需要量のバランスを改善させます．IABP による循環補助は原則圧補助と呼ばれており，流量補助としての効果は 0.8 L/min 程度に過ぎません．したがって相当量の流量補助が必要な場

図表 3-2　IABP の 2 つの原理

① Diastolic augmentation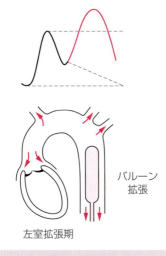

② Systolic unloading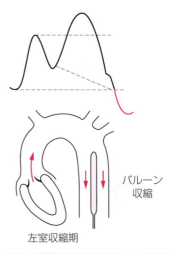

| ↑拡張期大動脈圧, ↑平均大動脈圧
↑冠・脳・腎への血流 | ↓後負荷, ↓収縮期血圧
↓心筋酸素消費量 |

合，すなわち高度のショック状態や心停止では IABP 単独の循環補助では十分ではなく，経皮的心肺補助装置（percutaneous cardiopulmonary system: PCPS）や左室人工心臓（left ventricular assist device: LVAD）の適応となります．

　IABP による血行動態学的変化を，心原性ショック患者 87 例を対象として検証した 1973 年の報告[1]があります．IABP によって収縮期血圧は 20％減少，拡張期圧は 30％増加，心拍数は 20％減少，平均肺動脈楔入圧は 20％減少，心拍出量は 20％増加しました．また，特に IABP の効果が発揮された病態は，僧帽弁逆流や心室中隔欠損症，広範囲の虚血のある患者でした．

　これら IABP の原理を考えると，虚血心や機械的疾患・合併症のある患者（僧帽弁逆流，心室中隔穿孔）に有効であると考えられます．冠血流を増加させることと，後負荷軽減・左室壁応力軽減によって心筋酸素消費量を減少させることが虚血心に有効であることは想像できると思います．

> **Point**
> - IABP の原理は ① Diastolic augmentation（ダイアストリック・オーグメンテーション）と ② Systolic unloading（シストリック・アンローディング）．
> - IABP は後負荷の減少・拡張期圧の上昇をもたらし，心筋酸素供給と需要量のバランスを改善．

2　IABP の駆動タイミングを調整する

　IABP の効果を充分に発揮するためには IABP を適正なタイミングで駆動させる必要があります．自己心の収縮と拡張に合わせて IABP を駆動させるため，心電図もしくは動脈圧を利用して心拍と同期させます（図表 3-3）．

　心電図トリガーでは T 波頂点〜下行脚開始時で拡張させ，QRS 開始時で収縮させます．T 波や P 波を検出できない場合は R 波を認識するモードもありますが R 波を認識するまでには時間がかかり（トリガーディレイ），バルーン収縮のタイミングがやや遅れることがあります．

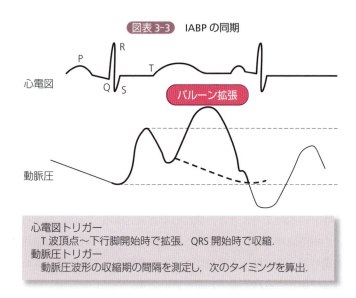

図表 3-3　IABP の同期

心電図トリガー
　T 波頂点〜下行脚開始時で拡張，QRS 開始時で収縮．
動脈圧トリガー
　動脈圧波形の収縮期の間隔を測定し，次のタイミングを算出．

図表 3-4　IABP の同期モード選択の流れ

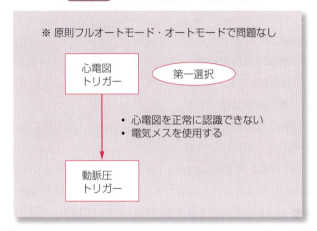

　動脈圧トリガーでは動脈圧波形の収縮期の間隔を測定し，次のタイミングを算出してトリガーさせます．脈圧の低い患者ではうまく感知できない場合があります．

　最近では心電図や動脈圧の信号を自動的に選択するフルオートモードがあるため，原則このモードを第一選択とします．フルオートモードは原則心電図トリガー，そして心電図がうまく認識できない場合は動脈圧トリガーに自動的に切り替わります．非常に便利なモードで，ほとんどの患者はフルオートモードで管理できます．

　オートモードがない場合は，安定した心電図波形が取れている場合は第一選択を心電図トリガーとします．心電図が正確に認識できない場合，また電気メスを使用する場合などは，動脈圧トリガーを選択します（図表 3-4）．またペースメーカの使用によって心電図を正常に認識できない場合はペーシングスパイクをトリガーとするモードもありますが，たとえペースメーカ波形であっても心電図トリガーで正常に認識できていれば心電図トリガーで管理して構いません．またIABP は自己心の拍動に応じて駆動するデバイスですが，PCPS 補助下で心室細動が停止しない場合は，IABP は同期できません．その場合はインターナルトリガーという，駆動装置の内部同期によって IABP を駆動する方法があります．こ

の場合は IABP と自己心は非同期になります．

トリガーが心電図でも動脈圧でもいずれにせよ，動脈圧波形が最適な波形になることが重要です．IABP は圧補助を行う補助循環装置ですから，IABP 補助の効果が最大限生かせる圧波形を作ることが大事なので

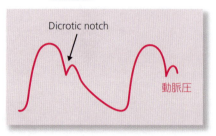

図表 3-5　Dicrotic notch

す．ここで覚えてほしい単語は dicrotic notch（ディクロティック・ノッチ）と呼ばれる，大動脈圧波形にみられる切痕です（図表 3-5）．これは大動脈弁が閉鎖し，その弁に血液がぶつかるためにできる血圧のわずかな「跳ね」であり，収縮期と拡張期の境とされています．ですから，ここに合わせてバルーンが拡張するように調整します．Dicrotic notch は大動脈圧波形できれいに同定できますので，IABP 管理には大動脈圧のモニタリングが必須となります．そのため，IABP にはバルーンの先端につながる圧ルーメンがあり，ここに圧ラインをつなげば大動脈圧のモニタリングができるようになっています．最近のバルーンは光ファイバーセンサーによって大動脈圧波形を測定できるものがあり，従来の水封式の圧トランスデューサと比較して圧信号の遅延が少なく安定した信号を得ることができます．水封式圧ラインを接続しなくても大動脈圧のモニタリングができることに加えて，光ファイバーが微細であるため，バルーンの細径化も進みました．

一方でバルーンの収縮は自己心収縮直前の動脈圧が最も低下する位置，すなわち IABP アシストと非アシスト時の差が最大になる位置に合わせます．誤ったタイミング設定は自己心の後負荷になる可能性があり，定期的に適切なタイミングで駆動しているかチェックしておくことが重要です．IABP の駆動タイミングの調整は dicrotic notch が同定しやすいように 2 : 1 で行うとよいでしょう（図表 3-6）．また不適切なタイミングの波形を図表 3-7 に示します．図表 3-6 の適切な波形をしっかり頭に叩き込んでおくと，異常な波形に気づくことは容易です．

このように IABP の調整を行っていきますが，IABP の効果発現は多くの因子の影響を受けます．具体的には，バルーンのサイズ，大動脈内でのバルーンの位置，心拍数，不整脈，大動脈のコンプライアンスや血管抵抗などがあげられま

図表 3-6　IABP の適切な波形

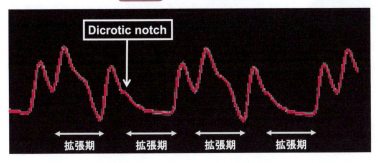

アシスト比を 2：1 にするとわかりやすい．IABP 拡張は dicrotic notch に合わせる．IABP 収縮は自己心収縮直前の動脈圧が最も低下する位置＝アシスト時と非アシスト時の差が最大になる位置に合わせる．

図表 3-7　IABP の不適切な波形

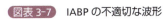

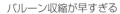

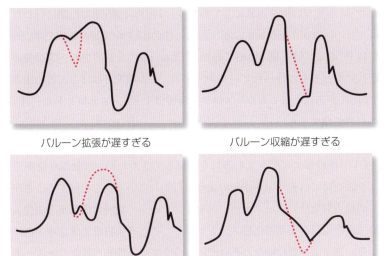

す[2,3]．動脈コンプライアンスの規定因子である動脈エラスタンスが高いほど（コンプライアンスが低いほど），IABP の効果は発現されるため，動脈硬化の進んだ大動脈の方が出やすいと理解してよいでしょう．

> **Point**
> - バルーンの拡張タイミングは dicrotic notch に合わせる．
> - バルーンの収縮タイミングは動脈圧が最も低下する位置に合わせる．

3　IABP はノーエビデンス？

　IABP が理論上は血行動態を改善する装置であることはわかりました．では IABP を使用することで患者のアウトカムは変わるのでしょうか．

　PAMI-Ⅱ試験[4]という，ハイリスクの急性心筋梗塞患者に対して「PCI 後に予防的に」IABP を使用することの是非を検証した研究があります．この多施設前向きランダム化研究は，発症 12 時間以内の急性心筋梗塞患者で primary PCI が行われた 34 施設 908 例を対象にしています．1993〜1995 年の期間に行われており，PCI は plain old balloon angioplasty（POBA）が主流の時代です．もちろん，当時 POBA は最先端の治療であり，"Plain old" というフレーズは後のステント時代になって名づけられています．実際，この研究ではほとんどの患者に対して POBA が施行されており，ステント留置は 1.3%，アテレクトミーは 1.2% しか行われていません．

　余談ですが，2017 年は PCI が始まって 40 年を迎えた節目の年でした．この期間に PCI の技術もエビデンスも著しく発展してきたため，冠動脈疾患関連の研究論文を読む時には血行再建がどのように行われているかを把握することが重要です．血栓溶解療法，POBA，ベアメタルステント，第一世代薬剤溶出性ステント，第二世代以降の薬剤溶出性ステントなど，これらは再灌流成功率・再狭窄率が異なり，ステント血栓症などそれぞれが抱えている問題も異なります．またこの歴史の変遷の中でスタチン，ACE 阻害薬，β 遮断薬の予後改善効果が確立しており，これらの薬剤使用率も気にしなければなりません．さらに心筋梗塞の定義[5]も MONICA criteria から Universal definition へ変わっており，心筋マーカーは特異度の高い心筋トロポニン値が第一選択となりました．ST 上昇型心筋梗塞に対する再灌流達成までの時間も以前と現在では大きく異なります．その他，

海外からの報告はそもそも PCI 手技の質に問題があるんだ，という手先が器用な日本人術者の主張もあるかもしれません．加えて，欧米人の心血管イベント発生率は日本人と比較して非常に高いものがあります．この辺の違いを知っておくと，論文を読み解く時に非常に便利です．

　さて，話を PAMI-Ⅱ 試験に戻したいと思います．この研究では，まずは PCI 後に急性心筋梗塞患者を低リスク（437 例）と高リスク（471 例）に分ける作業をしました．年齢＞70 歳，3 枝病変，LVEF≦45％，静脈グラフト閉塞，持続する致死性不整脈の合併，そして PCI での再灌流を達成できなかったもの，という項目を 1 つ以上満たすものを高リスク群としました．この高リスク群に対して，36〜48 時間 IABP 管理を行う IABP 使用群（211 例）と IABP 管理を行わず，従来の治療を行う IABP 非使用群（226 例）をランダム化して比較しました．Intention-to-treat 解析では入院中の主要イベント（死亡・再梗塞・梗塞責任病変の再閉塞・脳卒中・新規の心不全発症・持続する低血圧）は IABP 使用群で 28.9％，非使用群で 29.2％であり，両群で有意差を認めませんでした（$p=0.95$，図表 3-8）．この複合イベントの内訳に注目してみると，脳卒中の発症は IABP 使用群で有意に多くなっており（2.4 vs 0.0％，$p=0.03$），他のイベント（死亡，再梗塞，梗塞責任病変の再閉塞，新規の心不全発症，持続する低血圧）はいずれも有意差は認めません．その他，入院時と退院直前でのデータの比較では左室駆出率の改善，梗

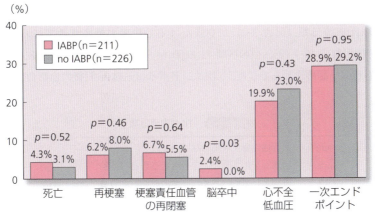

図表 3-8　PAMI Ⅱ試験（J Am Coll Cardiol. 1997; 29: 1459-67[4]より作成）

塞領域の壁運動異常の改善についても IABP 使用群は非 IABP 使用群と比較しても有意な改善を示すことはできませんでした．

　ハイリスクの急性心筋梗塞患者において，PCI 後に IABP を導入するメリットは PAMI-Ⅱ試験で否定されました．さらに大動脈内に IABP という異物を数日間留置することでの脳卒中発症のデメリットがあることは無視できない結果となりました．

　では，ハイリスクの症例に対して，「PCI 前に予防的に」IABP を留置するのはどうでしょう．2011 年に報告された CRISP AMI 試験[6]は心原性ショックのない ST 上昇型の急性前壁心筋梗塞患者 337 例（9 カ国 30 施設）を対象としました．PCI 前に IABP 補助を開始し，少なくとも 12 時間継続する IABP 群（161 例）と，primary PCI のみを行う IABP 非使用群（176 例）を比較しています．2009〜2011 年の登録であり，door-to-device time を 90 分未満で達成できている施設が選ばれています．一次エンドポイントは PCI 後 3〜5 日に施行した MRI で評価した梗塞サイズ，二次エンドポイントは 6 カ月後の全死亡と 30 日後の血管系合併症，大出血としました．

　結果は，医療従事者接触から最初の PCI デバイス通過（いわゆる first medical contact-to-device time）までの時間は IABP 使用群で 77.0（53.0-114.0）分，非使用群で 68.0（40.0-100.0）分と IABP 非使用群の方が IABP 使用群より有意に短縮していました（$p=0.04$）．一次エンドポイントとした梗塞サイズは IABP 使用群で 42.1（95％信頼区間 38.7-45.6）％，非使用群で 37.5（95％信頼区間 34.3-40.8）％と両群に有意差はありませんでした．さらに前下行枝近位部で TIMI 血流分類（図表 3-9）が 0 または 1 の患者の梗塞サイズにおいても IABP 使用群で 46.7（95％信頼区間 42.8-50.6）％，非使用群で 42.3（38.6-45.9）％と有意差を認めませんでした．二次エンドポイントの 30 日後の血管合併症，大

図表 3-9 TIMI 血流分類

Grade 0	順行性の灌流を認めない
Grade 1	閉塞部を越えるが，末梢まで造影されない
Grade 2	末梢まで造影されるが，他の冠動脈より造影遅延がある
Grade 3	他の冠動脈に比して造影遅延なく末梢まで造影される

出血，6カ月死亡についても有意差は認めませんでした．

　CRISP AMI試験から学ぶことは，ショックのないST上昇型前壁心筋梗塞患者において，primary PCI前にIABPをルーティンで組み合わせても梗塞サイズの減少は達成できず，IABPのルーティン使用は否定される，ということです．

　さらに，2009年に報告されたST上昇型心筋梗塞患者におけるIABPの効果を検証したシステマティックレビュー[7]では，ショックを呈する患者に血栓溶解療法に組み合わせて使用するIABPは支持されるものの，primary PCI時代ではIABPの有効性は示されず，脳卒中や出血を増加させる可能性も示唆されました．

　では，ハイリスクという「やばそう」な症例を対象にするのではなく，最初から「やばい」症例に限定してIABPを適応すればよいのではないでしょうか．その疑問に挑んだのが2012年に報告されたIABP-SHOCK II試験[8]です．この試験は心原性ショックをきたした急性心筋梗塞患者を対象としました．PAMI-II試験やCRISP AMI試験とは異なり，心原性ショックという「やばい」患者を対象にしています．

　IABP-SHOCK II試験における心原性ショックの定義は，収縮期血圧が90 mmHg未満，もしくはカテコラミンを使用し90 mmHg以上を30分以上維持している状態で，肺うっ血と末梢臓器障害（意識障害，四肢冷汗，30 mL/時以下の乏尿，2.0 mmol/L以上の乳酸値上昇）をきたしているものとしました．除外基準は30分以上蘇生を受けた場合，心原性ショックの原因が内因性でない場合，薬剤性でない瞳孔散大を伴う昏睡を伴う場合，機械的合併症による心原性ショック（中隔穿孔や乳頭筋断裂など）の場合，ショックの発症から12時間以上経過した場合，II度以上の大動脈弁閉鎖不全症が合併する場合，などと定められました．

　2009～2012年の間に登録された600例の心原性ショックを伴う急性心筋梗塞患者をIABP使用群（301例）と非使用群（299例）に無作為化割り付けが行われ，全例に早期再灌流療法と最適な薬物療法が行われました．本試験ではIABPの挿入のタイミングはPCI前でもPCI後どちらでもよく，その選択は術者に委ねられました．IABP非使用群において臨床的な必要性が生じたためにIABPを使用するという，IABP非使用群からのクロスオーバーは，心室中隔穿孔や乳頭筋断裂などの機械的合併症を認めた場合のみに限定されました．有効性の一次エンドポイントは30日後の全死亡，安全性のエンドポイントは大出血，下肢虚血，

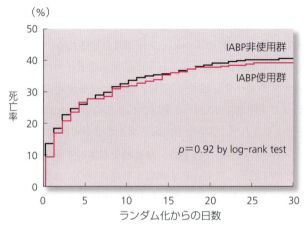

図表 3-10 IABP-SHOCK Ⅱ試験: 30日後の死亡率
(N Engl J Med. 2012; 367: 1287-96[8])より作成)

敗血症,脳卒中で評価されました.

　では,結果をみていきたいと思います.一次エンドポイントである30日死亡はIABP群で119/300例(39.7%),非使用群は123/298例(41.3%)であり,IABP群の相対リスク0.96,95%信頼区間0.79-1.17,p=0.69であり,有意差は認めませんでした(図表3-10).また二次エンドポイントである血行動態の安定までの時間,ICU滞在期間,血清乳酸値,カテコラミン使用量・期間,腎機能にも有意差を認めませんでした.安全性のエンドポイントについては,IABP群と非使用群では大出血(3.3 vs 4.4%, p=0.51),下肢虚血(4.3 vs 3.4%, p=0.53),敗血症(15.7 vs 20.5%, p=0.15),脳卒中(0.7 vs 1.7%, p=0.28)と有意差を認めませんでした.有効性の一次・二次エンドポイント,ならびに安全性のエンドポイントにもIABPの使用・非使用群で有意差を認めませんでした.

　ではpost-hoc解析の結果をみてみましょう(図表3-11).血圧低値(<80 mmHg),前壁梗塞,ST上昇型心筋梗塞などのサブグループでも30日死亡率における有意差は認めていません.一方で,50歳未満,初回の心筋梗塞,高血圧症の既往がない患者にはIABPの効果が期待できるかもしれません.IABP挿入のタイミングには差があるのでしょうか.IABPと血行再建術の両者を行った277例において,PCI前にIABPを挿入したのは37例(13.4%),PCI施行後に挿入

図表 3-11　IABP-SHOCK II 試験の post-hoc 解析

	患者数	IABP使用群 30日死亡率(%)	IABP非使用群	RR(95%CI)	p値
性別					0.61
女性	187	44.4	43.2	1.03(0.74〜1.43)	
男性	411	37.3	40.5	0.92(0.72〜1.18)	
年齢					0.09
＜50歳	70	19.4	44.1	0.44(0.21〜0.95)	
50〜75歳	334	34.6	36.5	0.95(0.71〜1.27)	
＞75歳	194	53.7	50.0	1.07(0.81〜1.41)	
糖尿病					0.32
あり	195	42.9	46.7	0.92(0.67〜1.26)	
なし	399	37.2	38.9	0.96(0.74〜1.23)	
高血圧症					0.05
あり	410	42.9	40.4	1.06(0.84〜1.34)	
なし	183	28.9	43.0	0.67(0.45〜1.01)	
心筋梗塞の型					0.76
STEMI/LBBB	412	41.0	42.9	0.96(0.77〜1.21)	
NSTEMI	177	37.5	38.3	0.98(0.67〜1.43)	
STEMI の部位					0.14
前壁	216	35.4	43.7	0.81(0.58〜1.13)	
非前壁	196	48.3	42.2	1.16(0.85〜1.57)	
心筋梗塞の既往					0.04
あり	131	47.9	33.3	1.44(0.93〜2.21)	
なし	466	37.3	43.3	0.86(0.69〜1.07)	
低体温療法					0.31
あり	226	48.1	44.2	1.09(0.82〜1.44)	
なし	372	35.1	39.3	0.89(0.68〜1.16)	
血圧					0.76
＜80 mmHg	161	50.7	46.4	1.09(0.79〜1.50)	
≧80 mmHg	432	35.9	39.2	0.92(0.72〜1.17)	

← IABP 使用がよい　　IABP 非使用がよい →

したのは 240 例(86.6%)でしたが，それぞれの死亡率は 36.4%と 36.8%で両群に有意差はありませんでした．

　IABP-SHOCK II 試験はこれまでになく大規模な無作為化試験でしたが，30日間の追跡で IABP の優位性を示すことはできませんでした．その後 12 カ月間の追跡の結果も報告[9]されましたが，やはり死亡率を下げることはできませんで

図表 3-12　IABP-SHOCK Ⅱ試験の問題点

IABP 使用群の 50％以上にカテコラミン投与
- カテコラミンによる心拍数増加や心筋酸素需要量増加によって本来発揮されるべき IABP の潜在的な効果が打ち消された可能性あり
- カテコラミンで血圧 90 mmHg を維持できている患者にそもそも IABP の適応はあったのか

梗塞責任血管の約 4 分の 1 が右冠動脈
- 右室梗塞による心原性ショックが混ざっていないか
- ただし肺うっ血の存在を心原性ショックの定義に含んでいる

サンプルサイズの問題

30 日死亡が約 40％
- これまでの心原性ショックの研究より死亡率が低い

IABP 挿入は 86.6％が PCI 後
- 心原性ショックならば IABP 挿入は PCI 前や PCI 中ではないのか

した.

　IABP-SHOCK Ⅱ試験をもう少し紐解いてみましょう（図表 3-12）. この研究で議論のポイントとなるのが, 血圧とカテコラミン使用についてです. IABP-SHOCK Ⅱ試験のプロトコールでは前述の通り, 心原性ショックの定義を収縮期血圧が 90 mmHg 未満, もしくはカテコラミンを使用し 90 mmHg 以上を維持している状態としました. 同研究ではランダム化された時点, つまり IABP が挿入される前の収縮期血圧の平均値が 89 mmHg, 心拍数の平均値は 92/分であり, 実に IABP 使用群の 50％以上がカテコラミン投与によって血圧 90 mmHg 以上を達成していました. つまり IABP 使用群も多くの患者にカテコラミン投与が行われていたことになります. したがって, カテコラミンによる心拍数増加や心筋酸素需要量増加によって, 本来発揮されるべき IABP の潜在的な効果が打ち消された可能性があります. また, そもそもカテコラミンで血圧が 90 mmHg 以上に維持されている患者に IABP の適応はなかったのではないかという主張もあります. 次は, 梗塞責任血管の約 1 / 4 が右冠動脈であった点です. 通常は前下行枝より灌流域が大きくない右冠動脈の閉塞による心筋梗塞のショック症例となると, 相当数の右室梗塞合併例が含まれているのではないか, という見方もできま

す．この点については，論文著者らもコメントしていますが，心原性ショックの定義に肺うっ血の存在を含んでいるため，右室梗塞が主体のショックはかなり除外されているはずです．その他，サンプルサイズの問題や，30日死亡が約40%であり，従来の心原性ショックの報告より低いことから重症度が比較的低いショック患者が登録されたのではないか，などの議論があります．また筆者の感覚では心原性ショックならばPCI施行前かPCIの途中でIABPを挿入するケースが多いと思うのですが，同研究では86.6%がPCI後の挿入であり，少し自身の実臨床との感覚との差を感じます．

いずれにしても，これまでIABPの予後改善効果を立証したエビデンスはありません．IABPを使用する時は，主治医は病態生理に基づいた適応を考える必要があると思います．

> **Point**
> - IABPによって予後を改善させるというエビデンスはない．
> - 心原性ショック患者であってもIABPをルーティンに使用してはならない．

4 ハイリスクPCIでのIABPのエビデンス

ここではハイリスクのPCIに対してのIABPのエビデンスを確認したいと思います．

急性冠症候群，安定冠動脈疾患を問わず，PCIの術中に合併症発生や血行動態破綻の可能性が高いと想定されるハイリスクなPCIに対して，予防的にIABPを導入することの意義が期待されてきました．しかしそれまでの過去の報告は小規模の観察研究によるものが多く，ステント留置や抗血小板療法が確立していない時代のものでした．

そこで，BCIS-1試験[10]という301例のハイリスク患者（LVEF≦30%，灌流域が大きい狭窄血管に対するPCI）を対象とした前向きランダム化試験が行われました．この試験では患者は2005〜2009年にかけて登録され，心原性ショックや急性心筋梗塞発症48時間以内など血行動態の不安定な患者は除外されており，

PCI前に予防的にIABPを導入するIABP使用群(151例)とIABP非使用群(150例)を比較しました．IABP非使用群でもPCI中の合併症（遷延する低血圧，肺うっ血，難治性心室性不整脈）が起こった場合にのみIABPの使用は認められました．結果は，一次エンドポイントである28日後の複合心脳血管イベント（死亡・急性心筋梗塞・脳卒中・追加の血行再建術）はIABP使用群で15.2%，IABP非使用群で16.0%と有意差は認めませんでした（オッズ比0.94, 95%信頼区間0.51-1.76, p=0.85）．IABP非使用群から救済的にIABPを使用したクロスオーバーは18例（12%）で認めています．また6カ月後の全死亡についても有意差は認めませんでした（4.6 vs 7.4%，オッズ比0.11, 95%信頼区間0.24-1.62, p=0.32）．ハイリスクPCI患者へのIABP使用においても，優位性を示す結果は得られませんでした．

　しかし中央値51カ月の追跡[11]において，301例中100例（33%）が死亡し，そのうちIABP使用群の死亡が42例であり，IABP非使用群の58例と比べて有意に死亡率を減少させました（ハザード比0.66, 95%信頼区間0.44-0.98, p=0.039，図表3-13）．結果，ハイリスク症例における待機的なIABP使用は総死亡を34%低下させました．ハイリスクといえども待機的PCIであったためにイベント発生が少なく，28日や6カ月では有意差が出ませんでしたが，長期的な追跡

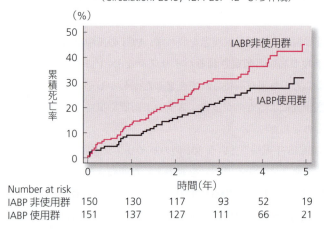

図表 3-13 BCIS-1試験の長期成績
（Circulation. 2013; 127: 207-12[11]より作成）

によってIABPの優位性が証明されました．

　以上から，ハイリスク症例においては待機的PCIについてはIABP使用の意義がある可能性があります．

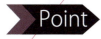
- ハイリスクPCIにおいてIABPの使用は検討してもよい．

5　ガイドラインでのIABPの位置づけ

　これまで心原性ショックに対してClass Ⅰという高い位置づけであったIABPは，IABP-SHOCK Ⅱ試験の結果を受けて2013年のACCF/AHAのST上昇型心筋梗塞のガイドライン[12]ではClass Ⅱa（LOE B）と格下げになりました．また2016年のESCの心不全のガイドライン[13]では，心原性ショックにルーティンのIABP使用は推奨しない（Class Ⅲ，LOE B）と記載されています．2017年に改訂されたESCのST上昇型心筋梗塞のガイドライン[14]においてもIABPのルーティン使用は否定され（Class Ⅲ，LOE B），機械的合併症による心原性ショックについて考慮される（Class Ⅱa，LOE C）と位置づけられました（図表3-14）．2015年の非ST上昇型心筋梗塞のガイドライン[15]も同様の内容です．IABPを支持するエビデンスの欠落によってIABPは欧米のガイドラインでは大きく推奨度が下げられ，実際の現場でもそのような認識に変わってきていると聞きます．一方で筆者の周囲のマネージメントはそれほど変化してないように感じますので，わが国とでは実臨床での乖離があるのかもしれません．

- いずれのガイドラインもIABPの旗色は悪い．ルーティン使用はClass Ⅲ．
- IABPの適応は厳格にならざるを得ない．

6 ST 上昇型心筋梗塞＋心原性ショックのワークアップ

では，改訂されて間もない 2017 年の ESC の ST 上昇型心筋梗塞のガイドライン[14]を引用しながら，心原性ショックのマネージメントについてもう少し考えてみたいと思います（図表 3-14, 3-15）．欧米は虚血性心疾患の頻度が高く，心原性ショックを学ぶための虚血性心疾患，特に ST 上昇型心筋梗塞に関連するエビデンスが豊富にあります．

まずこのガイドラインでは心原性ショックの定義を，①体液量が十分にある（＝hypovolemia でない）状態で収縮期血圧が 90 mmHg 未満，かつ組織低灌流所見を伴う状態，②収縮期血圧 90 mmHg を維持するために強心薬や補助循環が必要な状態，としています．筆者は，これに加えて③収縮期血圧が 90 mmHg 以上に保たれているものの心拍出量低下をきたし組織低灌流所見を認める場合，も

図表 3-14 心原性ショックのマネージメントの推奨度（ST 上昇型心筋梗塞における）

推奨	Class	LOE
解剖学的に PCI に適した病変であれば直ちに PCI を行う．PCI に適さない病変や PCI が不成功に終わった場合は CABG を推奨する．	I	B
動脈圧ラインを用いた観血的モニタリングを推奨する．	I	C
直ちに心エコーを行い，心機能や弁機能，機械的合併症の有無を評価する．	I	C
機械的合併症はハートチームでの議論を行い，可及的速やかに治療を開始する．	I	C
酸素投与・人工呼吸器管理は血液ガス分析に基づき適応を判断する．	I	C
Primary PCI が 120 分以内に実施できない場合は，機械的合併症を除外した上で血栓溶解療法を選択する．	IIa	C
心原性ショックの患者には完全血行再建術を考慮してもよい．	IIa	C
機械的合併症を有する心原性ショックの患者に IABP を考慮すべきである．	IIa	C
診断確定や治療指針決定のために肺動脈カテーテルによる観血的モニタリングを考慮してもよい．	IIb	B
利尿薬を主体として治療が奏効しないうっ血に対して限外濾過を考慮してもよい．	IIb	B
強心薬・昇圧薬を血行動態安定のために使用してもよい．	IIb	C
短期間の機械的補助循環を重症例に用いてもよい．	IIb	C
ルーティンの IABP 使用の適応はない．	III	B

（Eur Heart J. 2018; 39: 119-77[14] より作成）

加えることを提案します．これはいわゆる低心拍出症候群（low output syndrome）と呼ばれている病態ですが，これをショック同等，もしくはショックに準じる病態として扱うべきであると筆者は考えています．③は頻拍や末梢血管抵抗増大によって血圧をかろうじて維持している状態です．組織低灌流所見を伴えばショックとして扱うべきでしょう．逆に言えば，収縮期血圧が 90 mmHg 以下であっても低心機能例であっても，組織低灌流所見がなければショックではありません．臓器障害を伴わない血圧低下に対して必要のない治療を行うことも避けるべきです．ちなみに，2017 年に改訂された日本循環器学会の急性・慢性心不全診療ガイドラインでは，心原性ショックの定義として血圧の数値を収縮期血圧 90 mmHg 未満，または平均血圧 60 mmHg 未満としています．また組織低灌流の指標として乳酸値 2 mmol/L 以上を参考としています．

では前述の通り IABP の推奨度が低いのであれば，心原性ショックに対して何が推奨されているのでしょうか．またどのようにワークアップしていけばいいのでしょうか．引き続き同ガイドラインを引用してみます（図表 3-15）．まず低血圧をみたら，hypovolemia, 薬剤，不整脈といった早急の介入が可能な原因を除外せよ，そして同時に，すぐに介入が必要な病態である心筋梗塞の機械的合併症と心タンポナーデを除外せよ，としています．もちろん，ST 上昇型心筋梗塞に対する早期再灌流療法は至上命題です．ここではショックの鑑別として右室梗塞の合併がないかを判断することが重要です．術後管理では，侵襲的血行動態モニタリングとしての動脈圧ラインは推奨されます（Class I，LOE C）が，肺動脈カテーテルについては，心内圧の慎重な調整や心拍出量の評価が必要な場合，またショッ

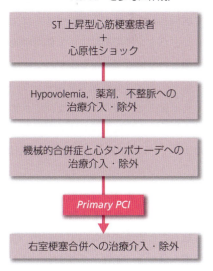

図表 3-15　心原性ショックを伴う ST 上昇型心筋梗塞患者のマネージメント（Eur Heart J. 2018; 39: 119-77[14]）を参考に作成）

クの原因が同定できない場合には適応を考慮してもよい（Class IIb, LOE B）となっています（図表 3-14）．これまでの肺動脈カテーテルのエビデンスを考慮すれば，妥当なランク付けです．低心拍出状態に対しては，ドブタミンが第一選択となっています．さらに心原性ショックに対してドパミンを使うなら，ノルアドレナリンの方が安全で効果的だ，とも言っています．2016 年の ESC の心不全のガイドライン[13]もほぼ同様の記載内容です．

> **Point**
> - ST 上昇型心筋梗塞の心原性ショックではその後の治療方針が大きく異なる病態は確実に除外する必要がある．
> - その病態とは，機械的合併症，心タンポナーデ，右室梗塞である．
> - 心原性ショックに使用する薬剤の第一選択はドブタミンである．

7　強心薬と昇圧薬（血管収縮薬）は全然違う！

　薬剤の話が出てきましたので，ここでショックの際の薬剤の選択について触れておきたいと思います．筆者は強心薬と昇圧薬（血管収縮薬）を明確な意図をもって区別としています．ドブタミンは強心薬であり，ノルアドレナリンは昇圧薬です．ドパミンは用量によって作用が変わることが知られているので，強心薬＋昇圧薬という位置づけにします．

　ドブタミンは心収縮力を増強させ，1 回拍出量を増加させます．末梢血管はむしろ拡張させ，体血管抵抗を減少させます．ですから，ドブタミンを投与しても基本的には血圧は上昇しません．血圧が上昇していなくても，ドブタミンの作用によって，肺動脈楔入圧は低下，1 回拍出量は増大し，循環不全の改善が得られます．

　ノルアドレナリンは末梢血管を強力に収縮させる薬剤です．ノルアドレナリンの投与によって血圧を上げることはできますが，その効果は末梢血管収縮を収縮させることで達成していますので，体血管抵抗は上昇し，結果的に 1 回拍出量の低下へ繋がる可能性があります．つまり，ノルアドレナリンの投与は後負荷増大

を引き起こす危険があります．見た目の血圧をコントロールしても，ポンプ不全は良くなっていない，ということにならないように，ノルアドレナリンの適応はしっかり病態を見極めなければなりません．こうした理由で，心原性ショック＝ポンプ不全によるショックに対しての薬剤の第一選択はノルアドレナリンではなくドブタミンです．

　ドパミンは古くから汎用されてきた歴史もあり，また心収縮力作用も末梢血管収縮作用も有することからショックに対して便利の良い薬剤のように思われがちですが，現在は循環器疾患患者に対しては強心薬・昇圧薬いずれの目的においてもドパミンを第一選択で使用しません．その理由は，ドパミンが抱える最大の問題点である催不整脈作用のためです．

　2010年に報告されたSOAP-Ⅱ試験[16]はショックに対する昇圧薬としてのノルアドレナリンとドパミンを比較した多施設無作為化試験です．1679例をドパミン群（858例）とノルアドレナリン群（821例）に割り付け，ドパミン群は20γまで，ノルアドレナリン群は0.19γまで使用します．それでも血圧が維持できない場合はノルアドレナリン，アドレナリン，バソプレシンの使用が許可されました．結果は一次エンドポイントである28日後の死亡率には有意差を認めませんでした（ドパミン群52.5％，ノルアドレナリン群48.5％，オッズ比1.17，95％信頼区間0.97-1.42，$p=0.10$，図表3-16）．しかし，ドパミン群は不整脈イベントが多く

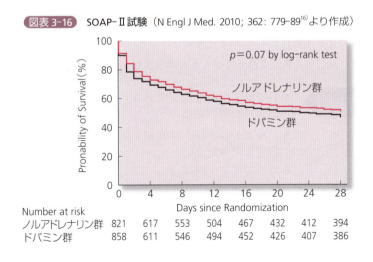

図表 3-16　SOAP-Ⅱ試験（N Engl J Med. 2010; 362: 779-89[16] より作成）

(24.1 vs 12.4%, $p<0.001$)，心原性ショック患者280例を対象としたサブ解析では28日死亡率が有意に高くなりました ($p=0.03$, 図表3-17). これが心疾患患者に対してドパミンが可能な限り回避される根拠です．ショック，低心拍出症候群のみならず，循環器疾

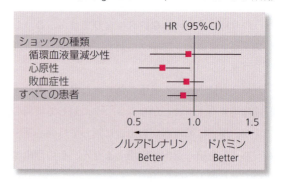

図表3-17 SOAP-II試験サブ解析
（N Engl J Med. 2010; 362: 779-89[16]より作成）

患者は病態が悪くなると上室性不整脈，心室性不整脈ともに不整脈の発生の頻度が増加します．この状況であえて催不整脈作用のリスクのあるドパミンを第一選択で使用することはありません．

　しかしIABPを支持するエビデンスがないのと同様に，ドブタミンをはじめとする強心薬，ならびにPDE阻害薬に代表される，強心作用と血管拡張作用の両方を有するvasodilatorを支持するエビデンスもありません．心拍出量が低値であるという理由だけでルーティンに強心薬を使用しても予後は改善させないばかりか，有害事象を増やすことが知られています[17,18]．

　心原性ショックに対して我々は何をすればよいのか，まだまだ結論が出ていないことはたくさんあります．これまで蓄積されてきたエビデンスを踏まえた上で，病態生理に基づいた判断を行っていくしかありません．

> **Point**
> - ドブタミンは強心薬であり，ノルアドレナリンは昇圧薬（血管収縮薬）．
> - ノルアドレナリンは血管を収縮させるため，後負荷増大につながる．
> - ポンプ不全に安易にノルアドレナリンを使用しない．
> - ドパミンは催不整脈作用が気になる．第一選択にはなり得ない．

8 実臨床でのIABPの適応を考える

　これまでのエビデンスを踏まえ，ルーティンでのIABPの使用はないということを考えると，治療の第一選択としてIABPが選択されることはないということになります．ですから，IABPの適応は「○○抵抗性の」，「××ができない場合の」という枕詞がつくことになります（図表3-18）．

　まずは前述のIABPにまつわるエビデンスでも度々登場した，急性心筋梗塞の機械的合併症を有する場合です．これはガイドライン[14]上もClass Ⅱa（LOE C）になっているように，IABPの使用が正当化される数少ない病態です．機械的合併症の代表は自由壁破裂，心室中隔穿孔，乳頭筋断裂です．これらは迅速に診断し，治療を行わなければ致死率が非常に高くなります．急激な血圧低下，胸痛の再燃，新規に聴取される心雑音，肺うっ血，頸静脈怒張などで疑われ，ベッドサイドでのエコーで診断が確定できます．多くの場合，治療のゴールが外科的手術になるので，IABPは手術までの繋ぎとして使われます．補助循環に共通することですが，IABPを入れても根本的な問題が解決するわけではありませんので，IABPの導入を決めた時点から次の一手の準備が必要です．つまり，補助循環が装着される前に，治療のゴールは決まっていないといけません．この時点から外科医へは情報伝達が始まっていることが理想で，ハートチームとして手術のタイミングを十分に検討しておく必要があります．

　2つ目のIABPの適応として，強心薬を含む薬物療法によっても改善が得られない心原性ショックです．例えば急性心筋梗塞に対するprimary PCIなど，その疾患に特異的な治療を行った上で，強心薬，血管拡張薬などの薬物療法を行っても血行動態の改善が得られない場合は，IABPの適応となります．ただし，病態

図表3-18　IABPの適応

- 急性心筋梗塞で機械的合併症（自由壁破裂・心室中隔穿孔・乳頭筋断裂）を有する患者
- 強心薬を含む薬物療法に抵抗性の心原性ショックの患者
- 強心薬が使用できない状況にある心原性ショックの患者
- 冠拡張薬でも十分に冠血流が得られない心原性ショックの患者
- ハイリスクPCIにおける血行動態安定のための予防的使用

としては急性心筋梗塞に代表される左心系のポンプ不全，もしくは拡張型心筋症に代表される両心系のポンプ不全です．右室梗塞，急性肺血栓塞栓症などの右心系有意のポンプ不全にはIABPは無効であり，PCPSの準備をする必要があります．

3つ目のIABP適応が考えられる病態として，心原性ショックにもかかわらず強心薬が使用できない，使用しづらい状況です．心原性ショックに対しては通常は強心薬が適応となりますが，強心薬の投与によって致死性不整脈が頻発してしまう状況が最も考えられるでしょう．しかしこれについては，そもそも血行動態の悪化によっても致死性不整脈は起きますので，ポンプ不全に強心薬を投与してはならない，という意味ではありません．また頻度はまれですが，ドブタミンによるアレルギーがあるために使用できないという状況も考えられます．カテコラミンを介さずに心原性ショックの治療を行うには，やはりIABPは選択肢として重宝されるでしょう．

4つ目のIABPの適応として，冠拡張薬でも十分に冠血流が得られない心原性ショックの患者です．冠血流を増加させたいが血圧が低いために冠血管拡張薬が十分量投与できない病態も同様です．この場合の多くはカテーテル室で起こるトラブルで，PCI中に末梢塞栓（distal emboli）などを生じた場合などが代表的です．他にも，PCIが不成功に終わってしまい冠血流を増加させたい場合などがあるかもしれません．PCIが不成功に終わった場合，血行動態が不安定な場合はIABPを含む補助循環を緊急手術の前にブリッジとして使用することが望ましいと，2014年のESCの冠血行再建術に関するガイドライン[19]の中でコメントされています．他にも，冠拡張薬によって末梢血管拡張作用が増強すると血行動態が悪化しうる病態です．これは例えば重症大動脈弁狭窄症を基礎心疾患に持つ患者の心原性ショックなどがあげられるでしょう．

その他，ハイリスク患者に対するPCIでのIABP併用が考えられます．

いずれにしても1つ目の機械的合併症以外は特にガイドラインで推奨された適応ではありません．あくまでも筆者の臨床経験に基づく適応を並べてみましたが，IABPはきちんと適応を決めて使用すれば十分な効果が発揮されますし，合併症も比較的起こりにくいと感じています．一方でIABPの有効性を示したエビデンスが乏しいという現実も謙虚に受け止めなければなりません．今後も筆者自身の

IABPの適応については日々アップデートしていく必要があると思います.

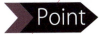
- IABPが治療の選択肢の第一選択となることはない.
- ただし,薬剤抵抗性など心原性ショックなど限られた状況では適応を考慮.
- 機械的合併症を有する急性心筋梗塞患者はエビデンスの面からもよい適応.

9　IABPが禁忌となる場合

　IABPの適応は病態によって考えると説明してきましたが,残念ながら適応があっても禁忌に該当するために使用できない状況も想定されます(図表3-19).

図表 3-19　IABPの禁忌
- 重症大動脈弁閉鎖不全症
- 胸部・腹部大動脈瘤/大動脈解離
- 下肢閉塞性動脈硬化症
- 出血傾向
- 敗血症

　まずは大動脈弁閉鎖不全症です.重症の場合に限りますが,IABPの原理を考えると,IABPバルーン拡張を行っても大動脈弁に逆流があるために冠血流は増加させないばかりか,大動脈弁逆流を増悪させてしまいます.重症の大動脈弁閉鎖不全症が存在する場合は禁忌と考えてよいのですが,中等度の大動脈弁閉鎖不全症の場合などは十分に検討されていません.IABPの効果が発揮されるか,大動脈弁逆流の増悪によって血行動態が悪化するか,やってみないとわからないところもあるため,中等度の大動脈弁閉鎖不全症にIABPを導入した場合はその後の血行動態が悪化していないか,十分に注意が必要です.

　次に,大動脈に瘤または解離がある場合です.IABPバルーンの拍動によって瘤や解離の進展や破裂のリスクが高まります.

　下肢閉塞性動脈硬化症については,2つの問題点があります.まずは大腿動脈より近位に狭窄病変がある場合,IABPカテーテルを進めることができない可能性があります.IABPカテーテルは先端に大きなバルーンがついており,非常に"bulky(=かさばった,ゴワゴワした)"なデバイスのため,たとえ大腿動脈～腸

骨動脈に有意な狭窄はなくても高度石灰化や屈曲のためにカテーテルが進まないこともよくあります．もう一つは，穿刺部より遠位，つまり浅大腿動脈より末梢に狭窄病変がある場合は，管理中に下肢虚血を生じる可能性が高くなります．

その他，コントロールできない凝固異常がある場合，敗血症がある場合などが相対的な禁忌になります．ステントグラフト，人工血管は明確に禁忌とはなっていませんが，状況によってはガイドワイヤがステントの間をぬって通過したり，通過中にバルーンの損傷が起こったりする可能性もあります．このような患者では可能な限り IABP の使用は避けたいところですが，対処法として，大腿穿刺部から腹部大動脈遠位にステントグラフトがある場合はロングシースを使ってバルーンが当たらないようにします．また人工血管は吻合部が弱いとされていますので，同部位に IABP のバルーンが当たる場合も慎重に適応と決めた方がよいでしょう．

> **Point**
> - IABP は重症大動脈弁閉鎖不全症には禁忌．
> - 同じく，大動脈に瘤や解離がある場合も禁忌．
> - 下肢閉塞動脈硬化症は IABP が挿入困難である可能性と下肢虚血のリスクがある．

10　［手技実践！］　IABP を挿入する

周術期を中心に外科医が IABP 挿入を行う場合は違いますが，内科医が行う場合はカテーテル室で X 線透視下で挿入手技を行います．ここでは IABP を大腿動脈から経カテーテル的に挿入する場合の手技の説明をしたいと思います．

まずは準備です．IABP を導入すると決めたら，まずはバルーンのサイズを選択することから始まります．バルーンサイズは身長によって選択し，その基準はカテーテルメーカーで異なりますが，参考までに GETINGE 社の YAMATO PLUS の場合を  に示します．身長 155 cm 未満で 30 cc，155～165 cm で 35 cc，165 cm 以上で 40 cc のバルーンサイズを選択します．

IABP カテーテルのサイズは多くの場合 7～8 Fr ですが，6 Fr のバルーンカテーテルも存在します．しかし細径化バルーンは径が細い分，バルーンを長くす

図表 3-20　IABP バルーンカテーテルのサイズ
（GETINGE 社資料より）

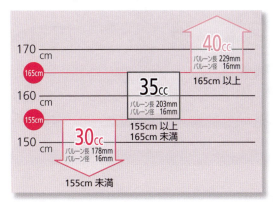

ることでバルーン容積を確保しているため，バルーンが血管壁と接触しやすく，腹部臓器灌流障害やバルーン破裂のリスクが増します．そのため細径化バルーンは身長の低い患者には不適となります．一般的に，身長 155 cm 未満での 6 Fr のバルーン使用は推奨されていません．

　さて，現場では大腿動脈にシースを入れる準備をしながら，同時に IABP カテーテルの準備もしていきます．IABP バルーンは大きなバルーンであり通過性が不良です．したがって，バルーンカテーテルをいかにスムーズに大動脈内へ持っていくかということを意識した手技が必要です．TRANS-RAY 7 Fr（GETINGE 社）のパッケージを開けると，図表 3-21 のようになっています．IABP バルーンはこのようにキャップがしてあり（図表 3-21 ①），勝手にバルーンが広がらないようになっています．このキャップは体内に挿入する直前まで外しません．ふとしたはずみでバルーンが広がってしまうとカテーテル通過性が落ちてしまうからです．

　まずはヘリウムガスライン（図表 3-21 ②；IABP バルーンを拡張させるガスを送り込むライン）を陰圧にする作業を行います．少しでもバルーンをきれいに折り畳んで通過しやすくするためです．大容量注射器（図表 3-21 ③；30 cc シリンジ）と IABP 挿入キットについている一方向弁（図表 3-21 ④）を体外チューブに接続して，バルーンにしっかりと陰圧をかけます（図表 3-22）．陰圧をかけるの

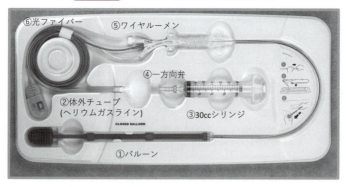

図表 3-21　TRANS-RAY 7 Fr（GETINGE 社）

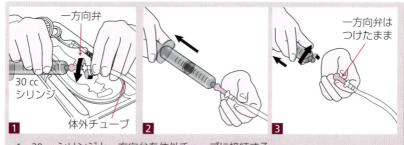

図表 3-22　バルーンに陰圧をかける

1　30 cc シリンジと一方向弁を体外チューブに接続する．
2　30 cc シリンジを使って陰圧をかける．
3　30 cc シリンジのみを外す．一方向弁は体外チューブを駆動装置に接続する直前までつけておく．

は1回で十分です．あまり陰圧をかけすぎるとIABPバルーンがアンラップされにくくなるので注意が必要です．一方向弁をIABPバルーン側に接続したまま，30 cc シリンジのみ外します．とにかく，留置位置に持っていくまではバルーンが広がらないようにする，という主旨でここまでの一連の作業があります．

　次はIABPバルーンのワイヤルーメン（図表 3-21 ⑤）をヘパリン化生理食塩水でフラッシュし，IABPのバルーンのキャップを外します（図表 3-23）．IABPのワイヤルーメンにガイドワイヤを挿入して，準備終了です．ワイヤのサイズは

0.018インチか0.025インチが挿入できます．

続いて，血管内にIABPを挿入する手技に入ります．IABPワイヤルーメンに通したガイドワイヤを血管内で先行させながら，IABPを進めていきます．IABPバルーンの先端マーカーを大動脈弓の頂点から1～2cm下に配置します．左鎖骨下動脈より数cm下，第二・三肋間などとも言われますが，X線透視下では大動脈弓部の陰影が最も同定しやすいので，そこから1～2cm下に位置すればよいと思います（図表3-24）．この時点でガイドワイヤを抜きますが，ガイドワイヤが抜けた瞬間にバルーンの位置が変わる時が多いので，その動きを観察しながら調整してください．IABPの下端は腎動脈分岐部より上に位置していなければなりません．ガイドワイヤが抜け

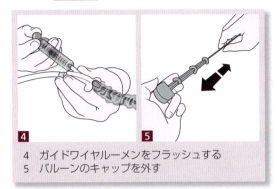

図表3-23　バルーンのキャップを外す

4　ガイドワイヤルーメンをフラッシュする
5　バルーンのキャップを外す

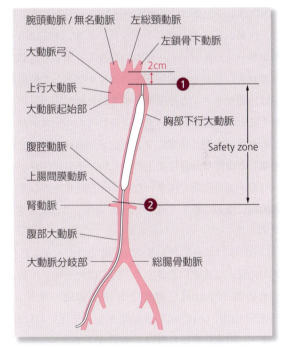

図表3-24　IABPの留置位置（GETINGE社資料より）

①IABPの上端，②IABPの下端はともに不透過マーカがあり，X線透視下で確認できる

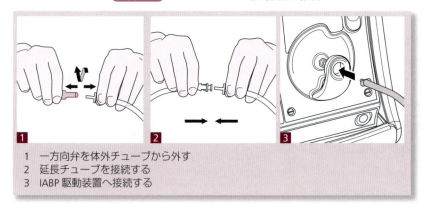

図表 3-25　IABP バルーンと駆動装置の接続

1　一方向弁を体外チューブから外す
2　延長チューブを接続する
3　IABP 駆動装置へ接続する

たら，そのルーメンをしっかり逆血した後，再度フラッシュします．従来の IABP バルーンではワイヤルーメン（図表 3-21 ⑤）に圧トランスデューサを接続し，大動脈圧のモニタリングを行います．TRANS-RAY のような光ファイバーセンサー（図表 3-21 ⑥）がついたカテーテルでは必ずしも圧ラインが必要ではありません．しかし大動脈圧モニタリングとして使用しない場合でも，このルーメンは内腔が小さく血栓閉塞しやすいために圧バッグを繋いできちんと開存を得ておくことが推奨されています．またこのルーメンから逆血して血液を採取することも可能ですが，安易なフラッシュで血栓や空気を血管内に飛ばしてしまうと脳梗塞など重篤な合併症を生じるため，十分に注意が必要です．

　バルーンの位置が決まったら，一方向弁を外して IABP チューブを IABP の制御装置に接続します（図表 3-25）．さて，ここまで準備ができたら，いよいよ駆動です．

　IABP はバルーンが大きく，駆動でカテーテル自体が動きやすいので，カテーテルの固定は非常に重要です．固定はカテーテル刺入部（シースとカテーテル）とその数 10 cm 遠位側の 2 か所で固定します（図表 3-26）．縫合するか，STATLOCK IAB® という固定キットを用いれば縫合せずに固定することができます．固定した後も再度 X 線透視下でカテーテルの位置を確認します．

　鼠径部に手術歴があり経皮的経カテーテル的な挿入ができない場合は，外科医にカットダウンしてもらうとよいでしょう．またそれ以外の理由で大腿動脈から

図表 3-26　IABP の固定

2カ所で固定する．縫合するか，STATLOCK IAB®を使用する．

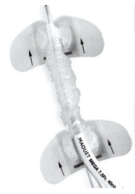
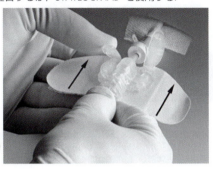

のアクセスが困難な場合，次の選択肢は左上腕動脈になります．サイズは小さくして 6 Fr の IABP を挿入することになりますが，動脈の蛇行が強いと下行大動脈へのバルーン到達が困難なことがあり，また管理中も上肢を固定せねばならず，基本的には同部位からのアプローチの適応は限定的となります．右側上肢からのアプローチは脳梗塞のリスクが上昇するため，原則左側を選択します．その他，外科医のカットダウンによる左鎖骨下動脈，小児の場合は上行大動脈や弓部大動脈が選択される場合もあります．

11　IABP 管理のやりかた

　ここでは，IABP の管理の実際をみていきましょう．IABP の管理中は，① IABP の適応となった病態の原因除去ができているか，② IABP の効果が発揮されているか，③ IABP の合併症・トラブルが起こっていないか，の 3 点をチェックします（図表 3-27）．

　まずは ① IABP の適応となった病態の原因除去ができているか，についてです．何度も繰り返していますが，補助循環はあくまでも時間稼ぎの道具ですので，この間に次の一手を考えて実行しなければなりません．最も理解しやすいのは ST 上昇型心筋梗塞の場合で，IABP を駆動した後は引き続き一刻も早く pri-

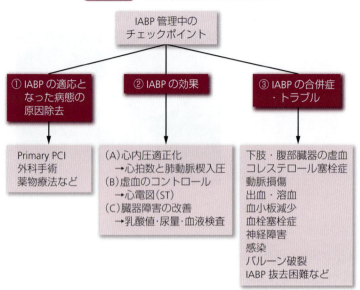

図表 3-27　IABP 管理のチェックポイント

mary PCI によって冠動脈の再開通を達成しなければなりません．重症大動脈弁狭窄症であれば弁置換術のタイミングを検討します．しかし一方で非虚血性心筋症患者のポンプ不全や，血行動態が安定している状態で発生した低心機能患者の致死性不整脈など，大きく改善できるポイントがない場合もあります．こうしたケースは IABP で一時的に血行動態を立て直しても，IABP が抜去困難になるか，抜去に成功してもその後すぐに急変しうるリスクを抱えるかのいずれかの経過をたどることになります．ですから，IABP 抜去後の急変時の方針を本人・家族と具体的なところまで決定しておく必要があります．補助循環装置は救命処置として非常に効果的な治療デバイスですが，一歩間違えると延命のための生命維持装置になってしまいます．補助循環に限ったことではありませんが，患者の今後の見通しを立てておくことは臨床の現場では非常に重要なことです．再度 IABP を導入しても根本的な問題点が解決できる要素がなければ，抜去後の補助循環装置の再導入の適応はないと筆者は考えます．その判断ができるようになるためには基礎心疾患の予後を理解しておかなければなりませんし，周辺臓器の障害の程度や予後，また本人の ADL や家族のサポートなど社会的要因も関わってきます．

次に，②IABPの効果が発揮されているか，についてです．前述のIABPの駆動タイミングを調整して管理することも重要ですが，IABPの適応となった病態，多くの場合は心原性ショックを脱することができたのか，ということをチェックします．この点については，(A)心内圧が適正化されているか，(B)虚血がコントロールされているか，(C)臓器障害の改善の目途が立っているか，の3点をチェックします．

まずは(A)心内圧が適正化されているか，についてです．繰り返しになりますが，IABPの効果は，後負荷の減少・拡張期圧の上昇です．IABPの導入によってその効果が発揮されるとすれば，後負荷の減少によって1回拍出量は増大し，心拍数は低下し，肺動脈楔入圧の低下が達成できているはずです．その結果，末梢臓器への灌流も改善が得られることになります．したがって，IABP管理中は心拍数，1回拍出量，肺動脈楔入圧を重点的にモニタリングしましょう．肺動脈カテーテルを留置していない場合は心エコーで左室流出路速度時間積分値（VTI）や左室流入血流速度波形（TMF）の変化を確認します．

次に(B)虚血がコントロールされているか，についてですが，ベッドサイドで汎用性があるものはやはり12誘導心電図のST変化です．トロポニン値やCKMBの上昇は心筋壊死のマーカーとして非常に有効ですが，上昇しない場合は心筋壊死の証明がないだけであり，心筋虚血の否定にはなりません．虚血の残存は血行動態を非常に不安定にしたり，致死性不整脈を誘発したりします．著しいST低下がみられるなど，虚血が顕性化している状態でIABPを留置した場合は，そのST低下がIABP留置後に改善しているか，その後も経時的にしっかり確認しておくべきです．冠動脈の解剖学的な情報がある場合はその情報から虚血の有無や程度の推測が可能となります．冠動脈造影が行われていない場合は，冠動脈疾患の危険因子の集簇と心電図のST低下の程度や誘導の数からリスクを想定する必要があります．一方で，冠動脈に狭窄があるから，ショックで患者の状態が悪いから，とりあえずPCIをしておくべきだ，などという短絡的な考え方は問題です．血行動態が不安定な時に不必要なPCIを行うほど有害なものはありません．

最後に(C)臓器障害の改善の目途がたっているか，についてです．最終的に末梢組織低灌流を是正し臓器障害を改善させることが心原性ショックの治療のゴー

> **図表 3-28** 臓器障害の指標が改善しない場合
>
> 1．（A）心内圧の評価，（B）虚血の評価が間違っている（よくなっていないのによくなっていると判断している）
> 2．（A）心内圧の評価，（B）虚血の評価が正しく行われ，すでに解決しているが，臓器障害の指標の数値の改善までにタイムラグがある
> 3．（A）心内圧の評価，（B）虚血の評価が正しく行われ，すでに解決しているが，臓器障害の指標の異常は循環不全とは別の原因で起こっている

ルですから，乳酸値，尿量，ビリルビン値，肝機能，腎機能などの改善が達成される必要があります．しかし乳酸値は比較的鋭敏な指標ではあるものの，その他の血液検査項目は一度上昇するとピークアウトするまでかなりの時間を要します．ですから，その特性上，1日何回も採血してチェックする指標ではありません．尿量も比較的鋭敏な指標であるとも言えますが，慢性腎臓病などがあって一度腎傷害が起こってしまうと循環動態が安定しても尿量の再確保までタイムラグがある場合もあります．このように，多くの臓器障害の血液検査指標は病状の変化とのタイムラグがあることをしっかり認識しておきましょう．加えて，例えば肝酵素（ASTやALT値）や腎機能（クレアチニン値）の上昇は循環不全以外にも，多くの原因で上昇します．循環器救急患者は，腎傷害の鑑別においては循環不全の他，カテーテル操作・治療による造影剤使用，コレステロール塞栓症，薬剤性など，その鑑別は多岐にわたります．チェック項目（A），（B）が問題ないにもかかわらず臓器障害の指標が改善しない場合は，（A），（B）の評価が誤っているのか，すでに解決しているが数値の改善までにタイムラグがあるのか，循環不全とは別の原因で起こっているのか，そのいずれかを判断する必要があります（図表 3-28）．

IABPの効果は，IABPを駆動開始したすぐ後から確認できます．特に心拍数と肺動脈楔入圧は非常に鋭敏に反応します．心電図のST低下に関しては冠動脈の解剖学的な問題によっては数時間から1日以上かかることもあります．冠動脈バイパス術後，透析患者，側副血行路が発達したケースなどは，ST低下が完全に改善するまでに時間を要する代表的な病態です．

またIABPの循環補助では不十分であるにもかかわらず，そのままの状態で数日待つ，という判断はあり得ません．IABPの効果判定に用いる鋭敏な指標であ

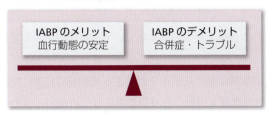

図表 3-29　IABP の継続の可否

る心拍数，肺動脈楔入圧，1回拍出量の改善なしには臓器障害の改善はいくら待っても得られず，当然上昇した乳酸値は低下しません．その場合は速やかに PCPS の導入など，次のステップへ進まなければなりません．

最後に③ IABP の合併症・トラブルについてです．具体的には下肢・腹部臓器の虚血，コレステロール塞栓症，動脈損傷，出血，溶血，血小板減少，血栓塞栓症，神経障害，感染，バルーン破裂，IABP 抜去困難などがあげられます．それぞれの詳細は次の項で説明したいと思いますが，こうした合併症・トラブルの発生は IABP 管理継続を困難にするものであり，IABP 管理を行う以上は，常にそのリスクを念頭においておく必要があります．

この3つの項目を念頭に置きながら IABP 管理中の患者の状態を把握していきます．IABP 管理の継続の可否は血行動態安定化のメリットと合併症・トラブル出現によるデメリットを天秤にかけて判断する必要があります（図表 3-29）．

> **Point**
> - IABP 管理中は ① IABP の適応となった病態の原因除去，② IABP の効果，③ IABP の合併症・トラブル，の3点をチェック．
> - IABP の適応となった病態の原因除去ができていない場合は，IABP が抜去できないか，できてもすぐ急変するリスクが高い．
> - IABP の効果は心拍数，肺動脈楔入圧，1回拍出量に注目．
> - IABP の効果は開始後すぐに出現する．
> - IABP の合併症・トラブルの発生は管理継続を困難にする可能性がある．

12 IABP管理中の合併症・トラブル

　ここではIABPの合併症やトラブルについて，具体的に話していきたいと思います．

　下肢虚血は大腿動脈にカテーテルを留置する補助循環装置に特徴的な合併症であり，IABPの管理継続が困難になり得る重篤な合併症の一つです．そのため，可能な限り下肢虚血の発生を避けるべく，IABP挿入前に足背動脈と後脛骨動脈の触知を確認しておくことが理想です．PCI術者にとってはもはや癖であり習慣ではありますが，カテーテル室に運ぶ前に患者の橈骨・大腿・足背・後脛骨動脈を触れておくことが重要です．PCIは慢性完全閉塞性病変ではない限り，動脈アクセスは1カ所ですみますが，急変時にIABPやPCPSのアクセスが可能かどうか，PCI前にしっかり診察しておきましょう．IABPを入れようとした時に，どこどこの脈が触れなかったという情報は非常に貴重です．下肢閉塞性動脈硬化症の存在が疑われる時はその患側へのIABP留置は避けた方が無難です．

　IABP管理中の下肢虚血は，脈の触知の有無，もしくはドップラー血流音をチェックします．筆者の施設（国循）ではIABP留置時の足関節上腕血圧比（ankle brachial pressure index: ABPI）も測定してくれています．

　下肢虚血が存在する場合は下肢痛，下肢冷感，色調変化がみられます（図表3-30）．これらの判断は対側の所見と比較すると非常にわかりやすくなります．足背動脈・後脛骨動脈の両方ともにドップラー血流音が聴取できない場合は下肢壊死のリスクがあります．重篤な場合は下肢切断に至ることもありますので，見逃してはならない合併症です．多くの場合はIABPを抜去するだけで改善することが多いのですが，血栓が生じた場合はFogartyカテーテルによって血栓除去を行ったり，血流改善のため下肢動脈へのインターベンションを行ったりする場合もあります．アクセスできる血管がない場合は人工血管を介してIABPを挿入する方

図表3-30　下肢虚血の評価

- 足背動脈・後脛骨動脈の触知（触診）
- 同部位のドップラー血流音（聴診）
- 下肢痛，下肢冷感，色調変化の確認（視触診）

法もあります．また最近はシースレス挿入を行う方法もあり，シースの分（1〜1.5 Fr）だけ血管内の占拠が少なくなります．

　腹部臓器の虚血はバルーンそのものによる虚血と，バルーンの血管壁への機械的な刺激によるアテローム塞栓による場合が考えられています．バルーンの位置が低かったり，バルーンサイズが大きかったりするとバルーンが腹部大動脈にかかってしまうため，そのリスクが増大します．動脈硬化の強い大動脈は蛇行していますので，バルーンは常に大動脈の中央で拡張と収縮を行っているとは限りません．バルーンと大動脈が接する部位が出てくるため，その部位は機械的刺激を受けることになります．腸管壊死など致死的な病態であっても人工呼吸器管理中など症状が訴えられない場合は診断が遅れることがあり，注意が必要です．

　コレステロール塞栓症は冠動脈疾患患者に発症する非常に重要な合併症です．IABPに限ったものではなく，動脈硬化の強い血管を持つ患者に対して行うカテーテル手技の合併症として知られています．大血管やその分枝などのプラークがカテーテル操作によって破綻し，小さなコレステロール結晶（cholesterol crystal）や小さなアテローム（atheroma debris）が末梢組織に塞栓症を起こすもので，アテローム塞栓症（atheroembolism）や blue toe syndrome と呼ばれることもあります．塞栓子は小血管で閉塞し，この機械的閉塞から炎症が惹起されるため，組織障害は機械的閉塞と炎症の双方に起因します（図表3-31）．左心カテーテル検査を受けた1786例の40歳以上の患者を対象としたコホート研究[20]では，皮膚所見と腎傷害から定義したコレステロール塞栓症の頻度は1.4％であったと報告されています．しかしカテーテル操作などの誘因がなくとも発症する場合や，腹部大血管手術の後にも発症することもあります．それぞれの臨床状況におけるコレステロール塞栓症の頻度を図表3-32に示します[21]．

　コレステロール塞栓症によってあらゆる組織・臓器が障害を受ける可能性がありますが，頻度が多いものは脳，腎臓，消化管，皮膚，下肢です．脳はびまん性に障害を受け，局所的な神経学的異常所見よりむしろ昏睡や記憶障害などの症状で発症することが多いです．網膜動脈に閉塞が起こった場合は一過性黒内障を起こすことが知られており，眼底所見では Hollenhorst plaque と呼ばれる網脈動脈分岐部の栓子陰影は特徴的な所見とされています．腎臓はコレステロール塞栓症の50％以上で異常所見がみられ，クレアチニン値上昇や蛋白尿が典型的です．

図表 3-31　コレステロール塞栓症の病態

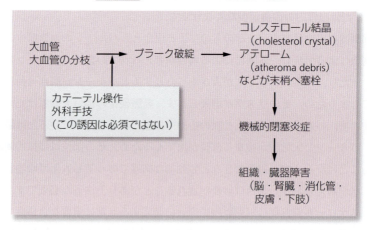

消化管の頻度は 18.6〜48％とばらつきがあります[22]が，腸管虚血や穿孔，まれに壊死性胆嚢炎や急性膵炎なども生じることが報告されています[23]．皮膚については，223 例のコレステロール塞栓症の患者のうち，35％に皮膚の異常所見がみられたという報告[24]があり，その内訳は網状皮斑（livedo reticularis）が 49％，壊疽が 35％，チアノーゼが 28％，潰瘍が 17％，結節が 10％，紫斑が 9％でした．多くの患者は下肢に出現しましたが，体幹や上肢に出現する場合もあります．その他，発熱，倦怠感，体重減少，食思不振，筋肉痛，好酸球増多，炎症反応高値などがみられます（図表 3-33）．

　コレステロール塞栓症の診断は原則症状，所見に基づく臨床診断であり，画像検査や血液検査マーカーのみでは診断できません．好酸球増多はコレステロール塞栓症の 80％にみられますが，持続期間や程度は様々です[21]．障害臓器の生検ができれば診断が確定しますので，皮膚所見や骨格筋症状がある時は診断確定の

図表 3-32　コレステロール塞栓症の頻度

臨床背景	研究様式	頻度（％）
孤発性（spontaneous）	臨床	0.79〜3.4
心臓カテーテル手技	臨床	1.4〜1.9
冠動脈形成術	臨床	0.6
心臓外科手術後	剖検	≦22
大動脈造影後	剖検	≦30
腹部大動脈瘤切除後	剖検	≦77

（Circulation. 2010; 122: 631-41[21]より作成）

チャンスです．治療については確立したものはなく，一度発症してしまうと保存的加療しかできません．

動脈損傷は穿刺時・シース挿入時に生じる大腿動脈周辺のトラブルの他，ガイドワイヤやバルーンカテーテルを進めていく際に生じる大動脈解離があります．あれほど大きなバルーンが解離腔を進んでいくことなんてないだろうと思う読者の方もいらっしゃると思いますが，筆者も実際に解離腔に IABP が入って駆動している CT 画像を見せていただいたことがありますし，海外でもそのような報告[25]があります．緊急時といえども，やはりシース挿入時から基本操作を丁寧に行うことが重要であることはいうまでもありません．

血栓塞栓症や溶血，血小板減少も知られています．IABP 管理中は原則抗凝固療法が必要です．活性化全血凝固時間（activated clotting time: ACT）を 150〜200 ms でコントロールします．ただし，出血傾向がある場合に限り 1:1 では抗凝固療法は中止することが可能です．2:1 以下のアシストに下げる場合は易血栓性になるため必ず抗凝固療法を行います．IABP 管理中の抗凝固療法は不要であると主張している報告[26]もありますが，これまで蓄積された IABP のエビデンスにおいて脳卒中を含め塞栓症の合併症が IABP の問題点となっている[4]以上，IABP 管理中は原則抗凝固療法は行うべきであると筆者は考えています．

血小板減少については，急性冠症候群患者において IABP を使用した 58 例と IABP を使用しなかった 51 例を比較した前向き研究[27]があります．両群ともにヘパリンは投与されましたが，IABP 使用群は IABP 非使用群と比較して有意に血小板減少をきたしていました．IABP 留置から 4 日目に血小板数は 63±4％まで減少したものの，以降減少はみられませんでした．血小板数 15 万/μL を下回った

図表 3-33 コレステロール塞栓症の臨床所見

脳	昏睡，記憶障害 一過性黒内障 Hollenhorst plaque
腎	↑クレアチニン値 蛋白尿
消化管	腸管虚血・穿孔 壊死性胆嚢炎 急性膵炎
皮膚	網状皮斑 壊疽 チアノーゼ 潰瘍・結節・紫斑
その他	発熱・倦怠感 体重減少・食思不振 筋肉痛 好酸球増多 炎症反応高値

のは IABP 使用群で 47%にも達し，非使用群の 12%と比較して有意に多くなっていました（$p<0.01$）．しかしこの血小板減少は IABP 抜去によって急速な改善を認めています．

　神経障害として有名なものに，腓骨神経麻痺があります．IABP 以外にも PCPS でも起こり得るのですが，これは IABP 留置中の姿位に問題があります．大腿から大きなカテーテルが挿入されるため，患者は仰臥位のまま，挿入側の下肢は外旋保持を行うことになります．腓骨神経は腓骨頭部が外側から前方へ回り込む走行をしますので，外旋保持によって腓骨神経は腓骨頭部で圧迫されることになります（図表 3-34）．この神経麻痺は，長期臥床や足組み姿勢，長時間のしゃがみこんだ姿勢，ギプスによる圧迫などでも起こることがあります．臨床的には，腓骨神経麻痺によって足の背屈ができなくなるので，下垂足になります（図表 3-35）．この状態で歩行すると鶏歩（steppage gait）と呼ばれる跛行がみられますが，IABP 管理中の患者は歩くことがないので，ベッドで安静にしている状態ではなかなか気づかれないこともあります．腓骨神経麻痺についても特異的な治療法はなくリハビリテーションが中心になります．

　続いて，感染です．カテーテル関連の異物が血管内に留置されている以上は，菌血症のハイリスク患者になります．IABP に限定した感染の研究は少ないのですが，IABP 使用下の敗血症に注目した報告[28]があります．1325 例の開胸術後の患者（周術期死亡率 5.8%）のうち，敗血症と周術期心筋梗塞を発症した患者は IABP 使用中の 110 例のコホート研究で高頻度で起こっており，IABP 使用期間が独立した敗血症発生の危険因子でした．また，IABP ではありませんが，動脈カテーテルライン管理における感染についてのレビュー[29]では，1979 年から

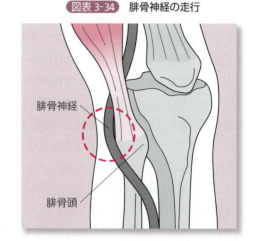

図表 3-34　腓骨神経の走行

2013年までに報告された計21517例の橈骨動脈カテーテルにおける感染の頻度を検証し，局所感染は1.75%，血流感染は0.45%でした．また87例の血流感染の起炎菌の検証ではグラム陽性球菌が66.7%，グラム陰性菌が33.33%であり，グラム陽性菌ではコアグラーゼ陰性ブドウ球菌が41.38%と最多，ブドウ球菌が18.39%と続いて多い結果でした（図表3-36）．

IABP管理中は抗菌薬の予防投与は必要なのでしょうか？ こうした質問をよく受けますが，CDC（Center for Disease Control）のガイドラインではカテーテルへの菌の定着やカテーテル関連血流感染症を予防する目的で，カテーテル挿入前，もしくはカテーテル留置中に抗菌薬の全身投与をルーティンに行うことは推奨していません．筆者もIABPやPCPS管理中の患者全てに抗菌薬を投与はしておらず，挿入された状況や患者の免疫状態，また推測されるカテーテル留置期間なども考慮し投与の有無を決めています．

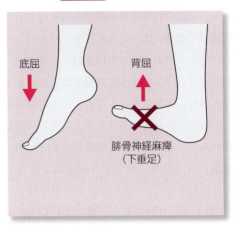

図表 3-35　腓骨神経麻痺

図表 3-36　血流感染の起炎菌
（Clin Trans Sci. 2015; 8: 857-70[29] より作成）

病原菌	割合
グラム陽性菌	66.67
coagulase negative *Staphylococci*	41.38
Staphylococcus aureus	18.39
Corynebacterium spp.	2.30
Streptococcus spp.	2.30
Enterococcus spp.	2.30
グラム陰性菌	33.33
Enterobacter spp.	12.64
Pseudomonas spp.	10.34
Escherichia coli	4.60
Proteus spp.	2.30
Acinetobacter spp.	1.15
Citrobacter spp.	1.15
Burkholderia cepacia	1.15

バルーン破裂はまれなトラブルですが，バルーンの疲労性劣化や動脈壁の石灰化などによる機械的刺激によって生じます．バルーンの内部にはヘリウムガスが充填されていますが，そのヘリウムガスによって塞栓症が生じ得ますので，直ちに駆動を中止してバルーンの接続を外し，抜去する必要があります．しかし，破裂したバルーン内に流入した血液がバルーン内で凝血塊となったり，サラサラの砂状になって溜まったりすると，バルーンエントラップメント（図表 3-37）と呼ばれる状態になり IABP の抜去ができなくなる可能性があります．強引に引き抜くと腸骨動脈損傷を起こすため，外科的抜去が必要です．

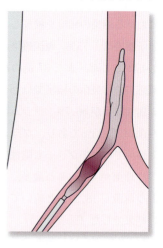

図表 3-37　IABP のバルーンエントラップメント

では，このバルーン破裂をどのように同定すればよいのでしょうか．まず注目すべきは，IABP カテーテルと駆動装置を結ぶ透明な体外チューブです．このチューブの中に血液を認めたら，バルーンは破裂しています（図表 3-38）．ただちに駆動を中止して抜去します．ですから，このチューブは常にきれいに拭いてお

図表 3-38　バルーン破裂（GETIBGE 社より提供）

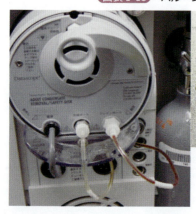
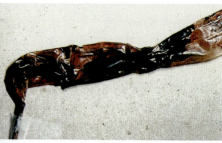

図表 3-39　IABP のアラーム（GETIBGE 社より提供）

アラーム内容	考えられる原因	対処方法
自動充填エラー	バルーンリークの疑い	① チューブ内に血液が付いていないか確認してください． ② すべての接続部を確認してください．（ゆるみ，外れはないか？） 血液が見られる場合，至急抜去を検討してください． 血液が見られない場合，再起動を実施し，それでも同じアラームが発生する場合，ポンプを交換してください．
IAB 回路の漏れ（ガス損出）	IAB 回路内でヘリウムガス漏れが検知された	① チューブ内に血液が確認された場合にはポンピングを停止してください．IAB を抜去する準備をしてください． ② 全て接続部を確認してください．（ゆるみ，外れはないか？） ③ 状況に応じて適切と判断される場合には自動充填を行い，その後スタートを押してポンピングを再開してください．
IAB カテーテル要点検（フロー制限）	IAB カテーテルまたはチューブに折れ曲がり等がある	① キンクを直せる場合は直し，スタートを押してください．
	バルーン膜が完全に開ききっていない	① 手動で IAB を拡張・収縮させてください．
	バルーン部がシースから出ていない	① IAB のマーカーを確認し，バルーン部がシースから出ていなければ IAB 製造元の添付文書を参照してシースを適切な位置に配置してください．
オーグメンテーション圧が設定値より低い	患者の血行動態のステータスが変化している	① 患者の血行動態を最適化するように試みてください．必要に応じて Aug アラームキー⑫を押し，下矢印キーを使用して設定値を患者の Aug 圧より 8～10 mmHg 低く設定してください．
	アラーム設定値が高すぎる	① Aug アラームキーを押し，設定値を下げてください．
	Aug レベル設定が低すぎる	① Aug メニューから上矢印キーを押して IAB の Aug レベルが最大値に達するまで増加させます．
	IAB が正しい位置に留置されていない	① 留置位置を確認し，必要に応じて留置位置を変更してください．
	タイミングエラーの疑い	① 拡張遅延や早期収縮になっていないか確認してください． ② 必要に応じて補正してください．
	バルーンリークの疑い	① チューブ内に血液が付いてないか確認してください．血液が確認された場合にはポンピングを停止し，IAB を抜去する準備をしてください．

きましょう．挿入時や管理中にチューブの外側に血液が付着することもありますが，そのような汚れた状態のままにしておくといざバルーンが破裂して血液がチューブ内に混入しても気づきません．他には，IABP のアラームで気づくことがあります．ヘリウムのリークのアラームや，バルーン内圧波形の変化やカテーテルの折れ曲がり（kink）のアラームでもバルーン破裂は鑑別にあがります．これはバルーン破裂によって血液がバルーン内に流入，凝固したために圧異常でアラームがなっていることがあるからです．このアラームがなった時には体外チューブのチェックを忘れないようにしてください．

　その他，IABP バルーン・駆動装置のトラブルシューティングを図表 3-39 に示します．

- IABP の合併症には下肢・腹部臓器の虚血，コレステロール塞栓症，動脈損傷，出血，溶血，血小板減少，血栓塞栓症，神経障害，感染，バルーン破裂，IABP 抜去困難などがある．

13　IABP の理にかなった離脱

　補助循環の離脱は，導入と並んで補助循環管理のハイライトの一つです．ここでは，IABP の離脱について考えてみたいと思います．

　まず知っておいてほしいことは，「離脱は PCPS より IABP の方が難しい」ということです．PCPS は IABP と比較して導入の適応となった病態がより重篤であり，また装置そのものの生体に対する侵襲も大きく，合併症の重症度も大きいのですが，IABP と PCPS の循環補助のメカニズムを考えると，離脱時の血行動態変化の違いがわかります．

　IABP の原理は後負荷の減少・拡張期圧の上昇であり，その結果として冠血流量を増加させ，心筋の酸素供給と需要量のバランスを改善させます．きちんとした適応で IABP を導入し合併症なく管理できているとしたら，理論的には IABP が血行動態に悪影響を与えることはありません．

　一方で PCPS の送血管からの血流は大腿動脈からの逆行性血流ですので，自己

心の心機能回復の過程ではPCPSの補助血流は必ず自己心の後負荷となってしまいます．PCPSの補助血流量を減らしていく過程は自己心の後負荷を減らしていくことになるので，自己心の回復が十分であれば離脱で失敗することは少ないのです．IABP抜去は後負荷を軽減しているものを外す，PCPS抜去は後負荷を増悪させているものを外す，という違いをしっかり押さえておきましょう（図表3-40）．

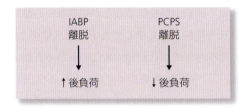

図表 3-40　IABPとPCPS離脱の違い

図表 3-41　IABP離脱のチェックポイント

ここではIABP離脱の過程をウィーニングと抜去という表現で区別して考えたいと思います．ウィーニングはアシストの設定を下げていく過程であり，抜去はIABPバルーンカテーテルを体外へ抜去する作業です．

まずはウィーニングです．通常はIABPのアシスト比は1：1に設定しているので，このアシスト比を1：1から2：1，3：1へと減らしていくことがウィーニングになります．IABPの離脱は血行動態にマイナスになると言いましたが，ウィーニングをしていくと，その変化は臨床的にはどのように表現されるのでしょうか．ここでのチェックポイントは，(1)血行動態の悪化，(2)虚血の悪化，の2つです（図表3-41）．しつこいですが，IABPの効果は，後負荷の減少・拡張期圧の上昇です．逆の発想で，IABPを離脱すると，後負荷は増大し冠血流は低下することになりますので，(1)後負荷増大による血行動態の悪化と，(2)冠血流低下による虚血の悪化が起こるわけです．

後負荷を減少させていたIABPの作用の消失によって自己心は増加した後負荷に打ち勝つだけの心拍出量を維持しなければなりません．ここで心拍出量＝1回拍出量×心拍数を思い出してください．不全心は1回拍出量を十分に稼ぐこ

とができないので，急性期の代償として心拍数を上げて心拍出量を維持します．また1回拍出量を稼ぐことができない心臓は，急性変化として前負荷＝肺動脈楔入圧を増加させて少しでも1回拍出量を上げようとします．したがって，IABPの離脱過程で血行動態の悪化の有無の評価を行う時は，① 心拍数，② 肺動脈楔入圧，③ 1回拍出量をチェックしましょう．管理中のチェックポイントと同じです．これらに変化がなければ，血行動態の悪化はないはずです．もちろん，血行動態の悪化時には最終的には心拍出量は減少し，その結果として乳酸値の上昇や尿量低下，また血液検査での臓器障害のパラメータも異常をきたすことになりますが，これらのパラメータの変化に気づいた時はすでに時遅し，の状態です．まずは鋭敏に動く指標で評価することが重要です．心拍数と肺動脈楔入圧のチェックはIABPの離脱だけではなく，心不全管理の基本中の基本であるとも言えます．

　近年は primary PCI の確立によって早期再灌流が達成される状況が多くなりました．しかし，冠動脈に有意狭窄が残っている場合，IABP 離脱には注意が必要です．その狭窄病変は IABP によるサポートを受けている状態では問題ないかもしれませんが，IABP 離脱によって虚血を生じる可能性があります．さらにIABP の離脱過程で血行動態が悪化することによって酸素需要量が増加し，心筋虚血を助長します．そのため，離脱過程では心電図の ST 変化がないかしっかり評価する必要があります．虚血を示唆する心電図変化を伴えば虚血が存在することを裏付けることができます．心電図変化がないレベルの虚血を同定するのは集中治療室のベッドサイドでは非常に難しくなります．

　アシスト比を下げていくウィーニング作業は必ず行う必要はありません．実臨床では心原性ショック以外に，エビデンスは乏しいですがステント血栓症や slow flow/no reflow など冠動脈のトラブルに対して救済的に IABP が導入されるケースもあります．これらの場合は心不全合併がなく，残存狭窄病変がなければアシスト比の漸減は不要で，1：1 の設定の状態から IABP 駆動を中止し，抜去して構いません．不要な補助循環管理をしている時間は患者にとって害でしかありません．

　アシスト比を下げていく時間は症例によって様々で，数時間で抜去できる場合も半日から1日近く同じアシスト比で観察する場合もあります．経験的な判断ですが，基礎心疾患や血行動態の状況に応じて予想される臨床経過に基づき，離脱

にかける時間の長さを変えているのが現状です．また，アシスト比を 2：1 以下にウィーニングするとバルーンの駆動回数が減り，易血栓性となるため，抗凝固療法が必須です．ACT を厳格にモニタリングしてください．アシスト比 3：1 はさらに易血栓性となるため，このアシスト比での長時間の管理は避けるべきという意見もありますが，明確な基準は決まっていません．

またウィーニングの過程にオーグメンテーションを漸減する作業を入れる意見もありますが，筆者は反対派です．例えば図表 3-42 は IABP 駆動装置のタッチパネルですが，画面中央やや右側にオーグメンテーションを調整するところがあります．ここでバルーンの膨らみを調整できるため，ウィーニングに使用してもよいか，と質問を受けることがあります．バルーンの拡張が不十分になることはそれだけでも血栓付着の母地となるため，アシスト比の漸減に加えてこの調整をウィーニングに用いるのは血栓リスクを高めると筆者は考えています．アシスト比の漸減で十分にウィーニングの判断ができますので，リスクの少ないウィーニングを行った方が良いでしょう．

ウィーニング作業に合格したら，いよいよ抜去です．ACT は 200 秒以下にしておきます．駆動を停止し，シリンジを用意して，バルーンに再度陰圧をかけて脱気します．少しでもバルーン内を脱気してバルーンをしぼませておくためです．筆者は行っていませんが，陰圧を維持するためにチューブをクランプする方法もあるようです．続いてバルーンを引き抜いていきます．ゆっくり一定の速度で抜いていくとやがてシースの先端にくると抵抗が生じます．ここでの注意は，バルーンカテーテルをシース内に引き込んで抜くのではなく，この時点からシースとカテーテルを一体にして抜去するということです．一度広がったゴワゴワのバルーンはシースの中に収まるとは限りません．無理に引っ張るとバルーンがシース先端に寄せ集められてしまい，抜去困難になる可能性があります．抜去した後は大腿動脈に大きな穴が開いていますので，しっかり 20 分以上，用手圧迫します．用手圧迫の手技はカテーテル屋さんの基本中の基本，失敗は許されない大事な止血処置です．手指で漠然と抑えるのではなく，確実にここが刺入点だというポイントを押さえます．この止血処置がうまくいかないと仮性瘤になってしまったり，大きな皮下血腫になって次の穿刺ができなくなってしまったりすることも考えられます．圧迫する位置が正しいかどうかは，他の人に圧迫している側の足背動脈

図表 3-42　IABP のタッチパネル（GETINGE 社資料をもとに作成）

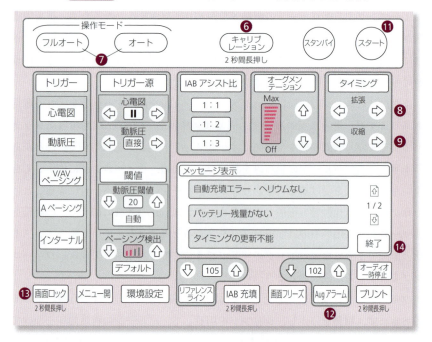

❶ IABP 電源ボタン

❷ ヘリウムボンベ収納部
蓋を開けるとヘリウムボンベが収納され弁を開くと本体にガスが供給されます．

❸ ヘリウム圧力ゲージ

❹ 信号入力部
心電図と動脈圧をここに入力します．

❺ IAB センサー入力部
光ファイバーカテーテルセンサーコネクターをここに入力します．

❻ キャリブレーション／ゼロ調整キー
2 秒間押し続けると，血圧トランスデューサのゼロ調整または自動キャリブレーションが行われます．

❼ 操作モード選択キー
臨床条件に応じて，フルオート，オート，2 つの操作モードを選択します．

❽ IAB 拡張タイミングキー
オートモードのみ

❾ IAB 収縮タイミングキー
IAB の収縮開始点を調整することができます．

❿ IAB カテーテル延長チューブ接続ポート

⓫ スタートキー
ポンピングを開始すると時に使用します．

⓬ Aug アラーム調整キー
血圧不安定時などアラームが頻発する時，設定値を変更するために使用します．

⓭ 画面ロックキー
画面ロックできます．
自動／手動でロック可能．

⓮ 利用可能なヘルプ
この位置に表示され，ヘルプ画面に対応する単独のアラームまたは情報メッセージがある時そのヘルプ画面が表示されます．

を触れてもらうとよいでしょう．その圧迫点が正確であれば，強く圧迫した時は，大腿動脈は自身の指と患者の大腿骨頭に挟まれて血流が途絶し，足背動脈は触れなくなるはずです．用手圧迫による止血が確認できれば，弾性テープと枕子で約 6～8 時間圧迫します．圧迫解除後も，しっかりと聴診をして，血管雑音がないか確認してください．

アシスト比 3：1 までのウィーニングは順調であるにもかかわらず，抜去後 1～2 時間で血行動態が悪化する重症ポンプ不全の症例をしばしば経験します．補助循環は離脱をいかに安全に行うかどうかが質の高い循環器救急・集学的医療に欠かせません．

IABP を抜去した直後に血行動態が悪化した場合，同側からの IABP の再挿入はできないため，対側の大腿動脈から挿入します．再挿入のリスクが高い場合は，対側に下肢閉塞性動脈硬化症があるかないか，疑わしい症例はエコーなどでアクセスルートを確認しておく必要があります．最近は，YAMATO PLUS R（GETINGE 社）のように，シースを残して抜去できるように設計された IABP もあります．R は retraction（格納）を指し，IABP バルーンカテーテルをシース内に引き戻して抜去する，という意味です．R タイプの場合はシースが残るため，IABP 抜去直後に血行動態が破綻しても同シースから新しいバルーンを再挿入できます．

> **Point**
> - IABP 離脱のポイントは ① 血行動態の悪化，② 虚血の悪化の確認．
> - 血行動態の悪化の評価は，① 心拍数，② 肺動脈楔入圧，③ 1 回拍出量をチェック．
> - アシスト比を下げる時は ACT を確認する．

文献

1) Scheidt S, Wilner G, Mueller H, Summers D, Lesch M, Wolff G, et al. Intra-aortic balloon counterpulsation in cardiogenic shock. Report of a co-operative clinical trial. N Engl J Med. 1973; 288: 979-84.
2) Weber KT, Janicki JS. Intraaortic balloon counterpulsation. A review of physiological principles, clinical results, and device safety. Ann Thorac Surg.

1974; 17: 602-36.
3) Marchionni N, Fumagalli S, Baldereschi G, Di Bari M, Fantini F. Effective arterial elastance and the hemodynamic effects of intraaortic balloon counterpulsation in patients with coronary heart disease. Am Heart J. 1998; 135: 855-61.
4) Stone GW, Marsalese D, Brodie BR, Griffin JJ, Donohue B, Costantini C, et al. A prospective, randomized evaluation of prophylactic intraaortic balloon counterpulsation in high risk patients with acute myocardial infarction treated with primary angioplasty. Second Primary Angioplasty in Myocardial Infarction (PAMI-II) Trial Investigators. J Am Coll Cardiol. 1997; 29: 1459-67.
5) Thygesen K, Alpert JS, Jaffe AS, Simoons ML, Chaitman BR, White HD, et al. Third universal definition of myocardial infarction. Circulation. 2012; 126: 2020-35.
6) Patel MR, Smalling RW, Thiele H, Barnhart HX, Zhou Y, Chandra P, et al. Intra-aortic balloon counterpulsation and infarct size in patients with acute anterior myocardial infarction without shock: the CRISP AMI randomized trial. JAMA. 2011; 306: 1329-37.
7) Sjauw KD, Engstrom AE, Vis MM, van der Schaaf RJ, Baan J, Jr., Koch KT, et al. A systematic review and meta-analysis of intra-aortic balloon pump therapy in ST-elevation myocardial infarction: should we change the guidelines? Eur Heart J. 2009; 30: 459-68.
8) Thiele H, Zeymer U, Neumann FJ, Ferenc M, Olbrich HG, Hausleiter J, et al. Intraaortic balloon support for myocardial infarction with cardiogenic shock. N Engl J Med. 2012; 367: 1287-96.
9) Thiele H, Zeymer U, Neumann FJ, Ferenc M, Olbrich HG, Hausleiter J, et al. Intra-aortic balloon counterpulsation in acute myocardial infarction complicated by cardiogenic shock (IABP-SHOCK II): final 12 month results of a randomised, open-label trial. Lancet. 2013; 382: 1638-45.
10) Perera D, Stables R, Thomas M, Booth J, Pitt M, Blackman D, et al. Elective intra-aortic balloon counterpulsation during high-risk percutaneous coronary intervention: a randomized controlled trial. JAMA. 2010; 304: 867-74.
11) Perera D, Stables R, Clayton T, De Silva K, Lumley M, Clack L, et al. Long-term mortality data from the balloon pump-assisted coronary intervention study (BCIS-1): a randomized, controlled trial of elective balloon counterpulsation during high-risk percutaneous coronary intervention. Circulation. 2013; 127: 207-12.
12) American College of Emergency P, Society for Cardiovascular A, Interventions, O'Gara PT, Kushner FG, Ascheim DD, et al. 2013 ACCF/AHA guideline for the management of ST-elevation myocardial infarction: a report of the American College of Cardiology Foundation/American Heart Association Task Force on Practice Guidelines. J Am Coll Cardiol. 2013; 61: e78-140.
13) Ponikowski P, Voors AA, Anker SD, Bueno H, Cleland JG, Coats AJ, et al. 2016 ESC Guidelines for the diagnosis and treatment of acute and chronic heart

failure: The Task Force for the diagnosis and treatment of acute and chronic heart failure of the European Society of Cardiology (ESC) Developed with the special contribution of the Heart Failure Association (HFA) of the ESC. Eur Heart J. 2016; 37: 2129-200.
14) Ibanez B, James S, Agewall S, Antunes MJ, Bucciarelli-Ducci C, Bueno H, et al. 2017 ESC Guidelines for the management of acute myocardial infarction in patients presenting with ST-segment elevation: The Task Force for the management of acute myocardial infarction in patients presenting with ST-segment elevation of the European Society of Cardiology (ESC). Eur Heart J. 2018; 39: 119-77.
15) Roffi M, Patrono C, Collet JP, Mueller C, Valgimigli M, Andreotti F, et al. 2015 ESC Guidelines for the management of acute coronary syndromes in patients presenting without persistent ST-segment elevation: Task Force for the Management of Acute Coronary Syndromes in Patients Presenting without Persistent ST-Segment Elevation of the European Society of Cardiology (ESC). Eur Heart J. 2016; 37: 267-315.
16) De Backer D, Biston P, Devriendt J, Madl C, Chochrad D, Aldecoa C, et al. Comparison of dopamine and norepinephrine in the treatment of shock. N Engl J Med. 2010; 362: 779-89.
17) Abraham WT, Adams KF, Fonarow GC, Costanzo MR, Berkowitz RL, LeJemtel TH, et al. In-hospital mortality in patients with acute decompensated heart failure requiring intravenous vasoactive medications: an analysis from the Acute Decompensated Heart Failure National Registry (ADHERE). J Am Coll Cardiol. 2005; 46: 57-64.
18) Cuffe MS, Califf RM, Adams KF Jr., Benza R, Bourge R, Colucci WS, et al. Short-term intravenous milrinone for acute exacerbation of chronic heart failure: a randomized controlled trial. JAMA. 2002; 287: 1541-7.
19) Authors/Task Force members, Windecker S, Kolh P, Alfonso F, Collet JP, Cremer J, et al. 2014 ESC/EACTS Guidelines on myocardial revascularization: The Task Force on Myocardial Revascularization of the European Society of Cardiology (ESC) and the European Association for Cardio-Thoracic Surgery (EACTS) Developed with the special contribution of the European Association of Percutaneous Cardiovascular Interventions (EAPCI). Eur Heart J. 2014; 35: 2541-619.
20) Fukumoto Y, Tsutsui H, Tsuchihashi M, Masumoto A, Takeshita A, Cholesterol Embolism Study I. The incidence and risk factors of cholesterol embolization syndrome, a complication of cardiac catheterization: a prospective study. J Am Coll Cardiol. 2003; 42: 211-6.
21) Kronzon I, Saric M. Cholesterol embolization syndrome. Circulation. 2010; 122: 631-41.
22) Rushovich AM. Perforation of the jejunum: a complication of atheromatous embolization. Am J Gastroenterol. 1983; 78: 77-82.

23) Probstein JG, Joshi RA, Blumenthal HT. Atheromatous embolization; an etiology of acute pancreatitis. AMA Arch Surg. 1957; 75: 566-71; discussion 571-62.
24) Falanga V, Fine MJ, Kapoor WN. The cutaneous manifestations of cholesterol crystal embolization. Arch Dermatol. 1986; 122: 1194-8.
25) Johnson MS, Lalka SG. Successful treatment of an iatrogenic infrarenal aortic dissection with serial Wallstents. Ann Vasc Surg. 1997; 11: 295-9.
26) Mueller XM, Tevaearai HT, Von Segesser K. Intra-aortic balloon: evaluation of heparin-coating under various experimental conditions. Int J Artif Organs. 1999; 22: 625-8.
27) Vonderheide RH, Thadhani R, Kuter DJ. Association of thrombocytopenia with the use of intra-aortic balloon pumps. Am J Med. 1998; 105: 27-32.
28) Aksnes J, Abdelnoor M, Berge V, Fjeld NB. Risk factors of septicemia and perioperative myocardial infarction in a cohort of patients supported with intra-aortic balloon pump (IABP) in the course of open heart surgery. Eur J Cardiothorac Surg. 1993; 7: 153-7.
29) Hambsch ZJ, Kerfeld MJ, Kirkpatrick DR, McEntire DM, Reisbig MD, Youngblood CF, et al. Arterial Catheterization and Infection: Toll-like Receptors in Defense against Microorganisms and Therapeutic Implications. Clin Transl Sci. 2015; 8: 857-70.

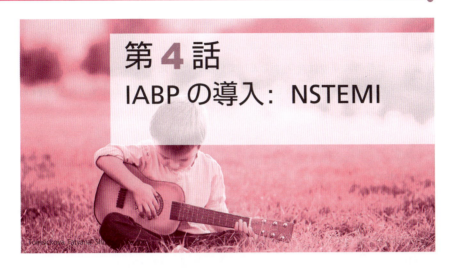

第4話 IABPの導入：NSTEMI

　ここまでは循環器救急・重症患者診療の基本事項の確認とIABPについて学んできました．では実際に患者に対してどのようなアプローチを行い，どのようにワークアップしていくか，症例実況中継で学んでいきましょう（登場人物は目次参照）．

症例実況中継①

一撃：今日から3カ月間，CCUのローテーションです．どうぞよろしくお願いします．

ラヂオ頭先生：やぁ，一撃．よろしく．寒くなってきたし，だんだん忙しくなるだろうね．一撃の上級医としてシニアレジデントの唐辛子がいるので，ドクターは3人のチームだよ．

唐辛子：やぁ，一撃．よろしく．

よろしくお願いします．

早速なんだけど，胸痛患者が搬送されるみたい．

緊急カテですか？

とりあえず今は胸痛は消失しているみたいだけどね．救急隊のプレホスピタル心電図ではST上昇はないらしいけど，とりあえずERで準備を始めよう．

① 病着前（11：40）

Preparation

- ID & CC

  43歳男性．軽労作で5分程度の胸痛が出現する．現在は胸痛なし．

- バイタルサイン

  血圧 160/90 mmHg，心拍数 90/min・整，呼吸数 12/min

  SpO_2 96%（室内気），体温 36.1℃

- プレホスピタル心電図

  明らかなST変化なし．

- 過去の患者情報

  糖尿病，高血圧症，脂質異常症，肥満の診断でクリニックに通院中．

若いけどかなり冠危険因子の集簇はあるね．冠動脈疾患があってもおかしくないよ．

鑑別の本命は急性冠症候群，対抗は大動脈解離を念頭には起きますが，解離として典型的な症状ではないかもしれませんね．

労作時胸痛だけってことは，急性冠症候群ではないですね．

まだまだ勉強不足だねー．

病歴聴取が楽しみだね．一撃より非循環器科医のクリニックの先生の方が循環器診療は得意かもな．

…….

② ER 到着（12：00）

Primary survey＋E3

- 胸痛はない．
- バイタルサイン

  血圧 164/90 mmHg，心拍数 103/min・整，呼吸数 16/min

  SpO_2 96%（室内気），体温 36.0℃
- Airway　問題なし
- Breathing　両側ラ音なし，心雑音なし
- Circulation　頸静脈怒張なし．末梢冷感なし．四肢動脈触知良好．
- Dysfunction　JCS 0
- E3　Ear　ラ音なし，心雑音なし

  12-lead ECG（図表 4-1）

  Quick echo　心嚢液・重症弁膜症・大動脈フラップなし

  　　　　　　前壁心尖部は hypkinesis．左室駆出率 50-55%（Eyeball）

　心電図はどう？

　プレホスピタル心電図とほぼ変わりませんが，僕は ST の変化はあると思います．洞性頻脈で，V1〜V4 誘導まで R 波は減高しています．I，aVL，V5，V6 誘導についてはわずかですが ST は低下しています．

　確かに，I，aVL，V5，V6 誘導の J 点（図表 4-2）は基線から約 1 mm 低下しているし，有意な ST 低下所見だね．

図表 4-1　来院時の 12 誘導心電図

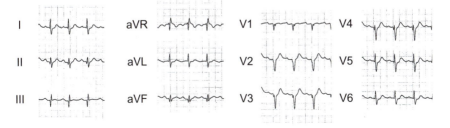

クイックエコーでは前壁心尖部に壁運動低下があります．心電図の誘導とは合わないところもありますが，前壁は陳旧性心筋梗塞の可能性もあるかもしれません．

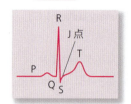
図表 4-2　J点

とりあえず，ST 上昇型急性冠症候群ではないことだけは確認できたね．ABCD は安定しているので，まずは初期検査から secondary survey に進もう．今回の病歴をしっかり確認して，急性冠症候群かどうか判断しよう．陳旧性心筋梗塞を示唆する病歴はあるだろうか？　その辺はクローズドクエスチョンでしっかり的を絞った病歴聴取をやってくれ．

トロポニン含む血液検査と，胸部 X 線検査をオーダーします．

Secondary survey（12：05）

- バイタルサイン，ABCD 変化なし
- 2 カ月前から 10 分の坂道を歩くと胸部症状があり，安静で改善．
  本日朝の通勤中（平地歩行）で胸痛が出現，安静で 5 分で改善．
  11：00 に職場の階段でも同様の症状が出現したが安静で 5 分で改善．
  クリニックの医師に相談したところ，不安定狭心症が疑われ救急要請．
- 喫煙・飲酒歴なし．心疾患・突然死の家族歴なし．
- 高血圧症に対してビソプロロール 2.5 mg，アムロジピン 5 mg 投与中．
- 身長 171 cm，体重 101 kg，BMI 34.5．眼球結膜に黄疸なし，眼瞼結膜に貧血なし．甲状腺腫なし．頸静脈怒張なし．ラ音なし．過剰心音なし．心雑音なし．肝腫大なし，肝頸静脈逆流なし．四肢浮腫なし．四肢冷感なし．

胸痛の性状は前胸部の圧迫感で，虚血性心疾患の症状として典型的と判断してよいでしょう．2 カ月前から昨日までは，労作時のみの胸痛で，閾値の低下や頻度の増加はなかったようですね．

本日はこれまで症状が出なかった通勤中の歩行で症状が出たようです．したがって，本日から胸痛出現の閾値が低下しています．ただ，安静の

症状は一度もないようです．

症状の持続時間は毎回 5 分程度．安静で改善しています．

オッケー，では診断をつけよう．

非 ST 上昇型急性冠症候群．症状としては労作時胸痛の閾値低下＝worsening effort type です．今の時点では胸痛は消失していますが，1 mm の ST 低下が残っているところは気になりますね．

なるほど，確かにこの胸痛のエピソードは worsening effort type ですので，安静時胸痛がなくても急性冠症候群として扱いますね．クリニックの先生が救急搬送したのは正しかったということか．

陳旧性心筋梗塞を示唆する病歴は？

2 カ月前よりさらに以前には胸部症状は全くなかったようです．この 2 カ月間の胸部症状も全て 5 分程度で，20 分以上持続する胸痛はなかったようです．

陳旧性心筋梗塞を示唆する病歴ははっきりしない，ということだね．心電図上は V1〜V4 誘導で R 波が減高しているけれど，エコーで再度壁運動異常を確認してみよう．

LVDd 55 mm，LVDs 35 mm，LVEF（Simpson）54%，LADs 41 mm，前壁心尖部は hypokinesis，弁膜症なし，心囊液貯留なしです．TMF でも E/A＜1 であり，肺動脈楔入圧上昇を疑う所見はありません．

前壁は心尖部だけ hypokinesis です．前壁の他の部位は動いていますし，仮に陳旧性心筋梗塞があったとしても，前壁の viability（生存能）は十分に残っていると考えます．

ラヂオ頭先生も唐辛子先生もかなり前壁梗塞の有無にこだわっていますね．どういう理由があるのですか？

この患者の診断は急性冠症候群で，その後血行再建術を行う可能性が高いはず．心筋梗塞の病歴は明らかではないものの，糖尿病に罹患しており，冠動脈が閉塞しても症状が出なかった可能性がある．心電図とエコー

からおそらく冠動脈前下行枝は閉塞病変か高度狭窄病変があると予想されるし，糖尿病を含む冠危険因子の集簇を考えると多枝病変かもしれない．今回，陳旧性心筋梗塞の存在にこだわっているのは，今回の症状が梗塞後狭心症かもしれないこと，閉塞した前下行枝を確認した時にその病変が慢性完全閉塞病変か否かの推測にも役立つこと，さらに血行再建の適応を検討する時，梗塞領域が完全に viability を失った瘢痕であるのか，まだ生存心筋が残存している心筋であるのかの判断は重要であること，などが考えられるからだ．特に前壁/左冠動脈前下行枝は心機能に非常に大きな影響を与える領域であり，この部位の viability の有無はきわめて重要なんだ．本来，viability の正確な評価は心臓 MRI や RI で行いたいところだけど，急性期の現場ではそのような検査はできないからね．心筋の viability の消失は心電図の QS パターンやエコーの akinesis などから推測することになる．

なるほどー，勉強になります．

ラヂオ頭先生，今日はよくしゃべりますね．

このペースだと，夕方まで体力が持たないかもね．

いずれにしても，冠動脈病変は重症度が高そうですね．そろそろ，血液検査の結果は出たかな？

いま，ちょうど結果が出たところです（図表 4-3）．トロポニン T は上昇していますね．

診断名は非 ST 上昇急性冠症候群から非 ST 上昇型心筋梗塞になるね．

非 ST 上昇型急性冠症候群の合言葉は？

え？　なんですか？

図表 4-3　来院時血液検査

WBC	6400/μL	Na	141 mEq/L	HbA1c	↑7.0%
Neut	68.7%	K	4.0 mEq/L	T-cho	↑297 mg/dL
Lymp	↓24.1%	Cl	104 mEq/L	TG	↑465 mg/dL
Mono	5.7%	BUN	14 mg/dL	HDL-cho	↓38 mg/dL
Eos	↓1.0%	Cre	0.84 mg/dL	LDL-cho	↑208 mg/dL
Baso	0.5%	Glu	↑148 mg/dL	UA	5.8 mg/dL
RBC	547万/μL	TP	8.1 g/dL		
Hgb	16.4 g/dL	ALB	5.0 g/dL	PT-INR	0.98
Hct	48.7%	T-Bil	0.7 mg/dL	APTT	30秒
PLT	19.0万/μL	AST	↑65 U/L	D dimer	<0.5 μg/mL
		ALT	↑116 U/L		
		LDH	↑234 U/L		
		γGTP	↑137 U/L		
		CPK	194 U/L		
		CKMB	5 U/L		
		Trop T	↑0.060 ng/mL		
		CRP	0.26 mg/dL		

リスク層別．「非ST上昇型急性冠症候群はリスク層別」．

「非ST上昇型急性冠症候群はリスク層別」，ですね…あ，知ってます，リスクスコアとか点数付けるやつですね．

そうそう，TIMIリスクスコア（図表 4-4）とGRACEリスクスコア（図表 4-5）があるので，まずはそれを計算してみよう．GRACEリスクスコアはhttp://www.gracescore.org/WebSite/Default.aspx にアクセスして計算できるし（図表 4-6），最近はアプリを端末にダウンロードしておけばベッドサイドで簡単にスコアリングできるよ．

TIMIリスクスコアは4点，GRACEリスクスコアは70です．

じゃぁAHA[1]とESC[2]の非ST上昇型急性冠症候群のガイドラインを参照して，血行再建術のタイミングがどのように推奨されているか確認しよう．

図表 4-4　TIMI リスクスコア（非 ST 上昇型急性冠症候群版）
（JAMA. 2000; 284: 835-42[10]）より作成）

下記項目を満たす場合，各1点として計算	スコア	イベント発生率（%）
65 歳以上	0〜1	4.7
冠疾患の危険因子を 3 つ以上	2	8.3
50%以上の冠動脈狭窄を有している	3	13.2
ST 変化がある	4	19.9
24 時間以内に 2 回以上の狭心症発作	5	26.2
7 日間でアスピリンが開始	6-7	40.9
心筋マーカーの上昇	イベント＝ランダム化から 14 日までの全死亡・心筋梗塞の新規発症または再発・緊急血行再建が必要な重症虚血の再発	

AHA のガイドライン[1]では新規の，もしくは新規に出現したと思われる ST 低下があるので，early invasive strategy（＜24 時間）となります．ESC のガイドライン[2]でも同様に ST 低下があることから high-risk criteria に該当し，したがって early invasive strategy（＜24 時間）が該当します．今日中にカテーテル室に行く，という方針ですね．

とりあえず来院してから胸部症状は出ていないようだけど，今後も症状が出てくるかもしれないから注意しておこう．患者背景からも多枝病変の可能性もあるし，なるべく早めに造影したいところだね．

今カテーテル室の空き具合を確認してきた．今やってる PCI が終わり次第，搬入できそうだね．

アスピリンを投与しておきますが，P2Y12 阻害薬はどうしましょう．

多枝病変で CABG になるかもしれないから，P2Y12 阻害薬はまだ投与せず，造影後に決定しよう．

CCU での待機中はニトログリセリンを経静脈的投与しておきます．ビソプロロールはすでに内服中で，この時点では一旦投与を見送りたいと思います．

図表 4-5 GRACE リスクスコア (J Am Coll Cardiol. 2014; 64: e139-e228[1]より引用)

A GRACE Risk Model Nomogram

1. Find Points for Each Predictive Factor:

Killip Class	Points	SBP, mmHg	Points	Heart Rate, Beats/min	Points	Age, y	Points	Creatinine Level, mg/dL	Points
I	0	≤80	58	≤50	0	≤30	0	0〜0.39	1
II	20	80〜99	53	50〜69	3	30〜39	8	0.40〜0.79	4
III	39	100〜119	43	70〜89	9	40〜49	25	0.80〜1.19	7
IV	59	120〜139	34	90〜109	15	50〜59	41	1.20〜1.59	10
		140〜159	24	110〜149	24	60〜69	58	1.60〜1.99	13
		160〜199	10	150〜199	38	70〜79	75	2.00〜3.99	21
		≥200	0	≥200	46	80〜89	91	>4.0	28
						≥90	100		

Other Risk Factors	Points
Cardiac Arrest at Admission	39
ST-Segment Deviation	28
Elevated Cardiac Enzyme Levels	14

2. Sum Points for All Predictive Factors:

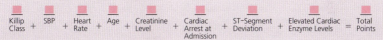

Killip Class + SBP + Heart Rate + Age + Creatinine Level + Cardiac Arrest at Admission + ST-Segment Deviation + Elevated Cardiac Enzyme Levels = Total Points

3. Look Up Risk Corresponding to Total Points:

Total Points	≤60	70	80	90	100	110	120	130	140	150	160	170	180	190	200	210	220	230	240	≥250
Probability of In-Hospital Death, %	≤0.2	0.3	0.4	0.6	0.8	1.1	1.6	2.1	2.9	3.9	5.4	7.3	9.8	13	18	23	29	36	44	≥52

For example, a patient has Killip class II, SBP of 100 mmHg, heart rate of 100 beats/min, is 65 years of age, has serum creatinine level of 1 mg/dL, did not have a cardiac arrest at admission but did have ST-segment deviation and elevated enzyme levels.
His score would be: 20 + 53 + 15 + 58 + 7 + 0 + 28 + 14 = 196
This person would have about a 16% risk of having an in-hospital death.

Similarly, a patient with Killip class I, SBP of 80 mmHg, heart rate of 60 beats/min, is 55 years of age, has serum creatinine level of 0.4, and no risk factors would have the following score:
0 + 58 + 3 + 41 + 1 = 103, which gives approximately a 0.9% risk of having an in-hospital death.

B Calibration of Simplified GRACE Mortality Model

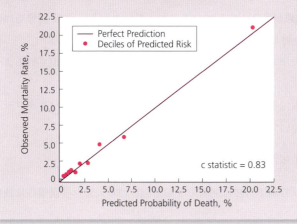

図表 4-6　GRACE リスクスコア（Web version）

① http://www.gracescore.org/Website/Default.aspx にアクセスする

③ 項目を入力する

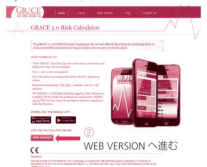

② WEB VERSION へ進む

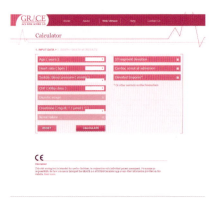

③ カテーテル室入室（14：30）

CCU ではニトログリセリン持続投与下で，特に胸部症状なく経過しました．患者さん入室しまーす．

あら，なんか心電図変わってる？（図表 4-7）

ST 低下が顕著になりましたね．

Ⅲと aVF 誘導は ST 上昇しているんじゃないのか？　aVR 誘導も以前より ST は上昇しているね．患者さん胸痛あるんじゃないの？

なんとカテーテル室のベッドに寝た直後くらいから胸痛が出ているようです．

血圧と心拍数はそれほど変わっていないね．ニトログリセリンをフラッシュして．急いで造影しよう．

まずは左冠動脈から造影します（図表 4-8）．

うわ，やっぱり前下行枝は閉塞ですね．回旋枝も大きな後側壁枝に狭窄がある．

図表 4-7　カテーテル室入室時の 12 誘導心電図

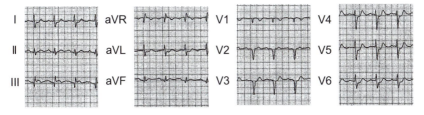

図表 4-8　左冠動脈造影

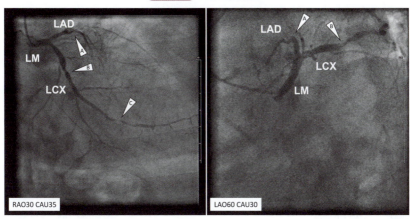

左冠動脈主幹部（LM）には有意な狭窄はない．前下行枝（LAD）は中隔枝を分岐した後で閉塞（矢頭 A）．また回旋枝（LCX）は中間部で 75%の狭窄（矢頭 B）と，後側壁枝に 90%の狭窄を認める（矢頭 C）．
図では描出されていないが，この後の時相で回旋枝から房室結節枝へ側副血行路の供給を認める．

前下行枝の遠位側は側副血行路で造影されてこないな．

回旋枝は右冠動脈の房室結節枝に側副血行路を供給していますね．ということは，右冠動脈にも病変がありますね．三枝病変です．

いずれにしても IABP は必要そうですね．一撃，右冠動脈造影を急ごう．

白線，IABPを準備してくれ．

CE白線：身長は171 cmだから，40 cmのIABPバルーンでよろしいですね．

右冠動脈を造影します（図表4-9）．近位部には有意狭窄は認めませんね．後下行枝起始部に高度狭窄があり，造影遅延を伴っています．房室結節枝は閉塞しており，房室結節枝の他の枝にも狭窄があります．

側副血行路は造影遅延のない後下行枝から中隔枝を介して左冠動脈へ供給されています．また右冠動脈円錐枝や右室枝から左冠動脈への供給が確認できます．

しっかり側副血行路の造影を撮ってくれ．どうだ？ 前下行枝はつなげそうか？

はい，十分に"graftable"な血管ですね．

なんですか，それ？

冠動脈バイパス術でグラフトを繋ぐための十分な血管径があるか，ということだよ．細すぎる血管はグラフトを繋げないからね．前下行枝へのバイパスは冠動脈バイパス術の根幹となる治療だから，前下行枝が"graftable"かどうか，はきわめて重要だ．

一般論として診断カテーテルの径と同じ血管径があれば間違いなく繋いでくれる．

なるほど，よくわかりました．って，この患者は冠動脈バイパス術になるんですか？

いや，カテーテル室でST上昇しちゃったからね．ST上昇したままだと，primary PCIで血行再建したいけど．

右大腿動脈からIABPを挿入しますね．

ST変化はすごく変動があるね．IABPでコントロールできればいいけどな．

図表 4-9 右冠動脈造影

1 右冠動脈（RCA）近位部には有意狭窄は認めない．
2 後下行枝（PD）起始部に高度狭窄（矢頭 A）を認め，造影遅延を伴う．
3 房室結節枝は閉塞（矢頭 B）．房室結節枝の他の枝にも狭窄を認める．右冠動脈円錐枝や右室枝から左冠動脈へ側副血行路の供給を認めるが，最も良好な側副血行路は造影遅延のない後下行枝から中隔枝を介して左冠動脈に達するものである．

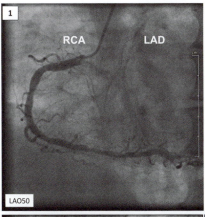
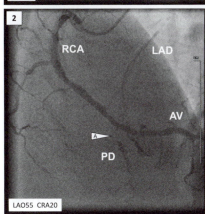
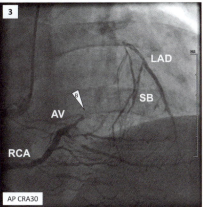

 駆動装置に接続しました．いつでも駆動開始できます．

 では，駆動開始！

 おー，一気に ST 変化が改善しましたね．心拍数も低下しました（図表 4-10）．

 これで時間稼ぎができますね．

図表 4-10 IABP 開始後の 12 誘導心電図

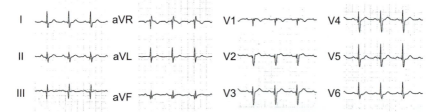

責任病変は同定できそう？ 入室時のⅢとaVF誘導の一時的なST上昇がヒントになりそうだね．心拍数と血圧はあまり変わっていなかったから，心筋酸素需要量の増加による虚血（demand ischemia）の要素は少なそうだったね．

前下行枝の閉塞が慢性完全閉塞性病変だとしたら，今回のイベントは前下行枝に側副血行路を供給している右冠動脈の血流が低下したことが原因でしょうか．aVR誘導のST上昇は前下行枝領域の広範な虚血を反映したのかもしれません．いずれにしても責任病変の断定は難しいかもしれませんね．

現状は，もともとβ遮断薬を内服した状態で，ニトログリセリンの経静脈投与には抵抗性の胸痛とST変化があるけれども，IABP挿入後からは虚血はコントロールできたように思える．この状態での血行再建はPCI，冠動脈バイパス術のどちらを選択する？

上記の仮説を考えると，心電図の変化から右冠動脈後下行枝へのPCIは急性虚血を解除する上で最も適している可能性があります．回旋枝もPCIが可能です．しかし前下行枝と房室結節枝は慢性完全閉塞性病変の可能性があり，ⅢとaVF誘導のST上昇がある状態でPCIを行うことは困難かと思います．右冠動脈は側副血行路を供給する側の血管のPCIになるのでリスクを伴いますが，IABPサポート下であれば可能ではあると思います．しかし後下行枝の狭窄は起始部から存在するため，ステント留置は房室結節枝をjailする（枝をまたぐ）ことになるでしょう．したがって，房室結節枝遠位の閉塞病変は残存してしまいます（図表4-

図表 4-11 右冠動脈への PCI のステント留置のイメージ

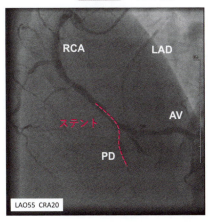

後下行枝（PD）起始部に造影遅延を伴う狭窄病変がある．この病変の PCI では，房室結節枝（AV）をまたぐステント留置になるため，AV 遠位の閉塞病変は残存する．

11)．そのため，前下行枝や回旋枝の PCI が成功しても，冠動脈の完全血行再建は達成されません．この患者は若年で糖尿病があります．IABP によって虚血がコントロールされたと考えれば，完全血行再建が達成できる冠動脈バイパス術が良いかと思います．

そうだね，おれもそう思う．唐辛子，外科を呼んできてくれる？

わかりました．確か今日は砂漠の泉先生が緊急当番でしたね．

もし IABP で虚血がコントロールされていない，もしくは心原性ショックになっていたら，どうなるのですか？

その時は先ほどのプランで PCI を行う．確かに房室結節枝に病変は残るけど，右冠動脈後下行枝のみの PCI で急性期を脱することができれば，前下行枝の閉塞病変もあるので冠動脈バイパス術による完全血行再建術の選択肢は残る．もしくは，前下行枝の慢性完全閉塞病変への PCI が成功すれば，回旋枝を PCI し，房室結節枝の病変は薬物療法とする．そして前下行枝への PCI が不成功に終われば，その時点で冠動脈バイパス術を行う，という選択肢もあるね．ただし，右冠動脈は末梢病変，回旋枝は血管径が細く，左冠動脈は慢性完全閉塞病変であることを考え

ると，三枝病変への PCI でステントが多数留置されるので，やはり若年の糖尿病患者であれば冠動脈バイパス術での完全血行再建が望ましいだろうね．

勉強になりました．造影しながら，短時間で先生方はいろいろ考えているのですね．

非 ST 上昇型急性冠症候群は奥が深いよ．軽症からこのような重症患者まで含まれるし，責任病変が同定できないことも多い．この症例みたいにリスクスコアだけじゃ予測できない重症三枝病変のこともある．この患者が重症であるという情報を最も強く伝えていたものはなんだと思う？　おれは心電図だと思うなぁ．前下行枝の病変の存在も，広範の虚血の存在も心電図は伝えていたからね．ガイドラインでは入院から 24 時間以内の血行再建術（early invasive strategy）を検討することになっているけど，やっぱり総合的に多枝病変が疑われる患者は可能な限り早めに冠動脈造影を行うことも重要だね．さて，外科が来るまでに現状を本人と家族に説明しよう．

砂漠の泉先生，来ましたよ．操作室で待ってくれてます．

じゃぁ一撃，砂漠の泉先生にプレゼンしてくれ．

えぇーっと，43 歳の男性．非 ST 上昇型心筋梗塞で来院していて…．

砂漠の泉先生：で，どこを繋げばいいんだ．シネ画像を見せてくれ．

…前下行枝は"graftable"です．

Graftable だからおれを呼んだんだろ？　前下行枝が graftable じゃなかったら，お前ら PCI で仕上げるだろうが．

え，はい，まぁそうですね…．

左冠動脈は前下行枝と後側壁枝，右冠動脈は房室結節枝と後下行枝を繋いでください．大きな対角枝は造影されてこないのですが，後側壁枝が大きいので，ひとまず後側壁枝を繋いでおけば十分かなと．

わかった．前下行枝，後側壁枝，右冠動脈2本の計4本のバイパスだな．バルブは問題ない？

バルブ？

僧帽弁逆流はないですね．大動脈弁狭窄症もないです．手術は冠動脈バイパス術単独です．前壁はエコーでakinesisの部分はありませんし，viabilityはあります．SYNTAXスコアは27点ですが，若年で糖尿病があり，冠動脈バイパス術が妥当かと．

承知した．いつも紹介ありがとう．

今日の手術室の混み具合はどうですか？

今，兄貴が執刀しているけどあと1時間もあれば終わりそう．その後に手術できると思う．

良かった．今は胸痛も心電図もIABPでコントロールできているので，一旦CCUで待機して手術の準備をしておきますね．今日はお兄さんと喧嘩されていないのですね．

いーや，喧嘩して1週間，口きいていない．

困ったもんですね．仲良くしてくださいよ．

じゃあCCUに入室したらおれからも本人と家族に説明に行くから．また後で合流しよう．

いやぁ，怖かったです．ってかハートチームのディスカッションってこれですか？

いやぁ，最高のチームだろ？

④ その後の経過

CCU 帰室後も虚血の増悪所見はなく，心筋トロポニン値の経時的な上昇もありませんでした．同日冠動脈バイパス術を施行し，予定通りの 4 本バイパスが繋がれました（左内胸動脈-前下行枝，右内胸動脈-橈骨動脈-後側壁枝-房室結節枝-後下行枝）．術後経過は良好です．

1 急性冠症候群と安定型冠動脈疾患の区別は"アート"

臨床医学を学ぶ時に定義や分類が必ず最初に出てきますが，なぜそのようなことを学ぶ必要があるのでしょうか．それは分類に基づいて臨床的なマネージメントが変わるからです．

臨床医学が発展していく過程には，ある定義や分類に基づいて臨床研究が行われ，その定義に基づいた病態や疾患がどのような臨床像を呈し，どのような治療が有効で，どのような予後であるか，が証明されていきます．研究が蓄積され，結論が一致していく場合は，エビデンスで支持された見解として確立していきます．この理想の手順を踏んでいれば，定義や分類は臨床のマネージメントに直結していくはずです．極端に言えば，臨床に直結しない定義や分類は，このどこかの段階でつまずいたものであり，臨床的な価値は乏しくなります．

臨床医を目指す読者の方々は教科書や論文で定義や分類を学ぶ時は，それらがどのように臨床のアクションに結びつくのか，そうした視点で読み解いていく必要があります．これができれば覚えた医学知識を効率よく臨床の現場に活かすことができます．

というわけで，補助循環装置を学ぶ上では避けられない，冠動脈疾患についても臨床のアクションに直結する定義と分類を学ぶ必要があります．冠動脈疾患は図表 4-12 のように，まずは急性冠症候群と安定冠動脈疾患に分かれます．急性冠症候群は虚血症状が不安定であり，適切な治療が行われなければ致死性となるため緊急性の高い疾患となります．一方で安定冠動脈疾患は緊急入院の対象にはならない，緊急性の低い疾患です．

急性冠症候群と安定冠動脈疾患を分けるポイントは，虚血症状の不安定性です．急性冠症候群の一つである不安定狭心症の古典的な定義をみてみましょう．1975

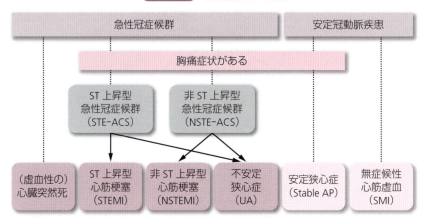

図表 4-12 冠動脈疾患の分類

図表 4-13 不安定狭心症の分類（1975年）（Circulation. 1975; 51: 5-40[3]）より作成）

発作が3週間以内に始まり，最後の発作は1週間以内に起こり，次の3つの基準のうち1つ以上を満たすもの
Type Ⅰ　新規労作狭心症（new angina of effort） 　　　　新たに発生した労作狭心症，あるいは少なくとも6カ月以上発作のなかったものが再発
Type Ⅱ　増悪型労作狭心症（angina of effort with changing pattern） 　　　　労作狭心症の発作の頻度の増加，持続時間の延長，疼痛および放散痛の増強，軽度の労作でも生じやすく，ニトログリセリン舌下錠の効果が悪くなったもの
Type Ⅲ　新規安静狭心症（new angina at rest） 　　　　安静時に発作を生じ，15分以上持続しニトログリセリンに反応しにくい場合であり，ST上昇ないし下降，T波の陰転を伴うもの

年のAHAの不安定狭心症の分類（図表 4-13）[3]では，3つの型で定義しています．まずは新規労作狭心症．これは"new onset"というキーワードで覚えます．新しく出現した症状は，症状が出現する閾値にかかわらず不安定狭心症の定義に当てはまります．次は増悪型労作性狭心症．これは"worsening"というキーワードで覚えましょう．胸痛の程度の増強，頻度の増加，持続時間の延長のいずれも該当します．そして最後が新規安静狭心症．これは"at rest"のキーワードで覚えます．この分類は不安定狭心症の症状を理解する上で非常にわかりやすく，この3

図表 4-14　不安定狭心症の 3 つのキーワード

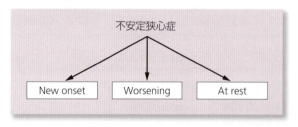

つのキーワードに該当するものは不安定狭心症，つまり急性冠症候群である，と理解しましょう（図表 4-14）．さらに，1989 年に Braunwald が提唱した分類（図表 4-15）[4]は予後に直結した分類であり，治療戦略の決定にも貢献する分類として知られています．

　ここで読者の方々に強調したいことは，安定冠動脈疾患と急性冠症候群を区別するものは症状である，ということです．血液検査や冠動脈造影所見ではなく，病歴聴取による症状に基づいて判断しなければなりません．ここを間違うと今後のマネージメントが大きく変わってしまうのですが，その決定的な区別を行うのは問診という"アート"な作業です．冠動脈造影を含む検査所見ではありません．ここは意外と勘違いして理解している人が多いポイントでもあります．

　さらに急性冠症候群は，急性の心筋虚血が示唆される状況において，トロポニン値の上昇の有無で急性心筋梗塞か不安定狭心症に分類され，ST 上昇の有無で ST 上昇型急性冠症候群と非 ST 上昇型急性冠症候群に分類されます．あくまでも「急性の心筋虚血が示唆される状況」であることが大前提です．その状況とはつまり，3 つのキーワード，① new onset，② worsening，③ at rest です．補助循環を用いた集学的治療に至る最初の段階は，正しい病歴聴取で正しく急性冠症候群を診断する，ということに尽きます．

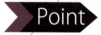

- 冠動脈疾患は急性冠症候群と安定冠動脈疾患に分類される．
- 両者を分けるものは，症状（問診）である．

図表 4-15　**不安定狭心症の分類（1989 年）**（Circulation. 1989; 80: 410-4[4]）より作成）

重症度		
Class Ⅰ	新規発症の重症または増悪型狭心症	
	・最近 2 カ月以内に発症した狭心症	
	・1 日に 3 回以上発作が頻発するか，軽労作にても発作が起こる増悪型労作狭心症．安静狭心症は認めない．	
Class Ⅱ	亜急性安静狭心症	
	・最近 1 カ月以内に 1 回以上の安静狭心症があるが，48 時間以内に発作を認めない．	
Class Ⅲ	急性安静狭心症	
	・48 時間以内に 1 回以上の安静時発作を認める．	
臨床状況		
Class A	二次性不安定狭心症（貧血，発熱，低血圧，頻脈などの心外因子により出現）	
Class B	一次性不安定狭心症（Class A に示すような心外因子のないもの）	
Class C	梗塞後不安定狭心症（心筋梗塞発症後 2 週間以内の不安定狭心症）	
治療状況		
1）未治療もしくは最小限の狭心症治療中		
2）一般的な安定狭心症の治療中		
3）ニトログリセリン静注を含む最大限の抗狭心症薬による治療中		

2　急性冠症候群の分類は心電図！

　ここでは，急性冠症候群を分類していきたいと思います．以前は不安定狭心症と急性心筋梗塞を区別して考えていましたが，今日では不安定狭心症は急性心筋梗塞と合わせて，急性冠症候群という概念に包括されています．それは病態や臨床像から，不安定狭心症は安定狭心症と大きく異なり，むしろ急性心筋梗塞に近いという考えに基づいているからです．

　急性冠症候群（acute coronary syndrome: ACS）は，まずは ST 上昇の有無によって ST 上昇型急性冠症候群（ST elevation ACS: STE-ACS）と非 ST 上昇型急性冠症候群（non-ST elevation ACS: NSE-ACS）に分類されます．その他，心臓突然死も ACS に含まれます．

　そして，ACS はトロポニン値の上昇の有無で急性心筋梗塞と不安定狭心症に

図表 4-16　急性心筋梗塞の定義＝Universal definition
（Circulation. 2012; 126: 2020-2035[5]より作成）

急性心筋梗塞の定義
急性心筋梗塞＝急性心筋虚血を示唆する臨床状況＋心筋壊死の証明
・バイオマーカー（心筋トロポニンが望ましい）の基準値以上の上昇または低下に加えて，以下の項目の少なくとも一つを満たす 　　心筋虚血症状 　　新規，もしくは新規と思われる ST-T 変化，または左脚ブロック 　　異常 Q 波の出現 　　新規の生存心筋の喪失を示す画像所見，または局所壁運動異常の出現 　　造影または解剖所見によって証明される冠動脈内の血栓の存在
・PCI 関連の心筋梗塞 　　心筋トロポニンの基準値の 5 倍以上，もしくは 20%以上の上昇
・冠動脈バイパス術関連の心筋梗塞 　　バイオマーカーの基準値の 10 倍以上の上昇

分類されます．これは Third universal definition（2012 年）[5]という国際定義に基づくもので，急性心筋梗塞は，「急性心筋虚血が示唆される臨床状況において，心筋壊死の証明が成されたもの」，と定義しています（図表 4-16）．心筋壊死の証明は「心筋バイオマーカーの上昇，好ましくは心筋トロポニンの健常人の 99 パーセンタイル値以上の上昇」としています．要は心筋特異性の高い心筋トロポニンの上昇を心筋壊死の証明のゴールドスタンダードとせよ，ということを述べています．

その結果，最終的には ACS は ST 上昇型心筋梗塞（ST elevation myocardial infarction: STEMI）と非 ST 上昇型心筋梗塞（non-ST elevation myocardial infarction: NSTEMI），不安定狭心症（unstable angina），心臓突然死に分類されることになります（図表 4-12）．

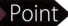

- 急性冠症候群（ACS）は ST 上昇型（STE-ACS）と非 ST 上昇型（NSE-ACS）に分類．
- 急性心筋梗塞の定義は心筋トロポニンの上昇とする．

3 急性冠症候群の3つの病態

　このような急性冠症候群という概念の確立の背景には，病態への解明が大きく関与しています．急性冠症候群の発症には，冠動脈の粥腫（プラーク）の破綻が大きく関与することがわかってきました．加えて，心筋トロポニンという鋭敏なバイオマーカーの登場によって急性心筋梗塞の定義が改められました．現在はさらに病態への解明が進み，急性冠症候群は3つのメカニズム，すなわち① 粥腫の破綻（plaque rupture），② びらん（plaque erosion），③ 石灰化結節（calcified nodule）で起こると考えられています[6-8]．しかし頻度の内訳は剖検や臨床試験で大きく異なり，これは plaque erosion の正確な診断が臨床の現場ではきわめて難しいことに起因しています．実際は50％以上が粥腫の破綻であると考えられますが，今後 plaque erosion を臨床的にどう定義していくか，注目しています．

> **Point**
> - ACS発症の病態として，① 粥腫の破綻（plaque rupture），② びらん（plaque erosion），③ 石灰化結節（calcified nodule）が考えられている．
> - 実臨床でびらん（plaque erosion）の診断はなかなか難しい．

4 非ST上昇型急性冠症候群のキーワードは"リスク層別"

　さて，このように ACS を心電図の ST 所見だけで慌てて STE-ACS と NSTE-ACS に分けるのはなぜでしょうか？　今日のガイドライン[9]では ACS を疑ったら救急隊が病院搬送前にプレホスピタル心電図を施行するように強く推奨されています．これはひとえに ST 上昇を一刻も早く認識するためです．この ST 上昇を認識するだけでその後のマネージメントが大きく変わるので，急性冠症候群において，ST が上昇しているかどうかは非常に重要なのです．

　STE-ACS は時間が勝負．一刻も早い閉塞冠動脈の再灌流達成を目指します．なぜなら ST 上昇は冠動脈の完全閉塞を表しているからです．ですから，ST 上昇

の早期認識によって少しでも再灌流達成までの時間を短くしようとしているわけです．ST上昇と聞いただけで救急の現場とカテーテル室は一気にギアが入ります．搬送依頼があって準備を始めて，患者が病院に到着してカテーテル室を経由し，CCUに帰ってくるまでの数時間は本当に息をつく間もありません．

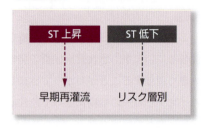

図表 4-17　急性冠症候群のキーワード

　では，NSTE-ACSはどうでしょうか？　STE-ACSではないから循環器科医はテンションが下がっているのでしょうか？　いいえ，そんなことはありません．病態の複雑さ，重症度の多様さ，そのために生じる戦略の選択肢の多さによって，まさしく循環器科医の腕が試される領域です．NSTE-ACSは本当に難しい．今回の症例実況中継でもその醍醐味を少しはお伝えできたでしょうか．

　では，まずはNSTE-ACSのスタンダードなマネージメントを学んでいきたいと思います．STE-ACSのキーワードが"早期再灌流"とすれば，NSTE-ACSのキーワードは"リスク層別"です（図表 4-17）．NSTE-ACSについてもこれまで多くの研究がなされており，その蓄積によってガイドラインではリスク層別を強く推奨し，それに基づいて治療を選択するようになっています（ESC, AHAのガイドラインではともにClass I，LOE A）[1,2]．

　ではNSTE-ACSでよく登場するTIMIリスクスコアとGRACEリスクスコアについて触れたいと思います．症例実況中継中でも，リスクスコアをつけているシーンがありました．TIMIリスクスコア（図表 4-4）は，7つの項目を用いて2週間以内の主要心血管合併症の発生頻度を予測するもので，該当する項目が多いほどリスクが高くなります[10,11]．AHAのNSTE-ACSのガイドライン[1]におけるリスク層別ではTIMIリスクスコアが0または1の場合が低リスクに分類されますが，2以上の場合は血行再建術のタイミングを考慮することになります．またGRACEリスクスコア（図表 4-5, 4-6）は年齢，心拍数，収縮期血圧，クレアチニン値，Killip分類（図表 4-18），心停止による入院，心筋マーカーの上昇，ST偏位の8項目を用いて評価します[12]．それぞれの因子に重み付けがされており，

図表 4-18　Killip 分類

Killip 分類	理学的所見	病態
Class Ⅰ	ラ音・Ⅲ音なし	心不全なし
Class Ⅱ	ラ音を肺野の 50％以下で聴取またはⅢ音，頸静脈怒張あり	軽度～中等度の心不全
Class Ⅲ	ラ音を肺野の 50％以上で聴取	重篤な心不全
Class Ⅳ	血圧低下　"Cold" の所見	心原性ショック

入院時や 6 カ月後の死亡率などが予測できます．この 2 つの指標はタブレット端末のアプリなどでも簡単に算出できるので，ぜひ読者の方々もやってみてください．ESC の NSTE-ACS のガイドライン[2]では GRACE リスクスコア＞140 を high-risk（高リスク）へ，110～140 を intermediate-risk（中リスク）へ層別することになっています．この点については，AHA も ESC も治療戦略はほとんど相違ないのですが，ESC のガイドラインの方が明確にリスク層別→血行再建術のタイミングを考慮，という手順をわかりやすく説明しているので，ここからは ESC のガイドラインを中心に話を進めていきたいと思います．

図表 4-19 は ESC の NSTE-ACS のガイドライン[2]で示されているリスク層別です．前述の GRACE リスクスコアだけではなく，様々な項目がリスク層別に含まれていますが，この層別化によって血行再建術のタイミングを検討，すなわちカテーテル室へ運ぶタイミングを検討するので，冠動脈造影所見などはこれらの項目には当然入っておらず，カテーテル室に運ぶまでの情報でスコアリングできるようになっています．リスクの階層は 4 段階あり，very-high-risk（超高リスク），high-risk（高リスク），intermediate-risk（中リスク），low-risk（低リスク）に分かれます．このリスク層別によって，重症度，緊急度が層別化され，高リスクの患者ほど，早いタイミングでの血行再建術が推奨されます．

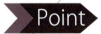

- STE-ACS は "早期再灌流"．NSTE-ACS は "リスク層別"．
- ESC の NSTE-ACS のガイドラインでは 4 つに層別（very-high-risk, high-risk, intermediate-risk, low-risk）．

- この層別化によってカテーテル室へ運ぶ時間が決まる．

5 非ST上昇型急性冠症候群の血行再建術のタイミング

さて，図表 4-19 を用いてリスク層別ができたら，それを臨床のアクションに結び付けなければなりません．引き続き ESC の NSTE-ACS のガイドライン[2]に触

図表 4-19　NSTE-ACS のリスク層別
（Eur Heart J. 2016; 37: 267-315[2] より作成）

Very-high-risk criteria
血行動態が不安定・心原性ショック
再発する・持続する薬剤抵抗性の胸痛
致死性不整脈・心停止
心筋梗塞の機械的合併症
急性心不全
繰り返す ST-T 変化，特に一過性の ST 上昇

High-risk criteria
心筋梗塞によると考えられる心筋トロポニン値の上昇・低下
症候性・無症候性問わず，ST-T の有意な変化
GRACE リスクスコア＞140

Intermediate-risk criteria
糖尿病
腎機能低下（eGFR＜60 mL/min/1.73 m^2）
左室駆出率（LVEF）＜40％，またはうっ血性心不全
発症早期の梗塞後狭心症
PCI の既往
CABG の既往
GRACE リスクスコア 109〜140

Low-risk criteria
上記のいずれも該当しない

れていきたいと思います．

　リスクが高い患者ほど早く血行再建術を行う必要があるのですが，一方でリスクが低い患者はそこまで急ぐ必要はありません．図表 4-20 のように，very-high-risk criteria に該当する患者は入院から 2 時間までの間に血行再建術を行い（immediate invasive strategy），high-risk criteria の患者は 24 時間未満に血行再建術を行い（early invasive strategy），immediate-risk criteria の患者は 72 時間未満に血行再建術を行います（invasive strategy）．

　ここでもう一度図表 4-19 に戻っていただきたいのですが，very-high-risk criteria に該当する急性心不全について触れておきたいと思います．よく見ると intermediate-high-risk criteria の中にもうっ血性心不全とあります．この違いはどこにあるのでしょうか．もう一度 very-high-risk criteria に戻って他の項目をみてみましょう．心原性ショック，心停止など，これは文句なしに重症だろうというラインナップです．どの項目も血行動態が破綻しているか，破綻する寸前の病態か，もしくは破綻する可能性が高い病態です．ですから，この急性心不全もそれに匹敵するレベルの急性心不全であると考えてください．この very-high-risk criteria は 2 時間までに血行再建術を行う必要があります．心原性ショックの患者は 2 時間とは言わず，早急にカテーテル室へ運ぶことになりますが，一方で急性心不全の患者を来院後 2 時間でカテーテル室へ連れて行くという

図表 4-20　血行再建術のタイミング（Eur Heart J. 2016; 37: 267-315[2)]より作成）

リスク層別			
Very-high	High	Intermediate	Low
Immediate invasive（＜2h）	Early invasive（＜24h）	Invasive（＜72h）	状況に応じて非侵襲的検査を行う
治療戦略			

のはなかなか勇気ある決断が必要です．

　カテーテル室では患者は臥位保持を強いられるため，起坐呼吸で来院した患者を2時間以内に臥位が可能な呼吸状態まで改善させることはなかなかできません．造影剤による心臓・腎臓への負荷も懸念されます．ですから，このタイミングでカテーテル室へ連れて行かなければならないのは，薬剤抵抗性の重症の心不全が該当します．しかし，来院して2時間でこの患者は薬剤抵抗性の重症心不全だ，と評価することは実は難しい決断であるため，心不全を合併したNSTE-ACSでは，初期評価で薬剤抵抗性の重症心不全に「なりそうだ」，という予測を立てられるかどうかが非常に重要になります．

　多枝病変や重症虚血を契機に発症した急性心不全は呼吸器管理や通常の急性心不全治療薬への反応が乏しい場合が多くなります．また冠動脈疾患と重症弁膜症を合併している場合も非常に重篤な心不全になりますが，この場合は重症弁膜症への介入の方法とタイミングも検討しなければなりません．胸痛など虚血症状が先行し心不全を発症した場合や心電図が明らかに多枝病変を示唆する変化を呈している場合はその可能性を疑うことができますが，多くの場合は肺うっ血による呼吸困難の症状と判断がつかない場合もあります．心筋トロポニン値で判断すればいいじゃないか，という意見もあるかもしれませんが，著しい低酸素血症や左室拡張末期圧の上昇などがあると冠動脈に狭窄病変がなくとも心内膜下虚血からトロポニン値やCKMBはある程度上昇します．特に肥大型心筋症，大動脈弁狭窄症，大動脈閉鎖不全症などは心筋マーカーの上昇が著しくなります．

　では，急性心不全に対する治療の有効性を迅速に判断するにはどうすればよいでしょうか．心不全の治療を開始する前後の呼吸数の反応は治療がうまく行っているかを判断する上で非常に参考になります．NPPVを装着した後，頻呼吸が改善していなければ，いくら酸素化が良好であっても心不全よくなっていません．

　心不全が落ち着いた，なるべくリスクの少ない状態でカテーテル検査を行いたい，と誰もが思うところですが，時には気管挿管し人工呼吸器管理をしてまでも早急にカテーテル治療を行う必要がある患者がいることを知っておく必要があります．逆に言えば，2時間で臥位になれるほど急激に改善した患者の多くは，このvery-high-risk criteriaに入らない場合が多いです．薬剤抵抗性の急性心不全である，と言い切るためにはその急性心不全治療が適切であることが前提ですので，

適切な血行動態評価とその治療介入の腕を磨いておくことが重要です．NSTE-ACSのマネージメントの最も難しいところの一つが，この急性心不全を合併している場合の血行再建術のタイミングと言えるでしょう．

> **Point**
> - very-high-risk criteria に該当する患者は入院から2時間まで血行再建術
> - high-risk criteria の患者は24時間未満に血行再建術
> - immediate-risk criteria の患者は72時間未満に血行再建術

6 冠動脈バイパス術 vs PCI

　冠動脈バイパス術（coronary artery bypass grafting：CABG）とPCIの選択には，冠動脈の解剖学的な所見の他に，患者の併存疾患，社会的背景も含めて考慮する必要があります．

　まず冠動脈病変の解剖学的な所見を客観的に評価できる指標が必要ですが，近年最もよく使われている指標がSYNTAXスコア[13]です．SYNTAXスコアは冠動脈造影所見をもとに狭窄病変部位，病変数，病変の複雑性をスコア化します．スコア化の方法は，http://www.syntaxscore.com/calculator/start.htm へアクセスし，それぞれの項目を入力することでスコアが算出されます．SYNTAXスコア22点以下を低スコア，23～32点と中間スコア，33点以上を高スコアと分類します（図表4-21）．

　このスコアの有効性を示したSYNTAX試験[13]は，未治療の重症冠動脈病変（左冠動脈主幹部病変，または三枝病変）における至適な血行再建術を検証したものです．CABG，PCIいずれの手段でも治療の選択肢となり得ると判断された1,800例の冠動脈疾患患者をPCI群とCABG群にランダム化しました．PCIで用いられたステントはパ

図表 4-21
SYNTAX スコアの層別
(N Engl J Med. 2009; 360: 961-72[13]より作成)

≤22	低スコア
23≤，≤32	中間スコア
33≤	高スコア

クリタキセル溶出性ステント (TAXUS) です. 疾患の内訳は, 安定狭心症は PCI 群で 56.9%, CABG 群で 57.2%と有意差はなく ($p=0.91$), 不安定狭心症は PCI 群で 28.9%, CABG 群で 28.0%とこちらも有意差はありませんでした ($p=0.66$). 急性心筋梗塞の患者は含まれていません. SYNTAX スコアは PCI 群で 28.4 ± 11.5, CABG 群で 29.1 ± 11.4 でした ($p=0.19$). 完全血行再建は PCI 群で 56.7%, CABG 群で 63.2%とこちらは有意差がついています ($p=0.005$).

同試験の一次エンドポイントは 12 カ月後の総死亡, 心筋梗塞, 脳卒中, 冠血行再建術再施行の複合エンドポイントとしました. 結果, イベントは CABG 群で 12.4%, PCI 群で 17.8%であり, PCI 群が有意に多くなりました (相対リスク 1.44, 95%信頼区間 1.15-1.81, $p=0.002$, 図表 4-22). この一次エンドポイントの内訳をみると, PCI 群で冠血行再建術再施行率が有意に高くなっていました (5.9% vs 13.5%, 相対リスク 2.29, 95%信頼区間 1.67-3.14, $p<0.001$, 図表 4-23).

SYNTAX スコアによる転帰については, CABG 群では低スコア (SYNTAX スコア≦22) 層での一次エンドポイントは 14.7%, 中間スコア (23≦SYNTAX スコア≦32) 層は 12.0%, 高スコア (SYNTAX スコア≧33) 層は 10.9%であり, CABG 群は低・中・高スコア層の間に有意差を認めませんでした. 一方で PCI 群ではそれぞれ 13.6%, 16.7%, 23.4%であり, 高スコア層では低・中間スコア層と比較してイベント発生が有意に多くなりました (vs 低スコア層, $p=0.002$; vs 中間スコア層, $p=0.04$). SYNTAX スコアと治療手技の間には有意な相互関連がみられ ($p=0.01$), 低スコア, 中間スコア層では一次エンドポイントは PCI と CABG の間に有意差はありませんでしたが, 高スコア層では PCI 群で有意にイベントが増加しました (図表 4-24). 以上の結果から, 左冠動脈主幹部, 三枝病変患者の 12 カ月後の心血管イベント抑制において, CABG における PCI の非劣性は証明されず, これまでの結果と同様, CABG が標準治療であることが示されました. しかし, これまでは左主幹部病変は CABG が妥当という見解一辺倒であった領域に, SYNTAX スコアが低リスクであれば PCI でも十分に良い成績が残せるということを示した画期的な研究でもありました.

SYNTAX 試験はその後も追跡が続き, 2013 年には 5 年後の結果も出ています[14]. 低スコア層での心血管イベント発生率は, CABG 群は 28.6%であり, PCI

図表 4-22　SYNTAX 試験の一次エンドポイント
（N Engl J Med. 2009; 360: 961-72[13]より作成）

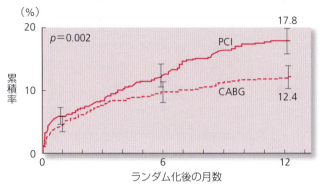

図表 4-23　SYNTAX 試験の冠血行再建術再施行率（Kaplan-Meier 曲線）（N Engl J Med. 2009; 360: 961-72[13]より作成）

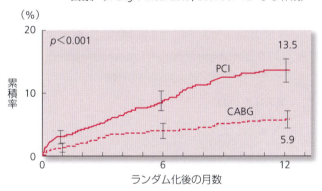

群の32.1％と比較して有意差は認めず（$p=0.43$），左冠動脈主幹部病変でのイベント発生率もCABG群で31.0％，PCI群で36.9％と有意差を認めませんでした（$p=0.12$）．しかしながら，中間スコア，高スコア層では依然としてPCI群の方がCABG群よりイベント発生率は高い結果となりました（中間スコア：25.8％ vs 36.0％，$p=0.008$，高スコア：26.8 vs 44.0％，$p<0.0001$）．

　AHA，ESCのNSTE-ACSのガイドラインではともにNSTE-ACSに対するSYNTAXスコアによる評価と，治療方針をハートチームで議論することの重要

図表 4-24　SYNTAX スコアによる一次エンドポイントの違い
（N Engl J Med. 2009; 360: 961-72[13]より作成）

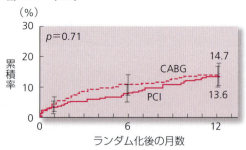

低スコア（≤22）

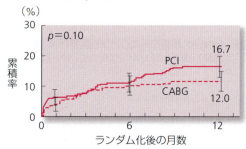

中間スコア（23≤, ≤32）

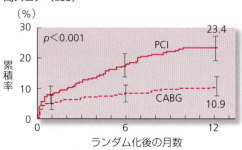

高スコア（≥33）

性に触れています（ESC ガイドライン：Class I，LOE C）[1,2]．
　その他，周術期リスク評価の指標として EuroSCORE や STS リスクスコアがあります．ともにウェブページ上でリスク評価が可能であり，ハートチームはこれらの指標や患者の社会的背景なども含めて，包括的な評価を行い，患者にとっ

て最適な冠血行再建術を検討する必要があります.

> **Point**
> - 冠動脈の解剖学的な重症度を示す指標としてSYNTAXスコアがある.
> - SYNTAXスコアはPCIとCABGの選択を決める際の一助になる.
> - EuroSCOREやSTSスコアが周術期リスク評価に有効である.

文献

1) Amsterdam EA, Wenger NK, Brindis RG, Casey DE Jr, Ganiats TG, Holmes DR, Jr, et al. 2014 AHA/ACC Guideline for the Management of Patients with Non-ST-Elevation Acute Coronary Syndromes: a report of the American College of Cardiology/American Heart Association Task Force on Practice Guidelines. J Am Coll Cardiol. 2014; 64: e139-228.
2) Roffi M, Patrono C, Collet JP, Mueller C, Valgimigli M, Andreotti F, et al. 2015 ESC Guidelines for the management of acute coronary syndromes in patients presenting without persistent ST-segment elevation: Task Force for the Management of Acute Coronary Syndromes in Patients Presenting without Persistent ST-Segment Elevation of the European Society of Cardiology (ESC). Eur Heart J. 2016; 37: 267-315.
3) Austen WG, Edwards JE, Frye RL, Gensini GG, Gott VL, Griffith LS, et al. A reporting system on patients evaluated for coronary artery disease. Report of the Ad Hoc Committee for Grading of Coronary Artery Disease, Council on Cardiovascular Surgery, American Heart Association. Circulation. 1975; 51: 5-40.
4) Braunwald E. Unstable angina. A classification. Circulation. 1989; 80: 410-4.
5) Thygesen K, Alpert JS, Jaffe AS, Simoons ML, Chaitman BR, White HD, et al. Third universal definition of myocardial infarction. Circulation. 2012; 126: 2020-35.
6) Falk E, Nakano M, Bentzon JF, Finn AV, Virmani R. Update on acute coronary syndromes: the pathologists' view. Eur Heart J. 2013; 34: 719-28.
7) White SJ, Newby AC, Johnson TW. Endothelial erosion of plaques as a substrate for coronary thrombosis. Thromb Haemost. 2016; 115: 509-19.
8) Jia H, Dai J, Hou J, Xing L, Ma L, Liu H, et al. Effective anti-thrombotic therapy without stenting: intravascular optical coherence tomography-based management in plaque erosion (the EROSION study). Eur Heart J. 2017; 38: 792-800.
9) Ibanez B, James S, Agewall S, Antunes MJ, Bucciarelli-Ducci C, Bueno H, et al.

2017 ESC Guidelines for the management of acute myocardial infarction in patients presenting with ST-segment elevation: The Task Force for the management of acute myocardial infarction in patients presenting with ST-segment elevation of the European Society of Cardiology (ESC). Eur Heart J. 2018; 39: 119-177.
10) Antman EM, Cohen M, Bernink PJ, McCabe CH, Horacek T, Papuchis G, et al. The TIMI risk score for unstable angina/non-ST elevation MI: A method for prognostication and therapeutic decision making. JAMA. 2000; 284: 835-42.
11) Holmvang L, Clemmensen P, Lindahl B, Lagerqvist B, Venge P, Wagner G, et al. Quantitative analysis of the admission electrocardiogram identifies patients with unstable coronary artery disease who benefit the most from early invasive treatment. J Am Coll Cardiol. 2003; 41: 905-15.
12) Fox KA, Dabbous OH, Goldberg RJ, Pieper KS, Eagle KA, Van de Werf F, et al. Prediction of risk of death and myocardial infarction in the six months after presentation with acute coronary syndrome: prospective multinational observational study (GRACE). BMJ. 2006; 333: 1091.
13) Serruys PW, Morice MC, Kappetein AP, Colombo A, Holmes DR, Mack MJ, et al. Percutaneous coronary intervention versus coronary-artery bypass grafting for severe coronary artery disease. N Engl J Med. 2009; 360: 961-72.
14) Mohr FW, Morice MC, Kappetein AP, Feldman TE, Stahle E, Colombo A, et al. Coronary artery bypass graft surgery versus percutaneous coronary intervention in patients with three-vessel disease and left main coronary disease: 5-year follow-up of the randomised, clinical SYNTAX trial. Lancet. 2013; 381: 629-38.

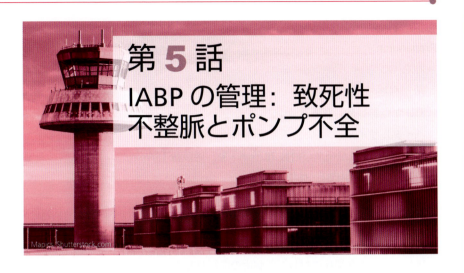

第5話
IABPの管理：致死性不整脈とポンプ不全

症例実況中継②

唐辛子：搬送受け入れました．あと20分です．

ラヂオ頭先生：何がくるの？

植込型除細動器（implantable cardioverter defibrillator: ICD）作動です．

一撃：おー，これはほぼ入院決定ですね．

病歴が長そうだ．急いで確認しよう．

手分けして情報を集めましょう．

① 病着前（16：40）

Preparation

- ID & CC

    70歳男性．

    ICDが作動した．意識は清明．

- バイタルサイン

    血圧 112/84 mmHg，心拍数 76/min・整，呼吸数 16/min

    SpO_2 98%（室内気），体温 36.0℃

- モニター心電図

    頻拍なし．ペーシング波形．

- 過去の患者情報

    当センターで弁膜症に対して開胸術の既往がある．

とりあえず作動は1回．ICDが作動した後，不整脈は止まっているみたいだけど．

ADLは自立していて，定期的に当センターに通院していますね．20年前に心不全で入院して，この時大動脈弁閉鎖不全症に対して弁置換術を受けています．以降も心不全入院が数回あり，3年前に心臓再同期療法（cardiac resynchronization therapy：CRT）を受けています．

ざっと見た限りではICD作動は初めてかな．心不全入院は反復していたみたいだけど，致死性不整脈イベントは初めてのようだね．

じゃぁ僕がこれまでの病歴を把握します．一撃は直近の検査所見を洗い出して．ラヂオ頭先生は…．

おれはコーヒー飲んでくる．

まじかー．

患者が病院に到着したらまた連絡入れますね．

CRTデバイスのメーカーを確認しました．ERでデバイスチェックができるようにスタンバイしておきます．

かなり長い病歴だね．20年前（50歳）に急性心不全で入院．重症大動脈弁閉鎖不全症を基礎心疾患とし，すでに低心機能となっていた（LVDd/Ds 98/74 mm）．薬物療法では十分な改善が得られず，準緊急で大動脈弁置換術を施行され，25 mmの機械弁が入っている．

術後，心機能は改善したのでしょうか．

術後経過は良好でLVDd/Ds 81/71 mmには縮小しているけど，以降は心機能の改善はなく経過しているみたい．術中の心筋生検では二次性心筋症は否定されている．

その後も心不全入院を繰り返している，ということでしたね．

退院後は2回の心不全入院だね．5年前（65歳）と3年前（67歳）のときで，いずれもドブタミンの使用歴がある．3年前の心不全加療後にCRTが施行されているね．以降も心機能の改善はみられていないようだね．

救急車のサイレンの音が聞こえてきましたね．そろそろ到着かな．

② ER到着（17：00）

Primary Survey＋E3

- 胸痛はない．
- バイタルサイン

    血圧 127/92 mmHg，心拍数 72/min・不整，呼吸数 18/min

    SpO$_2$ 98%（室内気），体温 36.3℃
- Airway　問題なし
- Breathing　両側ラ音なし，Ⅲ音聴取，心尖部に最強点のある収縮期雑音
- Circulation　頸静脈怒張あり．末梢冷感なし．四肢動脈触知良好
- Dysfunction　JCS 0

図表 5-1　ER の 12 誘導心電図

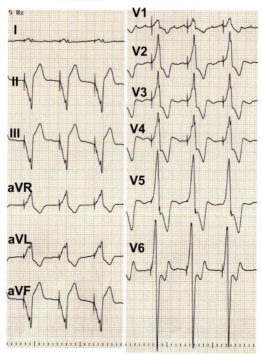

図表 5-2　ER での心エコー

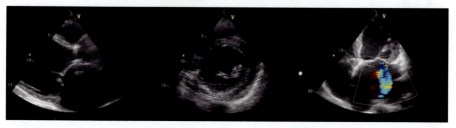

- E3　Ear　ラ音なし，収縮期雑音あり

　　12-lead ECG（図表 5-1）

　　Quick echo（図表 5-2）　心嚢液なし・中等症〜重症僧帽弁逆流
　　　　　　左室は diffuse hypokinesis．左室駆出率 15-20％（Eyeball）

現在意識は清明で，ICDが作動した時も胸痛などの前駆症状や失神はなかったようです．除細動の衝撃でびっくりした，ということでした．その後も自身で救急要請できています．Primary surveyは特に問題なくクリアできそうですね．心電図も以前のものと比較しましたが特に変化はありません．

ICDチェックをしてみよう．

心拍数180/分の心室頻拍（ventricular tachycardia：VT）で間違いありません．抗頻拍ペーシングが無効で電気ショックがかかっています．1回の作動で停止していますね．

持続性心室頻拍に対してICDが適切に作動した，ということだね．聴診上，僧帽弁逆流がありそうだけど，これは以前から指摘されている？

少なくとも4カ月前に外来で行われた心エコーでも中等症〜重症の僧帽弁逆流が指摘されています．

よし，primary surveyですぐに介入がいるものはなさそうなので，secondary surveyへ移ろう．病歴で重要視するところは？

当センターに通院中の患者でこれまでの経過がわかっている患者です．年齢を考えると虚血性心疾患の可能性もありますが，虚血がなくともこれだけの左室機能低下例であれば心室性不整脈のハイリスクと考えます．致死性不整脈の誘因がないか，その視点でしっかり病歴聴取をします．

Secondary survey（17：10）

- バイタルサイン，ABCD変化なし
- 5日前から全身倦怠感・食欲不振が出現．

  体重は変化なし．怠薬なし．

  血圧や心拍数も記録をつけているが大きな変化はなかった．

  発熱・下痢など他の症状は認めず．

  16：10　自宅の居間でテレビを見ていた時にドーンと衝撃があり，ICDが作動したと思い，救急要請をした．
- 冠危険因子なし．喫煙・飲酒歴なし．心疾患・突然死の家族歴なし．

- 内服薬：カルベジロール 10 mg，エナラプリル 10 mg，フロセミド 40 mg，スピロノラクトン 25 mg，ワルファリン 4 mg．ワルファリン量以外，ここ 1 年は内服薬の変更はない．
- 身長 173 cm，体重 54 kg，BMI 18．眼球結膜に黄疸なし，眼瞼結膜に貧血なし．甲状腺腫なし．頸静脈怒張あり．ラ音なし．Ⅲ音あり，心尖部に最強点のある収縮期雑音あり．肝腫大あり．四肢浮腫なし．四肢冷感なし．

ICD の作動直前の症状はなく，安静座位での不整脈イベントです．ただ 5 日前からの全身倦怠感と食欲不振の症状があったところが気になります．体重は変わりなく，きちんと内服ができていたようですが，これらの症状が心不全増悪を反映していないか心配です．

頸静脈怒張，Ⅲ音，肝腫大はあるけど，低心機能例であるから肺動脈楔入圧や右房圧が慢性的に高い状態も想定される．だけどやっぱり呼吸数が少しだけ増加しているところが気になる．

低心拍出症候群になっていないか，チェックが必要ですね．血液ガス分析を行います．血液検査・胸部 X 線写真をオーダーしましょう．

胸部 X 線では明らかな肺うっ血はないようだね（図表 5-3）．

臨床的な心不全症状・所見は現時点では明らかではありませんね．

うわっ，VT だ！（図表 5-4）

○○さん，わかります？　あ，意識はありますね．頸動脈もしっかり触れます．除細動器をセットします．

VT は一時的に停止するけどすぐまた起こるね．VT は incessant で，波形は monomorphic VT だね．血圧は？

収縮期血圧で 80 mmHg 台です．全身倦怠感を訴えています．

血圧はギリギリになったね．低心機能だし血行動態はすぐ破綻しそうだね．意識と頸動脈のチェックを引き続き頼む．気管挿管もいつでもでき

図表 5-3 来院時胸部 X 線写真

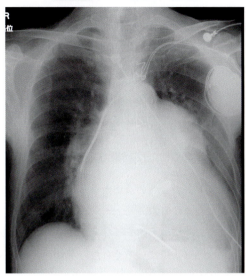

図表 5-4 心室頻拍

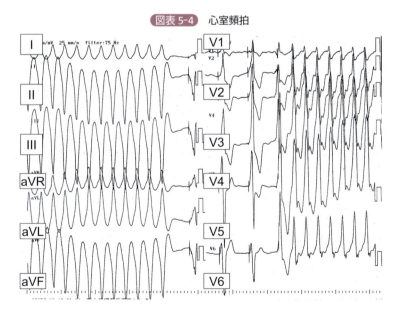

るよう準備を．

はい，まだ頸動脈は触れます．意識もあります．

アミオダロンを 150 mg 静注！

血圧は 78 mmHg でなんとか維持しています．VT はまだ incessant VT の状態ですね．

モニターだけではなくて，12 誘導心電図で VT 波形を適宜記録してね．

カテーテルアブレーションの適応となった時に clinical VT の記録があると良い情報になるからね．

あ，お帰りなさい．結構手強そうな VT なんです．いっそのこと持続性 VT（sustained VT）になってくれた方がカーディオバージョンできるのに．

ICD の抗頻拍ペーシングも時々かかってはいますね．有効な時も確認できる．

カルテは一通り把握したよ．低心機能だから，VT を止めた後も循環管理が大変そうだね．

VT は心電図の感度も変えて記録しておきました（図表 5-5）．まもなくアミオダロン投与して 10 分経ちます．VT は少し減りましたかね….あ，また VT が起こりだしましたね．

『明日のアクションが変わる 循環器救急の真髄 教えます』では不整脈専門医のマサムネ先生がいましたよね．この本では不整脈専門医は出てこないのですか？

こんな状況になるとは思わず，設定していなかった．まぁでもおれたちも循環器内科医だし．

リドカインを選択しましょう．リドカイン 50 mg を静注して．

これで VT が止まらなければ挿管する．

図表 5-5　心室頻拍（感度を変更）

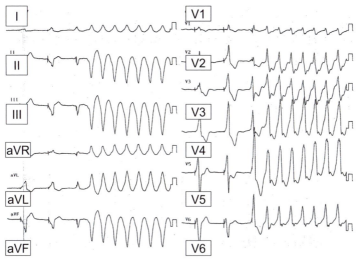

それでもコントロールできなければ？

PCPS になる可能性もあるね．

5 分経ちました．徐々に VT の頻度が増えてきています．鎮静しますね．

まだ incessant VT が出てますね．

今の鎮静の深度は？

Richmond Agitation-Sedation Scale（RASS：図表 5-6）で－2（昏睡）です．

もう少し深く鎮静しよう．

RASS －4 になりました．

図表 5-6　Richmond Agitation-Sedation Scale（RASS）（日本集中治療医学会・J-PAD ガイドライン作成委員会，編．日本版・集中治療室における成人重症患者に対する痛み・不穏・せん妄管理のための臨床ガイドラインより）

スコア	用語	説明	
+4	好戦的な	明らかに好戦的な，暴力的な，スタッフに対する差し迫った危険	
+3	非常に興奮した	チューブ類またはカテーテル類を自己抜去；攻撃的な	
+2	興奮した	頻繁な非意図的な運動，人工呼吸器ファイティング	
+1	落ち着きのない	不安で絶えずそわそわしている，しかし動きは攻撃的でも活発でもない	
0	意識清明な 落ち着いている		
−1	傾眠状態	完全に清明ではないが，呼びかけに10秒以上の開眼およびアイ・コンタクトで応答する	呼びかけ刺激
−2	軽い鎮静状態	呼びかけに10秒未満のアイ・コンタクトで応答	呼びかけ刺激
−3	中等度鎮静状態	呼びかけに動きまたは開眼で応答するがアイ・コンタクトなし	呼びかけ刺激
−4	深い鎮静状態	呼びかけに無反応，しかし身体刺激で動き，または開眼	身体刺激
−5	昏睡	呼びかけにも身体刺激にも無反応	身体刺激

VTは出なくなったね．

とりあえずVTは止まったようですね．

よかった．とりあえず乗り切った…．

今のバイタルサインをもう一度確認しよう．

血圧94/70 mmHg，心拍数75/min，呼吸数12/min，SpO_2 100％（バッグバルブ換気）です．

血液ガス分析はまだ確認していなかったよね？

VT の途中で行った動脈採血です．呼吸数 18/min，室内気の条件で pH 7.50，PCO_2 33.1 mmHg，PO_2 96.0 mmHg，HCO_3^- 26.0 mmol/L，Na 132 mEq/L，K 3.9 mEq/L，Cl 98 mEq/L，Lac 9 mg/dL です．

気管挿管して CCU に移動だ．アミオダロンの持続静注を開始しよう．リドカインはほとんど無効でしたね．

これからが大変だな．

③ CCU 入室（17：50）

血液検査が揃いました（図表 5-7）．

図表 5-7　来院時血液検査

WBC	5000/μL	Na	↓131 mEq/L	PT-INR	↑2.31
Neut	↑70.1%	K	4.0 mEq/L	APTT	39 秒
Lymp	↓20.8%	Cl	↓92 mEq/L	D dimer	<0.5 μg/mL
Mono	6.2%	BUN	↑37 mg/dL	BNP	↑643.1 pg/mL
Eos	↓1.7%	Cre	↑1.45 mg/dL		
Baso	1.2%	Glu	78 mg/dL		
RBC	↓411 万/μL	TP	7.4 g/dL		
Hgb	13.6 g/dL	ALB	4.8 g/dL		
Hct	40.6%	T-Bil	↑1.9 mg/dL		
PLT	16.2 万/μL	D-Bil	↑0.5 mg/dL		
		AST	↑35 U/L		
		ALT	12 U/L		
		LDH	↑327 U/L		
		γGTP	↑244 U/L		
		CPK	110 U/L		
		CKMB	<3 ng/mL		
		Trop T	↑0.045 mg/dL		
		CRP	0.06		

クレアチニン値は外来でも 1.2〜1.5 mg/dL の間を推移していて，大きく変わらないね．

他の項目も外来時とあまり大きな変化はないようです．

CCU に入室して落ち着いた状態での心エコーはどう？

やっと落ち着いて心エコーができました．LVDd/Ds 89/73 mm，IVS/PW 12/11 mm，LVEF 17%（m. Simpson），LADs 73 mm，TMF: E 155 cm/s，DcT 201 ms，VTI 12.8 cm，中等症〜重症僧帽弁逆流あり，明らかな僧帽弁の逸脱なし．大動脈弁位は機械弁に置換されており，大動脈弁狭窄所見なし，軽症大動脈弁逆流あり．軽症〜中等症三尖弁逆流，右室右房間圧較差（tricuspid regurgitation pressure gradient: TRPG）は 41 mmHg，下大静脈径 21/26 mm，呼吸性変動なし，です．以前のデータと大きく変わっていません．

TMF での E/A は評価できないけど，身体所見の予想通り，左心系・右心系ともに圧は高そうだね．

現時点では明らかな心不全増悪所見はなく，不整脈イベントのみです．現在は人工呼吸器管理下に深鎮静．アミオダロンの持続静注を行っています．

ひとまずこの治療を継続だね．これから起こることを想定しておこう．

まずは VT がコントロールできるか．再発時は薬剤の選択肢はほとんどありませんね．血清カリウム値は 4.0 mEq/L ですから，これ以上低下しないように 4.0 mEq/L 以上で管理をします．この患者にとって，今回の心室性不整脈イベントは初めてです．心不全の入院歴があるもののこれまでは ADL は自立していました．したがって，今後心室性不整脈がコントロールできない場合は，個人的には救命目的の IABP や PCPS といった補助循環の短期間使用を適応してよいとと思っています．ただし，その先の心臓移植は年齢としても考えにくく，家族と話を詰めておく必要がありますね．

アミオダロン,リドカイン,鎮静薬投与後にVTが停止し,現在はアミオダロンと鎮静を継続しています.浅鎮静が理想的だとは思いますが,深鎮静の状態から浅くしていく過程でVTが再発するかもしれません.まずはこの状態でVTの再発がないことをしっかり確認したいので,明日の朝までは深鎮静とし,以降,浅鎮静へトライしてみたいと思います.

現在のメインプロブレムであるVTについては,それでいいだろうね.では,それ以外に起こり得るシナリオは?

うーん,今は明らかな心不全症状・所見はないですからねー.

ERで約15分続いたincessant VTで臓器障害がどれほどあるかは,これからの血液検査の評価で明らかになりますね.来院直後の血液検査には反映されていないだけかもしれません.一番気になるのは腎機能です.引き続き尿量には十分注意が必要でしょう.

ERでのVTがどれほど周辺臓器へ影響を与えたか,もちろんそれも重要だろうけど,この低心機能には注意を払うべきだと思う.心室性不整脈発生の後,ならびにアミオダロンの持続投与中だ.これからポンプ不全が顕性化してくる可能性は十分にあると思っていた方がいい.

血液ガス分析の定期的なチェックと尿量のモニタリングをしっかり行います.HCO_3^-,乳酸値は特に注意ですね.

④ 第2病日(7:30)

おはようございます.アミオダロンを継続し,夜間はVTは再発しませんでした.心室性期外収縮は2連発までみられますが,頻度は多くありません.モニターで判断する限りは少なくとも2種類の心室性期外収縮がありそうです.カリウム補充は行わずに血清カリウム値は4〜4.5 mEq/Lで推移しました.

了解.ではメインプロブレムのVTについてはコントロールできているね.血行動態はどうだろう.

現在のバイタルサインは心拍数75/min,血圧85/60(70)mmHg,呼吸数16/min,SpO₂ 96%(室内気),体温36.5℃です.自宅でも血圧は概

ねこのくらいの値だそうです．RASS −4〜−3 でコントロールされています．心エコー所見も CCU 入室時と大きく変わらず，VTI 11.6 cm です．尿量は 50 mL/時で変化ありません．乳酸値は 9.4 mg/dL と変わらず，他の血液ガス分析所見も変わりません．概ね，CCU 入室時と変わらない状態で 12 時間以上経過したことになります．あとは朝の血液検査の結果待ちです．

おはようございます．今日は間に合いましたね．

いやいや，5 分遅刻していますよー．

経験的に，唐辛子が CCU にくる時間にはだいたい血液検査の結果が出ているよ．

あ，結果が出ましたね．唐辛子先生のご来棟とは関係ないと思いますが．

図表 5-8　第 2 病日血液検査

WBC	5300/μL	Na	↓133 mEq/L	PT-INR	↑2.22
Neut	↑70.6%	K	4.0 mEq/L	APTT	↑46 秒
Lymp	↓17.4%	Cl	↓98 mEq/L	D dimer	＜0.5 μg/mL
Mono	9.2%	BUN	↑37 mg/dL		
Eos	2.0%	Cre	↑1.55 mg/dL		
Baso	0.8%	Glu	96 mg/dL		
RBC	↓354 万/μL	TP	7.3 g/dL		
Hgb	↓12.0 g/dL	ALB	4.7 g/dL		
Hct	↓34.8%	T-Bil	↑2.3 mg/dL		
PLT	↓13.9 万/μL	AST	↑48 U/L		
		ALT	12 U/L		
		LDH	225 U/L		
		γGTP	↑224 U/L		
		CPK	277 U/L		
		CKMB	10 ng/mL		
		Trop T	↑0.052 mg/dL		
		CRP	0.09		

うーん，血液検査も大きくは変わっていませんね（図表 5-8）．総ビリルビン値は 1.9 から 2.3 mg/dL へ上昇しましたが，心エコー所見まで含めて大きく血行動態の変化がないことを考えると，低心拍出症候群による上昇とは言えないでしょうね．

胸部 X 線も変わらない．

VT は再発なく，アミオダロンでコントロール良好．来院時の incessant VT とその後もアミオダロン投与によるデメリットは現時点ではなし．今日のプランは，現在の薬剤は全て継続し，鎮静は少し浅めにしてみましょう．まぁ慎重に，RASS −2〜−3 まで覚ましてみましょう．

よし，それで行こう．

⑤ 第 3 病日（7：30）

おはようございます．また唐辛子先生は遅刻ですね．

5 分後にはきているだろ．そして血液検査の結果が出る．

ちょっと朝の血液ガス分析が気になるデータでして…．

わかった．じゃぁ順序立てて進めて行こう．まずメインプロブレムの VT はどうだ？

VT は起こっていません．RASS −3〜−2 でコントロールしましたが，アミオダロンがきっちりと再発を抑えています．VT の再発はありません．ただ，本人は少し元気がなくて，全身倦怠感を訴えています．

血行動態は？

変わりません．心拍数 75/min，血圧 105/80（75）mmHg，呼吸数 16/min，SpO₂ 95%（室内気），体温 36.8℃です．VTI 11.3 cm です．尿量は 50 mL/h でしたが，本日 0 時以降，30 mL/h と低下しています．今朝

の血液ガス分析では pH 7.37, PCO$_2$ 37 mmHg, PO$_2$ 96 mmHg, HCO$_3^-$ 22 mmol/L, 乳酸値 28.0 mg/dL で, 一番気になっているのが乳酸値の上昇です. 昨日 18 時が 15.6 mg/dL で, 本日 0 時が 14.6 mg/dL だったのですが, 現在 28.0 mg/dL と上昇傾向です.

CRT で心拍数がコントロールされているので頻脈が評価できないね. 鎮痛・鎮静と人工呼吸器管理下ということも呼吸数が修飾されている可能性があるなぁ. 心エコー指標もそれほど変化がないけど, 尿量が低下, 乳酸値が上昇傾向にあるところが気になっている. ついに血行動態が崩れてきているのかもね.

低心拍出症候群になっているかもしれませんね. そろそろ血液検査の結果が出たでしょうか.

あ, 先生, おはようございます. 結果出ましたね (図表 5-9). うわー, これは…

見事に循環が破綻したな. なかなか循環指標が変わらず, 悪くなっているのに気づくのが遅れた！

図表 5-9　第 3 病日血液検査

WBC	8000/μL	Na	↓133 mEq/L	PT-INR	↑3.73
Neut	↑77.5%	K	↑5.5 mEq/L	APTT	↑46 秒
Lymp	↓12.5%	Cl	↓97 mEq/L	D dimer	↑3.2 μg/mL
Mono	9.5%	BUN	↑50 mg/dL		
Eos	↓0.1%	Cre	↑1.81 mg/dL		
Baso	0.4%	Glu	↑140 mg/dL		
RBC	↓410 万/μL	TP	7.3 g/dL		
Hgb	13.9 g/dL	ALB	4.7 g/dL		
Hct	41.0%	T-Bil	↑4.2 mg/dL		
PLT	↓13.8 万/μL	AST	↑1258 U/L		
		ALT	↑668 U/L		
		LDH	↑1422 U/L		
		γGTP	↑275 U/L		
		CPK	↑176 U/L		
		CRP	↑5.04 mg/dL		

いや，待ってくださいよ．心エコー指標は動いていないし，他の鑑別もあり得ますよ．

もちろん，他の鑑別はある．だけど，やっぱりこの患者のバックグランドと経過を考えると，いつ低心拍出症候群になってもおかしくない状況であった．エコー所見はまだ動いていないけど，ここは肺動脈カテーテルでしっかり評価した方が良い．

肺動脈カテーテルをベッドサイドで挿入する方法もありますが，心拡大もあり CRT も入っている状態での挿入はリスクがあります．X 線透視下で挿入しましょう．今カテーテル室は PCI をやっててすぐには空きません．先にドブタミン 2γ を始めたいと思います．

了解，そうしよう．ただ，強心薬で VT が誘発されるかもしれない．ドブタミン開始後に VT が出るようになったら，もう補助循環しかないね．

⑥ 第 3 病日（9：00）

ドブタミン 2γ を開始して 1 時間になります．VT の再発はありません．

呼吸数は 18/min，乳酸値は 22.3 mg/dL と変わらない．尿量もここ 1 時間では 30 mL/min です．全身倦怠感は残っていますね．ドブタミンは効いていないと判断する方が妥当でしょう．

ドブタミンは 4γ へ増量しよう．

わかりました．4γ へ増量します．

⑦ 第 3 病日（11：00）

呼吸数 16/min です．4γ へ増量後から，本人も少し楽になったと言っています．この時点での乳酸値は 20.0 mg/dL．尿量は 30 mL/時とまだ低値のままです．このままドブタミンの反応が良ければ，肺動脈カテーテルを挿入せずに逃げ切ることができるかもしれません．CRT も入って

いて，肺動脈カテーテル留置は感染のリスクもあります．

でも，ドブタミンの反応は良いとは言えないなぁ．呼吸数も十分に下がらず，乳酸値も尿量も改善しない．

あ，今 VT が出ました．あ，止まりましたね．

少しずつ期外収縮の頻度も増えてきているね．そろそろ決断の時じゃないか．

くそーっ，少しずつ血行動態が改善しつつあるのかと期待していたところだったのに．

カテーテル室も準備できています．行きましょう．

⑧ カテーテル室（11：15）

カテーテル室へ向かう直前もまた非持続性心室頻拍が出ました．再び incessant VT になりそうですね．

すぐに肺動脈カテーテルを挿入します．

慌てない慌てない．こういう時ほど丁寧に．カテーテル操作による期外収縮にも気をつけて．

現在，ドブタミン 4γ，アミオダロンは継続中．O_2 2 L/min 投与下，血圧 103/78（91）mmHg，心拍数 75/min の条件下で，肺動脈楔入圧 27 mmHg，肺動脈圧 67/26 mmHg，右房圧 15 mmHg，SpO_2 96％，SvO_2 49％，心係数 1.32 L/min です．臨床症状と合わせて，明らかに低心拍出症候群ですね．

さぁ治療はどうする？　いつまた VT が出てもおかしくないよ．

ドブタミンを 2→4γ と増量しても十分に低心拍出症候群を改善させるには至らず，ここ 30 分では非持続性心室頻拍が頻繁にみられるようになってきました．これ以上カテコラミンで勝負するには厳しいと思います．

肺動脈楔入圧が高値ですが，右房圧も高値です．低左心機能かつ，低右心機能です．左心系サポートのみでは十分ではない可能性もありますが，まずは IABP が妥当でしょう．

CE 白線：40 cc のバルーンを用意しています．いつでも挿入できます．

よし，じゃぁ IABP で行こう．

では右鼠径部から挿入します．肺動脈カテーテルと IABP を留置して CCU へ戻ります．

⑨ CCU 帰室（13：30）

全身倦怠感の症状は完全に消失しました．

血圧 100/70 mmHg，心拍数 75/min，肺動脈楔入圧 18 mmHg，右房圧 5 mmHg，心係数 2.1 L/min，SvO_2 65％と劇的に改善しています．期外収縮はありますが，VT は消失しました．

IABP の効果が発揮されているね．尿量はどう？

尿量は 60 mL/h と改善してきています．

よし，このまま明日まで維持できるといいね．

⑩ その後の経過

　VT の再発はなく，第 4 病日朝も肺動脈楔入圧 15 mmHg，右房圧 5 mmHg，心係数 2.0 L/min，SvO_2 70％まで改善しました．アミオダロン内服を開始し，IABP は第 6 病日にアシスト比 2：1，3：1 のウィーニングを行いました．ウィーニング過程で肺動脈楔入圧の上昇もあり，血管拡張薬を併用の下，同日 IABP の抜去へ至りました．

1 致死性不整脈でフリーズしないために

心室性不整脈のうち心室細動と心室頻拍（VT）は致死性不整脈と呼ばれており，容易に血行動態が破綻しうる不整脈です．脈が触れなくなる，もしくは血行動態が破綻した場合はカーディオバージョンを行えばよいのですが，血圧が維持されていると，「さぁて，どうしたものかな…」と身構えてしまいます．

2015年にアップデートされた International Liaison Committee on Resuscitation/Consensus on Science with Treatment Recommendations (ILCOR/CoSTR) の心肺蘇生と救急心血管治療のガイドラインにおける wide QRS tachycardia のマネージメントをみてみましょう[1]．頻拍に関する部分はほぼ変わっておらず，2010年のガイドライン[2]を踏襲しています．

図表5-10にガイドラインでの脈が触れる場合の頻拍のプロトコールを示します（一部改変）．脈が触れる頻拍（一般的には心拍数150/min以上）をみたら，まずABCの確認を行い，続いて不整脈による合併症が起こっていないか評価します．その合併症とは具体的には，ショック，意識障害，心筋虚血，心不全です．このいずれかを認める場合は同期下カーディオバージョンを行います．時間と患者の状態が許せば鎮静を行い，QRS幅が狭い頻拍の場合はアデノシンで診断的治療を行う選択肢もあります．

ショック，意識障害，心筋虚血，心不全のいずれも満たさない場合はQRS幅を確認します．QRS幅が狭い（＜120 ms）の場合は，静脈路確保や12誘導心電図を行い，迷走神経刺激や脈が整の場合はアデノシンを投与します．β遮断薬かCa拮抗薬で治療を行い，場合によってはエキスパートへ相談します．QRS幅が広い場合（≧120 ms），これは wide QRS tachycardia と呼ばれますが，同様に静脈確保と12誘導心電図を行います．単形性VTの場合はアデノシン投与が可能です．その他，抗不整脈薬を選択するか，場合によってはエキスパートへ相談します．

さて，まとめると，頻拍は血行動態が不安定であれば胸骨圧迫とカーディオバージョンを行います．患者の状態が安定しているならば，まず行うことは12誘導心電図です．そして不整脈診療へ挑戦してもよいけれども，あまり無理しなくてよい，適宜エキスパートへのコンサルテーションを考慮せよ，という内容が明記さ

図表 5-10 　脈拍のある頻拍のアルゴリズム
〔ACLS（二次救命処置）プロバイダーマニュアル日本語版より抜粋〕

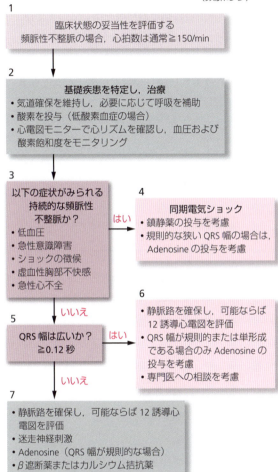

れています．この ILCOR/CoSTR の心肺蘇生と救急心血管治療のガイドライン[1]は，循環器科医や救急医でなくとも時間的猶予のない心停止患者やそれに準じる状態の患者に対して一定のクオリティを保ったマネージメントをするために

作られたものですが，血行動態が安定した頻脈性不整脈に対するこの領域については早々にエキスパートへのコンサルテーションを容認しているところが面白いなと思います．エキスパートなる医師はこの頻拍が続いているタイミングで突然呼び出されるわけです．ここでのエキスパートとは循環器科医を指していますが，さらに循環器科医の中には不整脈医という，高い専門性を持った医師集団がいます．カテーテルアブレーション全盛の時代となり，もはや不整脈医が話している会話が別の言語に聞こえてしまうくらい，不整脈診療は循環器科医にとってもますます奥が深い境地になっています．筆者は不整脈医ではないので，彼らが得意とする心内心電図まで想定した高いレベルの体表面心電図の解釈はできません．しかし循環器科医である以上はエキスパートとして呼びされたからには何とかしなくてはなりません．ここでは，不整脈医でない循環器科医，もしくは救急・集中治療・総合診療医が，いかにシンプルに wide QRS tachycardia を考えるか，そこに重点を置いて話していきたいと思います．

さて，呼び出されたエキスパートは，腹をくくって不整脈を止める技を繰り出す必要があります．そのためにはまずは不整脈の診断をしなければなりません．図表 5-11 は wide QRS tachycardia の鑑別です．これらの病態を念頭に，まずは頻拍のリズムが整か不整かを判断します（図表 5-12）．リズムが整の場合（regular wide QRS tachycardia）は心室頻拍か変行伝導を伴う上室性頻拍を疑います．リズムが不整の場合

図表 5-11 Wide QRS tachycardia をみたら考えること

- 心室頻拍または心室細動
- 変更伝導を伴う上室性頻拍
- 早期興奮症候群（副伝導路に関連）
- 心室ペーシング

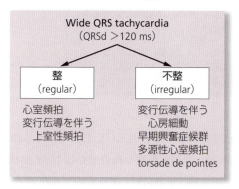

図表 5-12 Wide QRS tachycardia のリズムの整・不整による鑑別

（irregular wide QRS tachycardia）は変行伝導を伴う心房細動や早期興奮症候群（WPW症候群と心房細動の合併），多形性VT（polymorphic VT）またはtorsade de pointesの可能性が高くなります．しかし，鑑別で一番重要なことは，鑑別に悩む時は最も重症度の高いVTとして対応する，ということです．

VTはQRS波形が一定であれば単形性VT（monomorphic VT）であり，QRS波形が一定でなければ多形性VT（polymorphic VT）と呼ばれます．前者のリズムは整，後者は不整です．多形性VTは心室細動により近く，血行動態は不安定になりやすく，虚血性心疾患で多くみられる特徴があります．まずは血行動態の安定しているregular wide QRS tachycardiaについて説明したいと思います．

> **Point**
> - 頻拍ではショック，意識障害，心筋虚血，心不全を合併すれば原則同期下カーディオバージョン．
> - 頻拍は血行動態が安定していれば基本エキスパートを呼んで診療してよい．
> - Wide QRS tachycardiaは悩んだらVTとして対処する．

2 Regular wide QRS tachycardiaを鑑別する

Regular wide QRS tachycardiaをみたら，単形性VT（monomorphic VT）や変行伝導を伴う上室性頻拍を疑います．上室性頻拍における心室応答はHis-Purkinje伝導路を経由するため両心室は同期しています．一方でVTではQRSの方がP波より多くなり房室解離（AV dissociation）と呼ばれる状態になるため，心房心室間の同期がなくなります．さらに心筋伝導も基本的にはHis-Purkinje伝導路を経由しないため両心室間でも同期がなくなります．したがって，同じ心拍数でも上室性頻拍とVTではVTの方が血行動態は不安定になるのが通常です．

上室性頻拍は通常はQRS幅が狭い頻拍（narrow QRS tachycardia）ですが，変行伝導を伴う上室性頻拍はQRS幅が拡大するため，VTとの鑑別が難しくな

ります．この両者の鑑別となる重要なキーワードを図表5-13に示します．

房室解離は，QRSの中に埋もれたP波を探し，その位置関係をみます．QRSとP波が同期していないものは心室頻拍を疑います．Akhtarらは電気生理学的検査によってVTの診断が確定した122波形を検証し，心内電位では67波形（55％）で房室解離がみられましたが，12誘導心電図では29波形（24％）のみであったと報告[3]しています．房室解離がみつかればVTと考えますが，みつからない場合も多いということです．

Brugadaらは上室性頻拍とVTの鑑別に関するアルゴリズムを提唱しています（図表5-14, 15）．554例のwide QRS tachycardia（VT 384例，変行伝導を伴う上室性頻拍170例）を検証[4]しています．変行伝導を伴う上室性頻拍では胸部誘導でRSパターンがみられるもののVTの中ではみられないことに注目しました．この研究では胸部誘導すべてでRSパターン

図表5-13 心室頻拍を疑う心電図所見

- 房室解離（AV dissociation）がある
- R波の立ち上がりからS波の頂点まで＞100 ms
- 胸部誘導にRSパターンがみられない
- 捕捉収縮（capture beat）
- 融合収縮（fusion beat）
- 極端な右軸偏位（北西軸）
- 右脚ブロック＋QRS幅≧140 ms
- 左脚ブロック＋QRS幅≧160 ms

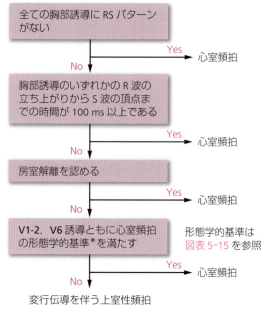

図表5-14 Brugadaらによるwide QRS tachycardia鑑別のアルゴリズム
（Circulation. 1991; 83: 1649-59[4]より作成）

図表 5-15　Brugada アルゴリズムにおける心室頻拍の形態学的基準
（Circulation. 1991; 83: 1649-59[4)]より作成）

	上室性	心室性	感度	特異度	陽性適中率	陰性適中率
左脚ブロック型						
V1 誘導						
単相性 R	11/69	39/65	0.60	0.84	0.78	0.69
QR または RS	1/69	20/65	0.30	0.98	0.95	0.60
三相性	57/69	6/65	0.82	0.91	0.90	0.83
V6 誘導						
R/S 比<1	4/69	27/65	0.41	0.94	0.87	0.63
QS または QR	0/69	19/65	0.29	1.0	1.0	0.60
単相性 R	0/69	1/65	0.01	1.0	1.0	0.52
三相性	44/69	3/65	0.64	0.95	0.93	0.71
R/S 比>1	21/69	15/65	0.30	0.76	0.58	0.51
右脚ブロック型						
V1 または V2 誘導						
R>30 ms，S<60 ms	3/24	91/91	1.0	0.89	0.96	
V6 誘導						
QR または QS	0/31	6/35	0.17	1.0	1.0	0.52
単相性 R	31/31	29/35	1.0	0.17	0.51	1.0

を認めないものは 83 例あり，そのすべてが VT でした（感度 21％，特異度 100％）．この所見を認めない 471 例について，R 波の立ち上がりから S 波の頂点までが 100 ms 以上あったものが 175 例あり，このうち 172 例が VT，3 例が上室性頻拍でした（感度 66％，特異度 98％）．次のステップを房室解離，その次のステップを QRS 波形に基づいて鑑別すると，最終的にこのアルゴリズムで感度 98.7％，特異度 96.5％で VT を診断できることがわかりました．

また電気軸については，北西軸，すなわち右上方への軸偏位（-90～-180°）は通常の脚枝ブロックでは生じないとされており，この軸偏位を伴う時は VT が強く疑われます（図表 5-16）．

捕捉収縮（capture beat）とは，wide QRS tachycardia の中にみられる narrow QRS の波形です．これは P 波の伝導によって QRS 波が生じたためにみ

られる波形で，上室由来の伝導が wide QRS tachycardia を生じていないことの証明になります．したがって，捕捉収縮の存在は心室頻拍を疑います．一般的に捕捉収縮は心拍数が遅い VT にみられ，VT 波形と融合した場合は VT の QRS 幅より狭いけれども，正常より拡大した QRS 波形がみられます．これを融合収縮（fusion beat）と呼んでいます．いずれにしても，この波形の診断には心室を捕捉する明瞭な P 波が確認できる必要があります．

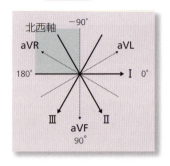

図表 5-16　北西軸

　その他，変行伝導を伴う上室性頻拍より VT の方が QRS 幅が広いことが知られており，したがって右脚ブロック型で 140 ms 以上，左脚ブロック型で 160 ms 以上であれば VT の可能性が高いと報告[3,5]されています．しかし，洞調律時の QRS 波形や抗不整脈薬の影響を受けるため，これだけではなかなか判断できません．

　これまでも上室性頻拍と VT の鑑別を検証した多くの研究がありますが，確実な診断法というものはありません．繰り返しになりますが，鑑別ができない時は VT として対処する，ということをくれぐれも忘れないようにしてください．

Point

- Regular wide QRS tachycardia をみたら，単形性 VT（monomorphic VT）や変行伝導を伴う上室性頻拍を疑う．
- 両者の鑑別において，房室解離，胸部誘導で RS パターンがない，北西軸，捕捉収縮，融合収縮などがあれば VT を疑う．
- 鑑別ができない時は VT として対処する．

3 Regular wide QRS tachycardia を鑑別する：アデノシン編

　血行動態の安定している regular wide QRS tachycardia であれば，鑑別のためにアデノシンを投与してみる方法があります．アデノシンは一過性に房室伝導を途絶することにより短時間の房室ブロックを形成する薬剤です．わが国ではアデノシンの保険適応は負荷心筋シンチグラフィ時の使用のみであり，ベッドサイドではアデノシン三リン酸（adenosine triphosphate：ATP）製剤を使います．ATP はアデノシンの前駆体であり，血中に入ると速やかにアデノシンに分解されます．アデノシンは急速に代謝されるため，短時間で効果は消失し，その時間は数十秒から 1 分程度と言われています．

　アデノシン投与は比較的安全性が高く，診断としても治療としても有効です．アデノシンを投与すると，変行伝導を伴う上室性頻拍であった場合は一時的に頻拍が徐拍化したり洞調律に復帰したりします．間隔が広がった QRS の間に，鋸歯状波や心房波が確認できるかもしれません．しかし，VT の場合は基本的にアデノシン投与でもリズムや波形に変化は生じません[6]．2015 年にアップデートされた ILCOR/CoSTR の心肺蘇生と救急心血管治療のガイドライン[1]では regular wide QRS tachycardia に診断・治療目的でアデノシンを投与することは Class Ⅱb，LOE B と位置づけています．しかしながら，アデノシンは血行動態が不安定な場合，もしくは多形性 VT に投与すると心室細動になる可能性があり避けるべきです（Class Ⅲ，LOE C）．あくまでも regular wide QRS tachycardia に投与します．

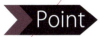
- 血行動態の安定している regular wide QRS tachycardia であれば，鑑別のためにアデノシンを投与してもよい．

4 Regular wide QRS tachycardia を停止させる

　では血行動態の安定した単形性 VT（monomorphic VT）に対して治療目的で

薬剤を投与する場合は何が良いのでしょうか．2015 年にアップデートされた AHA の心肺蘇生と救急心血管治療のガイドライン[1]ではプロカインアミド（Class Ⅱa, LOE B），アミオダロン（Class Ⅱb, LOE B），ソタロール（Class Ⅱb, LOE B）の使用を考慮してよい，としています（図表 5-17）．このいずれかの薬剤で不整脈が停止し

図表 5-17
単形性 VT に投与する薬剤

- プロカインアミド
- ソタロール
- アミオダロン
- リドカイン

ない場合は，エキスパートへのコンサルテーションなしに 2 つ目の薬剤を投与すべきではないとしています（Class Ⅲ, LOE B）．さらに抗不整脈薬で停止しない場合はカーディオバージョンを考慮するか，またもやエキスパートへ相談せよ（Class Ⅱa, LOE C）と述べています．ちなみに，Ca 拮抗薬であるベラパミルは原則，使用は禁忌であるとしました（Class Ⅲ, LOE B）．WPW 症候群による上室性頻拍で wide QRS tachycardia となっている場合，血行動態が破綻することが報告[7,8]されているからです．これらの内容から，抗不整脈薬を不適切に使って副作用や血行動態の悪化をきたすくらいなら無理をするな，という意志を汲み取ることができると思います．下記でも触れていきますが，抗不整脈薬の近年の考え方は，不必要なリスクを冒さない，という視点に基づいており，1 回の不整脈イベントで使用できる抗不整脈薬はせいぜい 2 剤程度であると考えておいた方が良いでしょう．

　総論的な話になりますが，抗不整脈薬の分類は Vaughan Williams 分類が古くから使われてきました（図表 5-18）．ナトリウムチャネル遮断作用のⅠ群，交感神経 β 遮断受容体遮断作用のⅡ群，カリウムチャネル遮断作用のⅢ群，カルシウム拮抗作用を示すものをⅣ群としました．さらにⅠ群を再分極過程への影響に基づき，Ⅰa 群（活動電位持続時間延長），Ⅰb 群（短縮），Ⅰc 群（不変）に分類しました．しかし実際抗不整脈薬はそこまで単純ではなく，多くの抗不整脈薬が複数の作用機序を有するため，またこの 4 群に分類できない薬剤もあることから，1992 年に Sicilian Gambit 分類が作成され，不整脈の発生機序と薬物の電気生理学的な特性に基づいたアプローチが提唱されています．両分類ともに利点があり，現在でも Vaughan Williams 分類も使用されています．Vaughan Williams 分類は簡単に抗不整脈薬を理解するには便利な分類です．

図表 5-18　Vaughan Williams 分類（Am J Cardiol. 1985; 56: 185-7 より作成）

分類			主作用機序		市販薬
Ⅰ群	Ⅰa群	Na⁺チャネル遮断作用	活動電位持続時間延長	Na⁺チャネルとの結合，解離　中等度	キニジン プロカインアミド ジソピラミド シベンゾリン ピルメノール
	Ⅰb群		活動電位持続時間短縮	中等度	アプリンジン
				速い	リドカイン ジフェニルヒダントイン メキシレチン
	Ⅰc群		活動電位持続時間不変	中等度	プロパフェノン
				遅い	フレカイニド ピルジカイニド
Ⅱ群		交感神経β受容体遮断作用			プロプラノロールなど
Ⅲ群		K⁺チャネル遮断作用			アミオダロン ソタロール ニフェカラント
Ⅳ群		Ca^{2+}チャネル遮断作用			ベラパミル ジルチアゼム ベプリジル

　プロカインアミドはIa群に属するナトリウムチャネル遮断薬で，肝臓で代謝されるとアセチルプロカインアミドとなり，Ⅲ群（カリウムチャネル遮断薬）の効果も発揮します．心房性不整脈にも心室不整脈にも有効です．少数例の検討[9]ですが，単形性VTに対して，プロカインアミド（15例）とリドカイン（14例）を比較したランダム化試験があります．VTの停止はプロカインアミドで12/15例，リドカインで3/14例でみられました（$p<0.01$）．さらにリドカインで停止しなかった11例のうち8例がプロカインアミドで停止し，プロカインアミドで停止しなかった1例をリドカインで停止させることができました．結果的に41エピソードのうち，4/15をリドカインで停止，20/26をプロカインアミドで停止させることができました．一方で，プロカインアミドはQRS幅とQTを延長させていました．これはナトリウムチャネルとカリウムチャネルへの作用のためです．

2015年にアップデートされたILCOR/CoSTRの心肺蘇生と救急心血管治療のガイドライン[1]でもプロカインアミドはQT延長とうっ血性心不全には使用すべきでないと言及しています（Class Ⅲ，LOE B）．ナトリウムチャネル遮断薬の特徴である心抑制があり，心機能低下例への投与は推奨されません．

ソタロールは不応期を抑制しリエントリー性の不整脈に有効とされるカリウムチャネル遮断薬の一つです．カリウムチャネルのサブタイプとしてはI_{kr}を遮断し，さらにβ遮断作用（Ⅱ群効果）も有しています．わが国ではソタロールの静注薬はありません．カリウムチャネルのうちI_{kr}のみを遮断する薬剤（ソタロールやニフェカラント）はQT延長をきたしやすく，またβ遮断作用を有するため心抑制があることが欠点です．静注のソタロールについても，単形性VTに対して，リドカインと比較して有効であったとの報告[10]があります．

アミオダロンはⅢ群のカリウムチャネル遮断薬に属しますが，実際はマルチチャネル抑制効果を持つ抗不整脈薬です．I_{kr}を中心とするカリウムチャネル遮断作用，ナトリウムチャネル遮断作用，カルシウムチャネル遮断作用，β受容体遮断作用，α受容体遮断と多数のチャネルや受容体に作用し，心室筋の活動電位のほとんどすべての時相を抑制します．急性作用としてはナトリウムチャネル，カルシウムチャネル遮断作用が強く出現し，陰性変時作用や陰性変力作用を有します．後でも触れますが，アミオダロンは心機能低下例にも使用可能な薬剤ですが，決して心抑制がないわけではないことを十分に理解しておく必要があります．

リドカインについては，プロカインアミド，ソタロールやアミオダロンと比較するとVT停止効果が劣ります．しかし一方で副作用も少なく，単形性VTに対しては第二選択薬として用いられます．

2015年のESCの心室性不整脈・突然死予防についてのガイドライン[11]において，虚血や心不全を合併した，血行動態の安定した単形性VTに対しては唯一アミオダロンの使用を推奨しており，また2015年にアップデートされたILCOR/CoSTRの心肺蘇生と救急心血管治療のガイドライン[1]においても同様に冠動脈疾患と低心機能合併例についてアミオダロンを推奨しています．このように，アミオダロンは心機能低下を合併した頻拍に対する抗不整脈薬として第一選択となります．しかし，カリウムチャネル遮断薬は一般的には心機能に対する影響は少ない薬剤ですが，アミオダロンはあくまでも弱いながらも多くのチャネルや受容

体に作用するマルチスペクトラムな抗不整脈薬であり，ナトリウムチャネルやβ受容体遮断作用によって心抑制をきたす可能性があります．ナトリウム遮断薬など他の薬剤に比べて心機能に影響しにくいことは事実ですが，全く影響がないわけではありませんのでポンプ不全に投与する時は十分に注意が必要です．

アミオダロンは脂溶性が高く，ほとんどの組織に取り込まれ濃縮されていきます．分布容積は 106 L/kg と非常に大きく，心筋内濃度を上昇させ，抗不整脈作用を発揮させるためには十分な初期投与量が必要になります．

投与量としては 2015 年にアップデートされた ILCOR/CoSTR の心肺蘇生と救急心血管治療のガイドライン[1]ではアミオダロン 150 mg を 10 分毎に静注することを推奨しています．最大量を 2.2 g/day としていますが，300 mg を超えると低血圧が生じやすく，この血圧低下には薬剤の溶媒の影響もあると言われています．わが国の添付文書では電気的除細動抵抗性の心室細動あるいは無脈性心室頻拍による心停止に対する静脈内へのボーラス投与を認めています（初回 300 mg または 5 mg/kg，2 回目以降 150 mg または 2.5 mg/kg）．

持続投与（図表 5-19）は，初期急速投与（125 mg を 5％ブドウ糖 100 mL へ加え，600 mL/時で 10 分）→負荷投与（750 mg を 5％ブドウ糖 500 mL へ加え，33

図表 5-19　アミオダロン投与

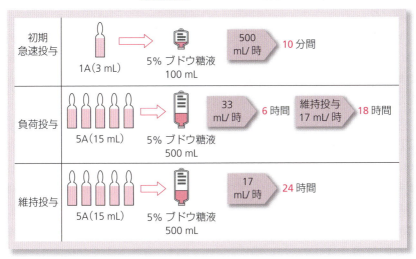

mL/時で6時間）→維持投与（同組成で17 mL/時）という流れで行います．追加投与は125 mgを5％ブドウ糖100 mLへ加え，600 mL/時で10分投与します（初回急速投与と同じ）．1日の総投与量は1250 mgとされています．生理食塩水は沈殿するため，ブドウ糖で溶解します．

　血中濃度については，個人差が大きく，かつ血中濃度から心臓への分布を予測することは難しいとされています．加えて，アミオダロン血中濃度とアミオダロンの抗不整脈作用との相関を示したデータはありません．日本循環器学会の2015年版薬物循環器薬の薬物血中濃度モニタリングに関するガイドラインにおいても，上記の理由からアミオダロン血中濃度のモニタリングは必ずしも必要ではないとしています．

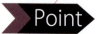

- 血行動態の安定した単形性VTに対してはプロカインアミド，アミオダロン，ソタロール，リドカインが候補にあがる．
- 心機能低下例にはアミオダロンは使用可能だが，心抑制がないわけではない．

5　多形性VTをみたらQT時間と虚血をチェック！

　単形性VTの話は一旦終わりにして，ここではirregular wide QRS tachycardiaの話をしたいと思います．Irregular wide QRS tachycardiaの一つである多形性VT（polymorphic VT）は血行動態が破綻しやすく，認識時に血圧が保たれていても原則心室細動に準じて対応します．

　多形性VTのポイントは，多形性VTが生じる前，もしくは洞調律復帰時のQT延長の有無を評価することです．一般的にQT延長による多形性VTはtorsade de pointesとも呼ばれています．QT延長を伴う多形性VTをみたら，まずはQTを延長させる薬剤がないかチェックします．QT延長をきたす薬剤は膨大にありますが，抗不整脈薬，向精神薬，抗菌薬・抗真菌薬，抗ヒスタミン薬，抗がん剤，制吐剤などが代表的です．次に電解質と中毒・過量投与がないかをチェックします（図表5-20）．

治療（図表 5-21）は ①原因となる薬剤の除去，② 電解質の補充を行います．マグネシウムは torsade de pointes の代表的な治療薬ですが，投与によって QT 時間の短縮や血中マグネシウム濃度の上昇が得られてなくても効果が得られます[12]．カリウムの補正も必要です．その他，一時的ペーシングやイソプロテレノールも有効であり，心拍数を増加させ，心室の活動電位時間を短縮させます．この場合，心拍数は 90〜110/min を目安としますが，低心機能例に右室ペーシング（VVI）を行うと血行動態が悪化する可能性があります．またイソプロテレノールは先天性 QT 延長症候群では禁忌であり，また心筋虚血がある場合は頻拍によって虚血を増悪させる可能性があります．この 2 点に注意した上で使用するべきです．

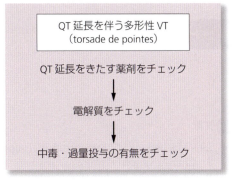

図表 5-20　QT 延長を伴う多形性 VT（torsade de pointes）をみたら

QT 延長を伴う多形性 VT（torsade de pointes）
↓
QT 延長をきたす薬剤をチェック
↓
電解質をチェック
↓
中毒・過量投与の有無をチェック

図表 5-21　QT 延長を伴う多形性 VT（torsade de pointes）の治療

- マグネシウム静注
- カリウムの補正
- 一時的ペーシング
- イソプロテレノール（先天性 QT 症候群と心筋虚血は禁忌）

図表 5-22　多形性 VT の鑑別

- torsade de pointes
- 心筋虚血
- カテコラミン誘発性 VT
- Brugada 症候群

　QT 延長を伴わない多形性 VT をみたら，心筋虚血を疑います．冠血行再建の適応を考慮するとともに，抗不整脈薬としては静注アミオダロンや β 遮断薬が有効です（Class Ⅱb, LOE C）[2]．QT 延長がないこの多形性 VT についてはマグネシウムの静注は効果が乏しいと言われています（Class Ⅱb, LOE C）．QT 延長，心筋虚血以外に多形性 VT をきたすものとして，カテコラミン誘発性 VT，

Brugada症候群があります．この4つは治療方針が大きく異なるため，鑑別が重要になります（図表 5-22）．

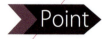
- 多形性VTをみたらQT延長の有無をチェック．
- QT延長のない多形性VTは心筋虚血の存在を疑う．

📖 文献

1) Link MS, Berkow LC, Kudenchuk PJ, Halperin HR, Hess EP, Moitra VK, et al. Part 7: Adult Advanced Cardiovascular Life Support: 2015 American Heart Association Guidelines Update for Cardiopulmonary Resuscitation and Emergency Cardiovascular Care. Circulation. 2015; 132: S444-64.
2) Neumar RW, Otto CW, Link MS, Kronick SL, Shuster M, Callaway CW, et al. Part 8: adult advanced cardiovascular life support: 2010 American Heart Association Guidelines for Cardiopulmonary Resuscitation and Emergency Cardiovascular Care. Circulation. 2010; 122: S729-67.
3) Akhtar M, Shenasa M, Jazayeri M, Caceres J, Tchou PJ. Wide QRS complex tachycardia. Reappraisal of a common clinical problem. Ann Intern Med. 1988; 109: 905-12.
4) Brugada P, Brugada J, Mont L, Smeets J, Andries EW. A new approach to the differential diagnosis of a regular tachycardia with a wide QRS complex. Circulation. 1991; 83: 1649-59.
5) Wellens HJ, Bar FW, Lie KI. The value of the electrocardiogram in the differential diagnosis of a tachycardia with a widened QRS complex. Am J Med. 1978; 64: 27-33.
6) Marill KA, Wolfram S, Desouza IS, Nishijima DK, Kay D, Setnik GS, et al. Adenosine for wide-complex tachycardia: efficacy and safety. Crit Care Med. 2009; 37: 2512-18.
7) Exner DV, Muzyka T, Gillis AM. Proarrhythmia in patients with the Wolff-Parkinson-White syndrome after standard doses of intravenous adenosine. Ann Intern Med. 1995; 122: 351-2.
8) Gupta AK, Shah CP, Maheshwari A, Thakur RK, Hayes OW, Lokhandwala YY. Adenosine induced ventricular fibrillation in Wolff-Parkinson-White syndrome. Pacing Clin Electrophysiol. 2002; 25: 477-80.
9) Gorgels AP, van den Dool A, Hofs A, Mulleneers R, Smeets JL, Vos MA, et al. Comparison of procainamide and lidocaine in terminating sustained monomorphic ventricular tachycardia. Am J Cardiol. 1996; 78: 43-6.
10) Ho DS, Zecchin RP, Richards DA, Uther JB, Ross DL. Double-blind trial of lignocaine versus sotalol for acute termination of spontaneous sustained

ventricular tachycardia. Lancet. 1994; 344: 18-23.
11) Priori SG, Blomstrom-Lundqvist C, Mazzanti A, Blom N, Borggrefe M, Camm J, et al. 2015 ESC Guidelines for the management of patients with ventricular arrhythmias and the prevention of sudden cardiac death: The Task Force for the Management of Patients with Ventricular Arrhythmias and the Prevention of Sudden Cardiac Death of the European Society of Cardiology (ESC). Endorsed by: Association for European Paediatric and Congenital Cardiology (AEPC). Eur Heart J. 2015; 36: 2793-867.
12) Tzivoni D, Banai S, Schuger C, Benhorin J, Keren A, Gottlieb S, et al. Treatment of torsade de pointes with magnesium sulfate. Circulation. 1988; 77: 392-7.

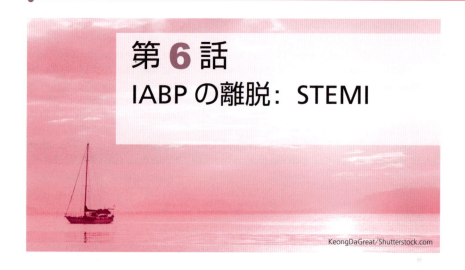

第6話
IABPの離脱：STEMI

　IABPの適応や導入までの流れのイメージはできてきたと思います．ここでは，IABPを離脱する手順を学んでいきたいと思います．なぜIABPが入ったのか，そこを考えると自然と離脱時のチェックポイントがみえてきます．では早速，症例をみてみましょう．今回は当直交代の時から話が始まるようですね．

📶 症例実況中継 ③

① 第3病日（8：00当直医申し送り）

ラヂオ頭先生： 週末に重症患者が入院したみたいだね．

一撃： はい，ST上昇型心筋梗塞（STEMI）の患者です．IABPが入っています．

唐辛子： 本日で入院3日目の77歳男性です．3時間30分前から持続する胸痛を訴えて救急搬送されました．来院時，収縮期血圧60 mmHg, 心拍数40/min であり，心電図（図表6-1）では完全房室ブロックとⅡ，Ⅲ，aVF, V3-6誘導のST上昇，V1-2誘導のST低下を認め，心原性ショックを伴うST上昇型急性冠症候群と診断されprimary PCIの方針となりました．心エコーでは下壁と前壁の壁運動低下（hypokinesis）

図表 6-1　来院時の 12 誘導心電図

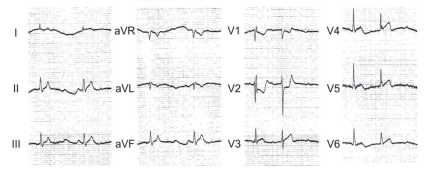

を認めています．

前壁も動いていなかったんだね．シンプルな右冠動脈閉塞によるリズムトラブルのショックじゃなかったってことだ．

そうです．カテーテル室搬入後もエチレフリンを適宜静注しながら，すぐに IABP を挿入し，一時的ペーシングを行っています．IABP で収縮期血圧は 90 mmHg 台まで改善しました．この時の血液ガス分析（O_2 10 L/min）では pH 7.09，PCO_2 23.3 mmHg，PO_2 117.0 mmHg，HCO_3^- 6.8 mmol/L，Na 135 mEq/L，K 4.8 mEq/L，Cl 105 mEq/L，Lac 126 mg/dL でした．

単なるリズムショックじゃないと判断してまず IABP を入れて少しでも血行動態を安定させようとしたんだね．良い判断だと思う．さて，冠動脈造影の結果はどうだったの？

冠動脈造影（図表 6-2）では右冠動脈は低形成で，左冠動脈回旋枝近位部（#11）が閉塞，また左冠動脈前下行枝中間部（#7）も閉塞していました．側副血行路もこの時点では認められません．

狭窄のある回旋枝鈍縁枝（#12）と前下行枝の第一中隔枝（SB），対角枝（#9）しか灌流していない状態だね．血液ガス分析をみてもいつ心停止してもおかしくないよね．病院まで辿り着けて良かったよ．心電図や造影剤の溜まり方から判断しても，回旋枝が責任病変だったんだね．

図表 6-2 左冠動脈造影

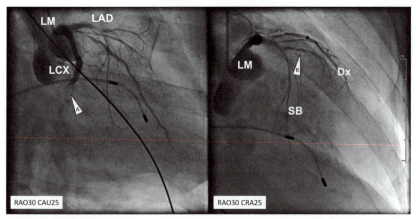

右冠動脈は低形成．
左図：左冠動脈回旋枝近位部（#11）閉塞（矢頭 A）．
右図：左冠動脈前下行枝中間部（#7）閉塞（矢頭 B）．中隔枝（SB）を分岐した後で前下行枝は閉塞し，閉塞部直前から対角枝（Dx）が分岐している．LM＝左冠動脈主幹部．

はい，同部位に引き続き PCI を行っています．血栓吸引カテーテルで大量の赤色血栓を回収しました．血管内超音波検査（intravascular ultrasound：IVUS）では減衰（attenuation）を伴い，プラークが破綻したことを疑わせる所見もありました．薬剤溶出性ステントを留置して再灌流に成功しています（図表 6-3）．最終造影では回旋枝から左前下行枝へ良好な側副血行路を確認できます．PCI 前の造影はショックバイタルだったため，最終造影の方が前下行枝の順行性の血流も改善しているのが確認できます．

First medical contact-to-device time は 70 分，Door-to-device time は 50 分と十分に治療目標時間は達成されていますが，発症時間から再灌流までは 4 時間 20 分かかっています．今後これがどこまで影響するか，ですね．

今回は右冠動脈が低形成で，かつ左冠動脈のほとんどを灌流していた回旋枝の閉塞イベントだったので，梗塞サイズは相当大きくなっただろうね．CPK のピーク値は 10000 IU/L を超えた？

図表 6-3 PCI 後の左冠動脈造影

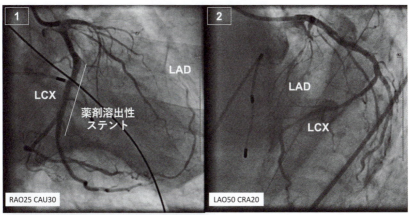

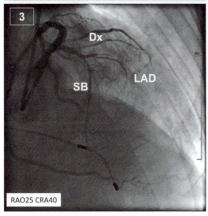

(1) 回旋枝（LCX）の再灌流を達成．
(2) 右冠動脈は低形成であり，回旋枝が下壁領域まで灌流する大きな回旋枝であった．回旋枝から前下行枝（LAD）への良好な側副血行路を確認．
(3) 血行動態が安定した造影では PCI 前のショック時に撮像したものより LAD の血流が改善している．

ピーク値は CPK 9926 IU/L，CKMB 853 IU/L でした．大きな心筋梗塞ですね．

回旋枝への PCI 後に血行動態は安定したの？

PCI 術中からドブタミン 3γ も併用しています．ステント留置によって TIMI 血流分類 grade 3 となった後からは血圧は 90～100 mmHg 台まで上昇しました．カテーテル検査室では尿量は 500 mL であり，血液ガス分析では pH 7.37，PCO_2 32.3 mmHg，PO_2 71.8 mmHg，HCO_3^-

19 mmol/L，Lac 34 mg/dL まで改善が得られており，CCU へ入室しています．

CCU 入室時の肺動脈カテーテル所見はどうだった？

ドブタミン 3γ，ノルアドレナリン 0.2γ，IABP 1：1 アシスト下で血圧 127/71 mmHg，心拍数 102/min，肺動脈楔入圧 23 mmHg，肺動脈圧 50/24（32）mmHg，右房圧 8 mmHg で，SpO_2 95.4%（O_2 5 L/min），SvO_2 44.8%です．熱希釈法で心係数は 2.0 L/min です．

SvO_2 はかなりの低値です．心係数は 2.0 L/min ですが，頻拍で代償しているだけで 1 回拍出量係数は 20 mL 以下と低値です．術中はノルアドレナリンを大量に使用して何とか乗り切っていますが，術後管理では末梢血管収縮薬はむしろ後負荷の増大をきたすため，左室の軽減負荷（アンローディング）ができません．1 回拍出量を増大させるなら昇圧薬は漸減中止して，可能なら血管拡張薬の導入が妥当ですね．果たして IABP とドブタミンだけでこのポンプ不全は乗り切れたんでしょうか．

来院時の血液検査ではクレアチニン値も高く（図表 6-4），ショックの影響による臓器障害も心配されました．

入院時の評価はよくわかった．入院後から今日（第 3 病日）までの経過はどうだろう．

ノルアドレナリンは第 1 病日で中止にでき，血圧は 90/60（70）mmHg 前後を推移しています．第 2 病日から血管拡張薬であるカルペリチドを 0.00625γ と少量から開始しています．夜間せん妄と発作性心房細動が時々出現しますが，概ね尿量は維持できています．

本日（第 3 病日）6：00 の血行動態のデータです．血管作動薬はドブタミン 5γ，カルペリチド 0.0125γ 投与下で血圧 92/50（68）mmHg，心拍数 100/min，呼吸数 16/min，SpO_2 96%（O_2 3 L/min），体温 37.3℃です．肺動脈楔入圧 8 mmHg，肺動脈圧 27/12（17）mmHg，右房圧 1 mmHg，SvO_2 50.6%，心係数 2.1 L/min です．血液ガス分析では pH 7.428，PCO_2 36.6 mmHg，HCO_3^- 21.1 mmol/L，Lac 9.7 mg/dL です．尿量は 40 mL/時で維持されています．入院後の肺動脈楔入圧高値は，この 3

図表 6-4　来院時血液検査（ヘパリン投与後）

WBC	↑15700 /μL	Na	↓137 mEq/L	HbA1c		6.1%
Neut	↑70.8%	K	4.4 mEq/L	T-cho		141 mg/dL
Lymp	↓22.7%	Cl	↓95 mEq/L	TG		78 mg/dL
Mono	4.6%	BUN	11 mg/dL	HDL-cho		↓34 mg/dL
Eos	↓0.8%	Cre	↑1.58 mg/dL	LDL-cho		93 mg/dL
Baso	1.1%	Glu	↑288 mg/dL	UA		↑7.1 mg/dL
RBC	↓404万/μL	TP	6.7 g/dL	PT-INR		↑1.68
Hgb	↓12.3 g/dL	ALB	↓3.4 g/dL	APTT		↑46秒
Hct	39.4%	T-Bil	0.4 mg/dL	D dimer		↑1.0 μg/mL
PLT	↑64.3万/μL	AST	↑44 U/L			
BNP	↑305.7 pg/mL	ALT	39 U/L			
		LDH	179 U/L			
		γGTP	26 U/L			
		CPK	↓50 U/L			
		CKMB	7 U/L			
		Trop T	↑0.090 ng/mL			
		CRP	3.68 mg/dL			

日間でドブタミンの増量（3→5γ），ノルアドレナリンの漸減・中止（0.2γ→中止），カルペリチドの漸増（開始→0.0125γ）で達成されてます．

ここまではこの梗塞サイズの患者にとってはできすぎなくらい順調な経過だね．急性心筋梗塞は急激に左室が障害される疾患なので通常は右房圧を低値にしても肺動脈楔入圧が高いままのことが多いのだけれど，肺動脈楔入圧が 10 mmHg 以下になっても低心拍出症候群を呈することなく血行動態が維持されているね．ただ大きな梗塞サイズの患者のポンプ不全は数日後から顕性化してくることも多い．心係数も SvO_2 もそこまで改善していないことを考えると，まだまだ注意が必要だよ．何より心拍数も高いままで，1 回拍出量もほとんど改善していない．

そうですね．この急激に落ち込んだ心機能に全身臓器が順応してくれるのを待つことになりますね．

残存病変の左冠動脈前下行枝は，以前から閉塞している慢性完全閉塞性病変だね．ただ最終造影をみると前下行枝の閉塞部位は tapered type であるし，回旋枝からの側副血行路も良好で，かつエコーでも前壁の

図表 6-5　第 3 病日血液検査

WBC	↑14400 /μL	Na	↓135 mEq/L	PT-INR	↑1.66
Neut	↑82.9%	K	4.6 mEq/L	APTT	↑64 秒
Lymp	↓6.9%	Cl	103 mEq/L	D dimer	↑1.6 μg/mL
Mono	9.2%	BUN	18 mg/dL		
Eos	↓0.5%	Cre	0.96 mg/dL		
Baso	0.5%	Glu	↑140 mg/dL		
RBC	↓337 万/μL	TP	↓5.3 g/dL		
Hgb	↓10.2 g/dL	ALB	↓2.5 g/dL		
Hct	↓31.1%	T-Bil	0.8 mg/dL		
PLT	31.0 万/μL	AST	↑155 U/L		
		ALT	↑67 U/L		
		LDH	↑1183 U/L		
		γGTP	↑59 U/L		
		CPK	↑546 U/L		
		CKMB	9 U/L		
		CRP	↑18.12 mg/dL		

viability は残存しているようなので，PCI での血行再建術は意義がありそうだね．PCI のタイミングは今後慎重に検討だね．

現時点では心エコーでは心囊液の貯留もなく，急性心筋梗塞の機械的合併症もありません．ただ時々発作性心房細動が出現します．

心房細動が出るからといって，β遮断薬を安易に投与しないようにね．まだまだ 1 回拍出量は低値だし，β遮断薬の陰性変力作用でこれ以上心機能を落としてしまうと低心拍出症候群になる可能性が高い．現時点では心房細動は 1 日数回，1 時間程度だね．心房細動時の心拍数は 140/min と頻拍が気になるところだけど，その時の心内圧はそれほど変わっていないよね．したがって血圧の低下もない．心電図でも頻拍時の ST 低下は認めていない．もちろん，心房細動が長時間持続した場合はどうなるかわからないところもあるけれど，現状ではそこまで心房細動に介入しない方が妥当だろう．

本日の血液検査（図表 6-5）では，入院当初心配された腎傷害は改善がみられています．第 2 病日には最大 38.0℃までの発熱もあり，本日の白血

球や炎症反応も高値となっています．昨日から熱源検索は行われており，現時点では明らかな感染症は診断されておらず，解熱剤で経過をみているところです．

IABP の管理は 3 日目になるけど，何か問題はない？

下肢虚血も含めて，特に問題はありません．

よし，まずまず順調な経過だと思う．最初の冠動脈造影をみても，また CPK，CKMB のピーク値をみても，非常に大きな梗塞サイズであることは間違いない．ここからが勝負だ．本日はこれらの薬剤を継続して 1 日経過をみよう．この血行動態を維持できたら，明日から IABP のアシスト比を減らしていこう．

② 第 4 病日（8：00）

結果的に第 3 病日はドブタミン 7γ，カルペリチド 0.05γ まで増量しています．理由は，肺動脈楔入圧が 15〜20 mmHg へ上昇することがあってこのような調整を行っています．しかしこの薬剤調整の結果，第 4 病日 0：00 以降，肺動脈楔入圧は 10〜12 mmHg でコントロールできています．第 4 病日 8：00 の時点で，血管作動薬はドブタミン 7γ，カルペリチド 0.05γ 投与下で血圧 94/54（70）mmHg，心拍数 96/min，呼吸数 16/min，SpO₂ 98％（O₂ 3 L/min），体温 36.8℃です．肺動脈楔入圧 12 mmHg，右房圧 3 mmHg，SvO₂ 56.0％，心係数 2.0 L/min です．アシドーシスの出現，乳酸値の上昇，尿量低下はありませんでした．

血管拡張薬の増量によって，肺動脈楔入圧は一応コントロールできているみたいだね．解熱もでき，貧血の進行もなく，心房細動の再発もない．心筋酸素需要量を増やす可逆的な要素もコントロールできている．

IABP 管理による合併症は今のところ出現していません．本日 IABP のウィーニングをしてみましょう．

ウィーニングでどのようなことが起こると失敗と判断する？　その場合にどのような治療を用意している？

心拍数は 100/min 以下となりましたが，まだ 90/min 台後半と頻拍が持続していますので要注意です．心拍数が上昇する，肺動脈楔入圧が上昇する場合は 1 回拍出量が低下しているサインなので IABP 抜去ができないでしょう．また左冠動脈前下行枝は慢性完全閉塞性病変ですが，ウィーニングによって虚血を生じるかもしれません．IABP のアシスト比を下げていく過程での ST 低下の出現には十分注意したいと思います．

上記の血行動態の変化が起こってしまった場合，強心作用の薬剤を強化したいのですがドブタミンはすでに 7γ 使用していて，経験的にそれ以上増量してもほとんど変わらないでしょう．カルペリチドも十分な量を投与しています．現在，クレアチニン値も 1.0 mg/dL 以下，不整脈も認めない状態ですから，強心薬と血管拡張薬を併せ持つ PDE Ⅲ阻害薬のミルリノンが次の選択になると思います．ST 変化から虚血が明らかな場合は，前下行枝への PCI をトライしたいと思います．ラヂオ頭先生がおっしゃっていたように，慢性完全閉塞性病変ですが，造影所見からは成功率は決して低くはなく，前壁の viability の残存も期待できます．したがって PCI による血行再建が成功すれば前壁の壁運動は改善する可能性があります．心不全の状態で臥位にして，さらに造影剤を使用してPCI を行うことは本来避けたいのですが，IABP のウィーニングができない場合は決断をしないといけない状況になるかもしれませんね．

その通りだね．では，そのプランでやってみよう．

③ 第 5 病日（10：00）

第 4 病日はアシスト比を 1：1 から 2：1 へ下げていきました．2：1 で心拍数が 100〜110/min となり，肺動脈楔入圧は 17 mmHg まで上昇しました．SvO_2 は 50％と少し下がり，心係数は 2.0/min と変わりません．心拍数が上がっている分，1 回拍出量は低下しています．症状はなく，心電図での ST 低下は認めていません．IABP の抜去は血行動態の面で困難と判断しました．

治療としては少し前進したけれどもまだ不十分ということだね．症状はなく，肺動脈楔入圧は 18 mmHg 以下だからといって，このまま抜去するとさらに心拍数と肺動脈楔入圧は上昇し，やがて心拍数増加による代償も限界となって間違いなく血行動態は崩れるだろうね．経験からくる感覚的な要素も大きいけれど，やはり最初の冠動脈の状態や梗塞サイズから推測している臨床経過として，そんなにスムーズにはいかないだろうと予想している部分もある．何より，心拍数という鋭敏な指標がしっかりと反応している．

IABPを1:1に戻し，ドブタミン 7γ，カルペリチド 0.05γ に加えてミルリノンを開始しました．0.25γ まで増量し先ほど同様にウィーニングを行い 2:1 までは問題なく経過しましたが，アシスト比 3:1 で同様の血行動態の変化が起きてしまいました．本日のウィーニング時も ST 低下は認めていません．

ドブタミン 7γ，ミルリノン 0.25γ，カルペリチド 0.05γ で肺動脈楔入圧のコントロールがうまくできません．ST 低下は明らかではありませんが，前下行枝への適応は考慮してよいのかと．

心筋酸素需要を増やすような修飾因子はコントロールされている？

不整脈，貧血，感染，発熱，疼痛など，ありません．

じゃぁ午後から PCI をしよう．本人と家族にインフォームドコンセントをしましょう．

④ 第 6 病日（10：00）

第 5 病日に無事 PCI は終わりました（図表 6-6）．術後少し発熱があったみたいだね．

はい，昨晩 38.0℃まで上昇しました．解熱剤とクーリングで現在 37.2℃まで低下しています．穿刺部の血腫などはありません．また IABP 刺入部の感染徴候はありません．発熱の影響か，1回だけ発作性心房細動が出ました．

図表 6-6　第 5 病日の PCI（最終造影）

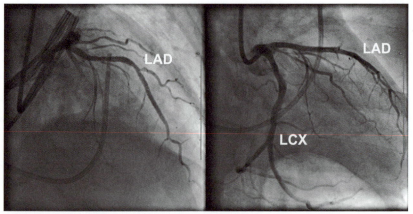

左冠動脈前下行枝（LAD）へのガイドワイヤ通過に成功，ステント留置を行い順行性血流を得た．

エコーでは，前壁はまだ severe hypokinesis のままです．今後改善してくればいいですね．入院時からの左室径をみても，まだ拡大はみられていません．少しずつ心臓が拡大して今の心機能に順応してくればいいですね．

血行動態指標は大きく変わりませんが，本日は発熱の問題と発作性心房細動の問題があります．ウィーニングに際しての懸念材料にはなり得ます．

一方で IABP 管理が長引いてくるとカテーテル感染のリスクも懸念されるね．ただ血行動態に余裕のない患者は感染が血行動態悪化の増悪因子になるのでますます補助循環装置が抜去できない，というジレンマになるよね．

幸い，発熱は 37℃台前半で落ち着いているし，現時点の熱源精査の範囲でも明らかな感染巣は同定されていない．発作性心房細動の再発がなければ，このままウィーニングをしてみよう．

⑤ 第6病日（15：00）

アシスト比 3：1 までできました．血管作動薬はドブタミン 7γ，ミルリノン 0.25γ，カルペリチド 0.05γ 投与下で血圧 92/50（68）mmHg，心拍数 90/min，呼吸数 12/min，SpO$_2$ 98%（O$_2$ 3 L/min），体温 37.2℃ です．肺動脈楔入圧 12 mmHg，右房圧 2 mmHg，SvO$_2$ 60.0%，心係数 2.1 L/min です．アシドーシスの出現，乳酸値の上昇，尿量低下はありません．

心拍数が下がってきていることが血行動態安定の何よりの証拠ですね．抜去できそうです．

よし，ウィーニング成功ということで抜去しよう．

⑥ 第6病日（18：00）

IABP を抜去して 3 時間が経過しました．血圧 98/56（72）mmHg，心拍数 94/min，呼吸数 12/min，SpO$_2$ 98%（O$_2$ 3 L/min），体温 36.8℃ です．肺動脈楔入圧 15 mmHg，右房圧 2 mmHg，SvO$_2$ 57.6%，心係数 2.1 L/min です．アシドーシスの出現，乳酸値の上昇，尿量低下はありません．

アシスト比 3：1 から IABP 抜去によって肺動脈楔入圧は少し上昇し，SvO$_2$ もわずかに低下していますが，心拍数の上昇も軽度でまずまず許容される範囲内でしょう．これ以上悪化していかないか，今後も慎重な管理が必要ですね．

1　STEMI はとにかくカテ！

　昨今の PCI 事情は，第一世代薬剤溶出性ステントのステント血栓症が注目され，薬物療法の重要性が再認識された時代を経て，現在は PCI をいかに適切な症例に行うかに重点を置いた，PCI 適正化の時代となっています．

　それでも，「とりあえずカテだ！」，「とにかくカテだ！」と叫ぶ状況があります．ST 上昇型心筋梗塞（STEMI）です．この領域に関しては文句なしで PCI の有効

性が確立しており，そして低侵襲で迅速に処置が可能であるカテーテル手技の利点を大いに生かせることができます．

　第4話で非ST上昇型急性冠症候群の血行再建の戦略は「リスク層別」であると説明しました（p.110 図表4-17）．一方でSTEMIのキーワードは「早期再灌流」です．心電図でのST上昇は冠動脈の完全閉塞，もしくは高度狭窄による血流遅延によって貫壁性の虚血・梗塞をきたした状態を反映しており，この状態が20分以上持続すると心筋の壊死が始まり不可逆性の変化となってしまいます．そのため，ST上昇型急性冠症候群の患者に対しては迅速な再灌流療法，すなわちprimary PCIが治療の根幹となります．

- STEMIは時間が勝負．Primary PCIまでを迅速に！

2　STEMIの心電図診断が難しい病態を知っておく

　STEMIにおいて，心電図はST上昇の有無だけを判断するわけではありません．ST上昇を認める誘導から閉塞血管の部位や梗塞範囲が推定できます（図表6-7, 6-8）．冠動脈造影を行うと狭窄や閉塞が複数存在する場合もありますし，冠攣縮などで造影時には閉塞所見がない場合もあります．梗塞の責任病変を間違えてPCIを行うとそれだけで患者は急変のリスクを負うことになるため，心電図で責任血管を同定することは非常に重要です．

　一方でST低下はその誘導から虚血部位を同定できません．通常ST低下はV4〜6誘導にみられることが多いのですが，実はこの理由ははっきりしてい

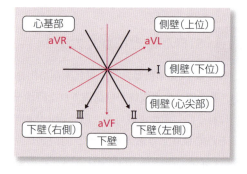

図表6-7　四肢誘導と心臓の部位の対比

ません．一つの説としてR波の高さとST低下は比例関係にあり，R波の高い誘導でST低下を認めやすいからだと言われています．

ちなみに，陰性T波も虚血性心疾患の診断では非常に重要な所見ですが，ST低下と陰性T波は明確に区別して考えなければなりません．

図表6-8 前胸部誘導と心臓の部位の対比

前胸部誘導	冠動脈の閉塞部位
V1	前壁（中隔）・右室
V2	前壁（中隔）
V3	前壁（中隔）
V4	前壁〜側壁
V5	側壁
V6	側壁

T波終末部の陰転化（terminal T inversion）も陰性T波と同様に考えます．冠動脈が閉塞するとまずはT波が増高し，ST上昇となり，陰性T波へ変化していきます．したがって，陰性T波はST上昇後の変化をみていることになるため，陰性T波の誘導で部位診断を行うことが可能です．T波終末部の陰転化は通常の陰性T波と比べて虚血の程度は弱い場合が多く，陰性T波ほど長い時間出現しません．以上から，部位診断ができるのはST上昇，陰性T波，T波終末部の陰転化です．

ST上昇がない非ST上昇型急性冠症候群の場合は，ひとまず落ち着いてリスク層別を行うことは第4話で学びました．ST上昇の有無でマネージメントが大きく変わってしまうので，急性冠症候群の初期診療において心電図は非常に重要です．しかし，ST上昇がなくともSTEMIと同様の病態と認識してアクションを起こすべきものがあります．さらに，ST上昇がわかりにくい心電図パターンも存在し，診断に難渋することがあります．2017年に改訂されたESCのST上昇型心筋梗塞のガイドライン[1]では，ST上昇がない，もしくはST上昇の判断が難しいけれどもST上昇型急性冠症候群に準じてprimary PCIを迅速に行うべき心電図パターンに触れています（図表6-9）．ST上昇の判断が難しくなるのが脚ブロックとペーシング波形，ST上昇はないけれどもSTEMIに準じてprimary PCIを行うものが純後壁梗塞と主幹部/重症多枝病変が疑われる心電図変化の場合です．

まずはST上昇の判断が難しい脚ブロックとペーシング波形について述べたいと思います．

左脚ブロックが存在すると心筋梗塞の心電図診断が難しくなるのですが，この

図表 6-9 ST 上昇型心筋梗塞に準じて primary PCI を考慮するべき心電図パターン
(Eur Heart J. 2018; 39: 119-77[1]より作成)

左脚ブロックが存在する場合 　QRS の極性が陽性の誘導に一致して 1 mm 以上の ST 上昇 　V1-3 誘導で 1 mm 以上の ST 低下 　QRS の極性が陰性の誘導で 5 mm 以上の ST 上昇	STEMI と診断できる
右脚ブロックが存在する場合	時に診断が困難
心室ペーシング 　右室ペーシングでは左脚ブロック型となる	上の基準に倣い診断可能 （ただし特異度は低下）
V1-3 誘導の 0.5 mm 以上の ST 低下 V7-9 誘導の 0.5 mm 以上の ST 上昇	純後壁梗塞
aVR かつ/または V1 誘導の ST 上昇 かつ 8 誘導以上の 1 mm 以上の ST 低下	左冠動脈主幹部 　または重症三枝病変

時の ST 上昇診断については簡単に覚えるとよいと思います．脚ブロックは期外収縮と同様に心筋内は筋性伝導ですので，QRS の極性と T 波の極性は原則反対になります．ですから，QRS の極性が陽性であるにもかかわらず ST が陽性となっている場合はその誘導で ST が上昇していると考えてよく，この所見だけでも十分に心筋梗塞を診断できる精度がある指標だと報告されています[2]．また持続性の虚血症状を伴う患者に左脚ブロックを認めた場合は，ST 上昇型心筋梗塞として対応することが推奨[1,3]されています．

　新規の左脚ブロックの出現は STEMI を疑う一方で，右脚ブロック自体は左脚ブロックほど冠動脈疾患との関連はないものの，右脚ブロックを伴った心筋梗塞は予後が悪いことが知られています[4]．右脚ブロックの存在下でも時に ST 上昇の判断が難しく，疑わしい症状が続く場合は心エコー所見などを参考にしながら，緊急冠動脈造影を決断しなければなりません．刺激伝導系は心筋組織より虚血に強いのですが，右脚枝は左冠動脈前下行枝の中隔枝より灌流を受けているため，前下行枝近位部閉塞で広範な虚血を生じた場合は右脚ブロックを生じる可能性があります．新規の右脚ブロックで，V1 誘導が QR パターン＋ST 上昇（2.5 mm 以上）を認めた場合は，前下行枝近位部の閉塞が疑われる（感度 12％，特異度 100％，陽性適中率 100％，陰性適中率 61％）と報告[5]されています．

　ペーシング波形の場合も同様で，このような患者は急性冠症候群の診断に最も

重要なツールである心電図が使えない，という認識をしなければなりません．冠危険因子の集簇や症状が典型的な場合は心電図のST変化の有無に捉われずに急性冠症候群の診断をしなければなりません．

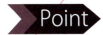
- 梗塞部位診断ができるのはST上昇，陰性T波，T波終末部の陰転化．
- 脚ブロックとペーシング波形はST上昇診断が難しい．
- 新規の右脚ブロックで，V1誘導がQRパターン＋ST上昇（2.5 mm以上）を認めた場合は，前下行枝近位部の閉塞を疑う．

3 aVR誘導にも注目せよ

ST上昇がないけれどもSTEMIに準じてprimary PCIを迅速に行うべき心電図パターンもあります（図表6-9）．それは純後壁梗塞と主幹部/重症多枝病変です．

まずは純後壁梗塞について説明したいと思います．V1-3誘導のみにST低下がみられる時は，純後壁梗塞によるST上昇の鏡面像をみている可能性があります．V1-3誘導の対側誘導にあたる誘導は残念ながら通常の12誘導にはありませんので，この場合は背側誘導（V7-9誘導）を取るとその誘導でST上昇を確認できます．これは純後壁梗塞と呼ばれてきたもので，ESCのガイドライン[1]においては，純後壁梗塞を疑った場合はV7-9誘導を施行することをClass ⅡaでLOE推奨しています（LOE B）．

aVR誘導は心電図の12の誘導の中でも特殊な位置づけがされている誘導であり，左室から最も遠い方向を反映しています．通常のST上昇の有無はaVR誘導を除く11誘導で考えられており，aVR誘導は含まれていません．しかしaVR誘導は他の誘導の情報と組み合わせることで多くの情報を与えてくれます．例えば心臓に貫壁性の虚血部位が存在せず，非貫壁性の左室全体の心内膜虚血が存在した場合，aVR誘導以外の11誘導ではST上昇はみられません．この左室全体の心内膜虚血では，左室内腔を覗き込む誘導（cavity lead）であるaVR誘導の

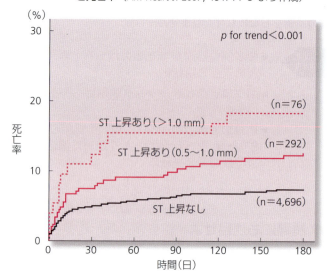

図表 6-10 非 ST 上昇型急性冠症候群における aVR 誘導の ST 変化と死亡率（Am Heart J. 2007; 154: 71-8[6]）より作成）

STが上昇することになります．aVR誘導のST上昇がみられ，かつ他の11誘導でST上昇がみられない時はこのような広範囲の虚血が起こっているのです．つまり，左冠動脈主幹部病変や三枝病変は左室心内膜側の広範な虚血を生じるため，この心電図変化は非常にリスクの高い病態を反映しています．

　5064例の非ST上昇型急性冠症候群患者を対象としてaVR誘導の意義を検証した報告[6]では，4696例でaVR誘導のST上昇がなく，292例（5.8％）で軽度のST上昇（0.5〜1.0 mV），76例（1.5％）で高度のST上昇（1 mm以上）を認めました．院内死亡率はそれぞれ4.2％，6.2％，7.9％（p for trend＝0.03），6カ月後の累積死亡率も7.6％，12.7％，18.3％（log-rank p for trend＜0.001）であり，aVR誘導でのST上昇は院内死亡率や6カ月予後に関連していることがわかりました（図表6-10）．そのうち冠動脈バイパス術の既往がなく，冠動脈造影を受けた2416例の患者において，左冠動脈主幹部または重症三枝病変の割合はaVR誘導のST上昇なしで26.1％，軽度のST上昇で36.2％，高度のST上昇で55.9％でした（p for trend＜0.001）．1 mm以上のaVR誘導のST上昇は主幹部

病変・三枝病変を予測する因子であることがわかりました（補正オッズ比 2.68, 95%信頼区間 1.29-5.58, $p=0.008$）．2017 年の ESC のガイドライン[1])ではaVR 誘導かつ/または V1 誘導で ST 上昇がみられ，かつ 8 誘導以上で 1 mm 以上の ST 低下がみられる時は左冠動脈主幹部病変や重症三枝病変の可能性が高く，ST 上昇型急性冠症候群に準じて primary PCI を考慮せよ，と述べています．

　aVR 誘導の話になったついでに，STEMI における aVR 誘導の意義についても触れておきたいと思います．心基部の ST 変化が反映される誘導は aVR 誘導であり，左冠動脈前下行枝近位部閉塞，すなわち左冠動脈前下行枝が第一対角枝を分枝するより近位部の閉塞では，aVR 誘導の ST を上昇させる方向に働きます．しかし，話がややこしくなるのは，aVR 誘導の反対側，すなわち側壁心尖部で ST が上昇した場合は，aVR 誘導の ST 部分の変化は心基部での ST 上昇と側壁心尖部の ST 上昇（＝aVR 誘導で ST を低下させる）の総和が反映されます．側壁心尖部まで灌流する大きな対角枝を持つ左冠動脈前下行枝が対角枝分岐前で閉塞した場合は，まさにこのような状態になるため aVR 誘導は上昇しません．左冠動脈前下行枝の近位部閉塞で aVR 誘導の ST が上昇しうる一方で，大きな灌流域を持つ対角枝があると aVR 誘導の ST は上昇しない可能性があるのです．

　この理論を裏付ける報告[7])があります．発症 6 時間以内に再灌流療法が行われた急性前壁梗塞患者 105 例を対象とし，aVR 誘導に注目して ST 低下（0.5 mm

図表 6-11 前壁心筋梗塞の aVR 誘導の ST 偏位と梗塞サイズ・心機能
（Am Heart J. 2001; 142: 51-7[7])より作成）

	aVR 誘導		
	ST 上昇 （Group-A）	ST 偏位なし （Group-B）	ST 低下 （Group-C）
CK ピーク値（mU/mL）	3661±1428	4440±1889*	6959±2712*†
退院時の左室機能所見			
LVEF（%）	54±9	48±7*	37±9†
LVESVI（mL/m²）	31±12	41±13*	57±17†
LVEDVI（mL/m²）	69±17	80±19*	90±23†

LVEF：left ventricular ejection fraction（左室駆出率），LVESVI：LV end-systolic volume index（左室収縮末期容積係数），LVEDVI：LV end-diastolic volume index（左室拡張末期容積係数）
*$p<0.01$ versus Group-A　†$p<0.01$ versus Group-B

以上），ST偏位なし，ST上昇（0.5 mm以上）の3群に分けて梗塞サイズや左室機能を検討しています．梗塞サイズはaVR誘導のST低下群で最も大きく，LVEF，左室収縮・拡張末期容積も低下していました（図表6-11）．前壁梗塞において，aVR誘導の低下は前下行枝と大きな対角枝を含んでいることを反映しています．

> **Point**
> - 純後壁梗塞と主幹部/重症多枝病変を疑わせる心電図変化を認めた場合は，primary PCIに準じてマネージメントを行う．
> - V1-3誘導のみにST低下がみられる時は，純後壁梗塞によるST上昇の鏡面像をみている可能性がある．
> - 左室全体の心内膜虚血ではaVR誘導のSTが上昇する（cavity lead）．
> - STEMIにおいて心基部を反映する誘導はaVR誘導である．左冠動脈前下行枝近位部閉塞で上昇しうる．

4 さようならDoor-to-balloon．舞台はプレホスピタルへ

　STEMIのタイムマネージメントにはいくつかの時間指標が設けられています（図表6-12）．患者の症状が出現（symptom onset）し，救急要請後に救急隊は現場に到着します（first medical contact: FMC）．現在は急性冠症候群を疑った場合には12誘導心電図を施行することが推奨されています[1,8]ので，救急隊が心電図を判断しST上昇が認識されます．2017年のESCのST上昇型心筋梗塞のガイドライン[1]ではFMCの定義を医師，救急隊，看護師が心電図を施行しST上昇を認識した時間としました．救急隊はST上昇の情報を伝えた上でPCIが実施可能な施設へ搬送します．病院到着（door）後，カテーテル室にてprimary PCIが施行されます（reperfusion）．

　Door-to-balloon timeという言葉を聞いたことがある読者の方も多いと思います．しかし，2017年のESCのガイドライン[1]には，「door-to-balloon timeという言葉はガイドラインから削除した」と冒頭の概要でも明記されました．ST

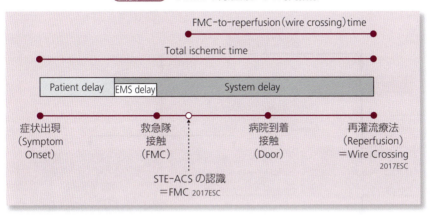

図表 6-12　STEMI の再灌流までの時間指標

上昇型心筋梗塞患者の予後改善のため，米国では国をあげてキャンペーンを打ち出してきました．まずは病院レベルでの治療遅延を解消するため，2004 年の AHA のガイドライン[9]では door-to-balloon time を 90 分以内に達成することを推奨しました．2006 年には患者の 75％で door-to-balloon time が 90 分以内を達成することを目標に掲げ[10]，その結果，door-to-balloon time は着実に短縮していきましたが，一方で door-to-balloon time の短縮と予後改善の関連は報告により結果が異なる現状もありました[11,12]．

　タイムマネージメントの目標は総虚血時間（total ischemic time）の短縮にあります．PCI 実施施設の中だけで治療時間を短縮することに限界があることも理由の一つにありますが，PCI の技術の発展によって，ハイリスク患者への primary PCI が増加していること，重症例ほど迅速に治療されるバイアスがあることから一律に大きな母集団で door-to-balloon time を検証することの限界もあります．

　救急隊が要請を受けてから primary PCI までの時間を system delay と呼び，これは PCI 実施施設のみならず，救急隊や PCI 非実施施設も含めた地域全体の取り組みが必要です．また症状が出現し救急要請を行うまでの時間は患者や周囲の人々に依存するため，patient delay と呼ばれています．こちらは市民へも啓蒙活動などで短縮を図ります．最終的には発症から再灌流達成までの時間（総虚

図表 6-13　ST 上昇型心筋梗塞のタイムマネージメント（AHA2013）
（J Am Coll Cardiol. 2013; 61: e78-140[14]より作成）

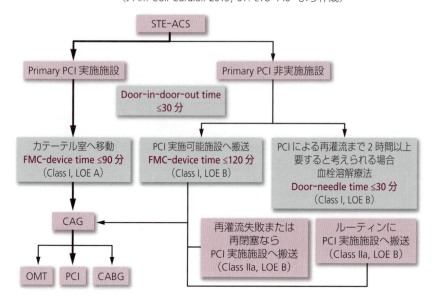

血時間）を短縮することが目標です．

　そのため，タイムマネージメントは 2007 年の AHA のガイドラインアップデート[13]から FMC-to-balloon time を 90 分以内に達成することを目標として設定されました．この FMC-to-balloon time は現在の AHA，ESC のガイドラインでも目標時間として設定されています（図表 6-13）．このことは欧米のみならず，わが国においても同様に 90 分以内が推奨されています（JRC 蘇生ガイドライン）．JRC 蘇生ガイドラインはオンラインで無料で閲覧可能で，かつわが国の救急体制の現状にも照らし合わせて作られており，ぜひ一読いただくとよいと思います．Balloon という言葉は，当初は再灌流を達成するためのカテーテル治療デバイスとしてのバルーンカテーテルが通過した時間を指していましたが，現在はバルーンカテーテルが必ずしも最初に冠動脈内に持ち込まれるデバイスではないため，研究によっては「ガイドワイヤを除く最初の治療デバイスが通過した時間」と定義していることが多いです．最初に通過するデバイスは血栓吸引カテーテルやステントでも良いわけで balloon と device と表現しているものもあります．

図表 6-14　ST 上昇型心筋梗塞のタイムマネージメント
（Eur Heart J. 2018; 39: 119-77[1]より作成）

時間指標	目標時間
救急隊接触から心電図で診断するまで	≦10 分
血栓溶解療法ではなく primary PCI を選択するための心電図診断から primary PCI（wire crossing）までの予想時間（超える場合は血栓溶解療法を考慮）	≦120 分
PCI 実施可能施設での心電図診断から primary PCI（wire crossing）まで	≦60 分
救急搬送での心電図診断から primary PCI（wire crossing）まで	≦90 分
心電図診断から血栓溶解療法開始まで	≦10 分
血栓溶解療法開始から効果判定まで	60～90 分
血栓溶解療法開始から冠動脈造影まで	2～24 時間

2017 年の ESC のガイドライン[1]では reperfusion（wire crossing）と表現しており，ガイドワイヤの通過の時間を採用しています．

また 2017 年の ESC のガイドライン[1]で示されているタイムマネージメントを図表 6-14 に示します．Primary PCI の時間目標はもちろんですが，血栓溶解療法も状況に応じて有効な治療手段であることを十分に認識しておく必要があります．

- STEMI では FMC-to-reperfusion（wire crossing）time を 90 分未満に達成できるようにする．
- First medical contact（FMC）は医師，救急隊，看護師が心電図を施行し ST 上昇を認識した時間と定義．

5　Primary PCI の適応: アップデート 2017

STEMI は総虚血時間を短縮することが重要であり，早期再灌流達成のためにプレホスピタルから連携を行っていくことを学びました．では発症してから時間が経過してしまった患者は，primary PCI の適応をどのように線引きすればよいのでしょうか．

図表 6-15　Primary PCI の適応（AHA2013）
（J Am Coll Cardiol. 2013; 61: e78-140[14]より作成）

	COR	LOE
虚血症状　＜12 時間	I	A
虚血症状　＜12 時間かつ血栓溶解療法が禁忌 （救急隊接触時刻からの時間は問わない）	I	B
心原性ショックまたは急性の重症心不全の合併 （心筋梗塞発症からの時間は問わない）	I	B
症状出現から 12〜24 時間経過しても，持続する虚血所見が存在する	IIa	B
血行動態破綻がない場合，primary PCI の際に非梗塞責任血管へ PCI を行う	III (Harm)	B

図表 6-16　Primary PCI の適応（ESC2017）
（Eur Heart J. 2018; 39: 119-77[1]より作成）

	COR	LOE
虚血症状＜12 時間かつ ST 上昇が持続	I	A
推奨時間以内であれば血栓溶解療法より primary PCI を行う	I	A
ST 上昇が消失しても以下の持続する虚血所見があれば primary PCI を行う ・血行動態が不安定・心原性ショック ・薬物療法に抵抗性の再発性・持続性胸痛 ・致死性不整脈・心停止 ・心筋梗塞の機械的合併症 ・急性心不全 ・繰り返す ST・T 波の変化，特に一時的な ST 上昇	I	C
症状が消失し，ST 上昇が改善した場合も 24 時間以内の冠動脈造影を行う	I	C
症状出現から 12 時間を過ぎても以下があれば primary PCI を行う ・持続性の虚血症状 ・血行動態が不安定 ・致死性不整脈	I	C
症状出現から 12〜48 時間経っていてもルーティンで primary PCI を行う	IIa	B
症状出現から 48 時間を過ぎて症状のない患者の梗塞血管に PCI を行う	III	A

　図表 6-15 に 2013 年の AHA のガイドライン[14]における primary PCI の適応を示しています．また図表 6-16 は 2017 年に改訂された ESC のガイドライン[1]の内容です．どちらも原則症状出現から 12 時間未満を primary PCI の適応としています．まずは 12 時間というキーワードを覚えてください．しかし発症 12 時間以降でも primary PCI の適応とする病態があり，それは心原性ショックや重症心不全を合併した場合，持続する虚血所見が存在する場合です．簡単に覚えるな

らば，血行動態が破綻している場合と，虚血症状が持続している場合です．虚血症状があるということは，まだ生存心筋が残っているということですから，primary PCI の適応になるのです．

しかし，今回の ESC のガイドライン[1]では発症から 12 時間を過ぎていても，48 時間以内であればルーティンに primary PCI を行うことは Class Ⅱa，LOE B で推奨されました（図表 6-16）．つまりもう症状が消失していて生存心筋の残存があるかないかわからない状態の患者も含めて PCI を行ってもよい，ということです．

この推奨は BRAVE-2 試験[15]の結果に基づいています．この試験は 2001〜2004 年に登録された発症から 12〜48 時間経過した，症状のない STEMI 患者 365 例を対象とした多施設ランダム化研究です．これらの患者は primary PCI が施行されベアメタルステントを留置され，GP Ⅱb/Ⅲa 受容体拮抗薬（abciximab）が投与された侵襲的治療群（182 例）とヘパリン投与が行われた従来治療群（183 例）にランダム化されました．一次エンドポイントはランダム化後 5〜10 日の SPECT で評価された左室梗塞サイズ，二次エンドポイントは 30 日後の死亡，再梗塞，脳卒中と設定されました．

結果は，左室梗塞サイズは侵襲的治療群で中央値 8%，IQR 2.0-15.8%，従来治療群で中央値 13.0%，IQR 3.0-27.0% であり，侵襲的治療群で有意に低下していました（$p<0.001$）．両群間の平均値の差は -6.8% となりました．二次エンドポイントについては侵襲的治療群で 4.4%，従来治療群で 6.6% と有意差はありませんでした（相対リスク 0.67，95% 信頼区間 0.27-1.62，$p=0.37$）．さらに 90 日の追跡においても死亡，再梗塞，脳卒中の複合エンドポイントには有意差は認めませんでした（図表 6-17）．この試験では STEMI 発症後 12〜48 時間に来院し，その時点では症状のない患者において，ベアメタルステントを用いた primary PCI と abciximab 投与は梗塞サイズを縮小させることが示されました．しかしそれは死亡などのハードエンドポイントの改善に結び付けることはできませんでした．

しかしこの試験の 4 年の追跡結果が 2009 年に報告[16]されました．侵襲的治療群において死亡は 20 例（11.1%，95% 信頼区間 7.3-16.7%）で起こり，従来治療群では 34 例（18.9%，95% 信頼区間 13.9-25.4%）で起こりました．両群の死亡

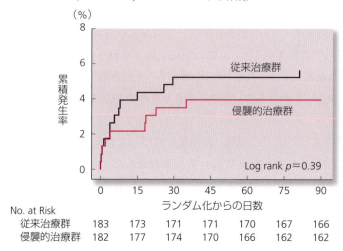

図表 6-17　BRAVE-2 試験における侵襲的治療群と従来治療群の 90 日後の死亡・再梗塞・脳卒中の複合エンドポイントの比較
（JAMA. 2005; 293: 2865-72[15]より作成）

率を比較すると補正ハザード比は 0.55，95％信頼区間 0.31-0.97，$p=0.04$ であり，侵襲的治療群は従来治療群に比して有意に死亡率が低くなりました（図表 6-18）．

　BRAVE-2 試験は小規模のランダム化試験ですが，12 時間以上経過した症状のない STEMI 患者に対する primary PCI が予後を改善させた数少ない研究としてガイドラインでの primary PCI の推奨度を上げることとなりました．

　しかし，あくまでの BRAVE-2 試験は 12〜48 時間の患者を対象としており，ESC のガイドライン[1]でも発症から 48 時間が過ぎた無症候性の患者に対しては primary PCI の適応はないと明記しています．それは OAT 試験[17]という質の高い研究があるためです．

　OAT 試験では心筋梗塞発症から 3〜28 日後経過し，冠動脈造影にて梗塞責任血管が閉塞（TIMI 血流分類 grade 0 または 1）し，LVEF＜50％の病状の安定した患者を対象としました．2166 例を無作為化割り付けし，1082 例の PCI と最適な薬物療法を行う群と 1084 例の最適な薬物療法のみを行う群を比較しました．一次エンドポイントは死亡，再梗塞，NYHA 4 の心不全の複合エンドポイントと

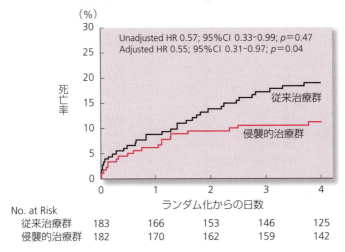

図表 6-18　BRAVE-2 試験における侵襲的治療群と従来治療群の 4 年後の死亡率の比較（JAMA. 2009; 301: 487-8[16]より作成）

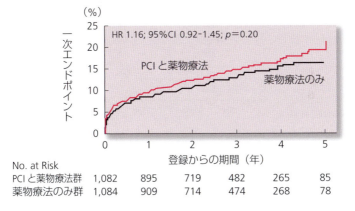

図表 6-19　OAT 試験（N Engl J Med. 2006; 355: 2395-407[17]より作成）

しました．4 年後の一次エンドポイントは PCI 群で 17.2％，薬物療法群で 15.6％であり，薬物療法群と比較した PCI 併用群のハザード比は 1.16，95％信頼区間 0.92-1.45，p=0.20 でした（図表 6-19）．治療効果とサブグループ（年齢，性別，人種，梗塞血管，LVEF，糖尿病，Killip 分類，心筋梗塞発症からの時間）には相

図表 6-20　OAT 試験サブ解析（N Engl J Med. 2006; 355: 2395-407[17]）より作成

サブ解析	患者数(%)	HR	4年累積イベント発生率 PCI 群	薬物療法群	p 値
すべて	2166(100)		17.2	15.6	
年齢					0.05
≦65 歳	1534(71)		17.0	13.2	
>65 歳	632(29)		17.8	21.3	
性別					0.13
男性	1690(78)		16.8	13.5	
女性	476(22)		18.3	22.9	
人種					0.52
非白人	428(20)		18.8	17.8	
白人	1738(80)		16.7	15.0	
発症からランダム化まで					0.81
≦7 日	963(44)		18.9	18.6	
>7 日	1203(56)		15.9	12.9	
梗塞責任血管					0.38
前下行枝	781(36)		20.1	16.2	
その他	1385(64)		15.6	15.3	
駆出率					0.48
<50%	1151(54)		22.6	20.4	
≧50%	999(46)		10.7	11.1	
糖尿病					0.41
あり	446(21)		29.3	23.3	
なし	1720(79)		14.4	13.5	
Killip 分類					0.39
I	1740(81)		15.2	13.1	
II〜IV	413(19)		25.3	26.9	

0.0　0.5　1.0　1.5　2.0　2.5
←PCI Better　　Medical Therapy Better→

互関連は認めませんでした（図表 6-20）.

　OAT 試験から，primary PCI のゴールデンタイムが過ぎた STEMI 患者に対して，閉塞血管への PCI を行っても予後は改善させないことが示されました．この試験の PCI の成功率は 87% と高く，クロスオーバーの少ない intention-to-treat 解析が行われており，従来慣習的に行われてきた PCI の適応を再考する非常に臨床的意義の高い，質の高い研究であると位置づけられています．また症状がなくとも閉塞血管を再疎通させれば予後は改善するという open-artery hypothesis は否定されましたが，この研究では NYHA 3 または 4 の心不全，ショック，クレアチニン値≧2.5 mg/dL，左冠動脈主幹部病変や三枝病変，安静時胸痛，リスクエリアが広い患者は除外され，ハイリスク群や重症患者は除外されていることを理解しておかなければなりません．

> **Point**
> - 原則症状出現から 12 時間未満を primary PCI の適応とする．
> - 発症 12 時間以降でも心原性ショックや重症心不全を合併した場合，持続する虚血所見が存在する場合は primary PCI の適応とする．
> - 発症 12〜48 時間を過ぎた無症候性患者においてもルーティンに primary PCI を行ってもよい．

6　STEMI の非梗塞責任血管への PCI の是非

　STEMI は ST 上昇部位から梗塞責任血管が推測できるため，同部位への PCI を行います．しかし STEMI の約 50％は多枝病変である[18]と言われており，責任病変への PCI と同時に他の病変に対して PCI を行うことの是非はいまだ議論の余地があるところです．

　CADILLAC 試験[19]は発症 12 時間以内の急性心筋梗塞患者を対象としベアメタルステントの有効性を検証した試験であり，以降も多くのサブ解析が行われました．この試験では 2082 例に primary PCI が施行され，一枝病変が 1066 例（51.2％），二枝病変が 692 例（33.2％），三枝病変が 324 例（15.6％）でした．多枝病変患者は一枝病変の患者と比較して primary PCI 後の梗塞血管の造影所見は相違ないものの，ST 改善が有意に乏しい結果となりました（13.3 vs 7.4％，$p=0.01$，図表 6-21）．また 1 年後の累積死亡率は一枝病変で 3.2％，二枝病変で 4.4％，三枝病変で 7.8％であり（$p=0.0006$，図表 6-22），多変量解析でも三枝病変の存在は 1 年後の死亡（ハザード比 2.60，$p=0.009$），死亡と再梗塞（ハザード比 1.88，$p=0.03$），死亡・再梗塞・脳卒中・心筋虚血による治療血管の再血行再建術（ハザード比 1.80，$p=0.0009$）が有意に多くなりました．多枝病変の存在は予後に大きく影響することがわかりました．

では，多枝病変の患者には非梗塞責任血管にも手を付けた方がよいのでしょうか．これまでも多くの研究が行われてきましたが，ここでは代表的な4つのランダム化研究をまとめてみましょう．

2013年に報告されたPRAMI試験[20]は2008～2013年の期間に登録されたSTEMIで，primary PCI時に多枝病変が指摘（非梗塞責任血管の狭窄度≧50%）された患者を対象としたイギリスの多施設研究です．留置されたステントは約4割がベアメタルステント，約6割が薬剤溶出性ステントでした．心原性

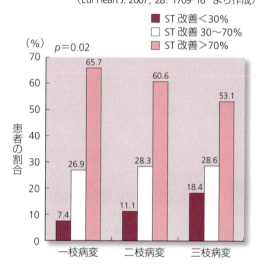

図表 6-21 CADILLAC 試験：病変数と ST 改善
（Eur Heart J. 2007; 28: 1709-16[18]より作成）

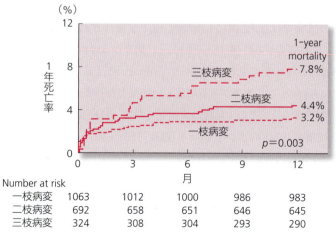

図表 6-22 CADILLAC 試験：病変数と1年死亡率
（Eur Heart J. 2007; 28: 1709-16[18]より作成）

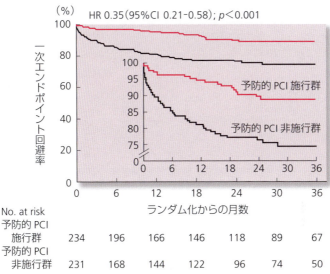

図表 6-23　PRAMI 試験 （N Engl J Med. 2013; 369: 1115-23[20]より作成）

　ショック合併や左冠動脈主幹部，前下行枝入口部，回旋枝入口部に≧50%の狭窄病変を認める患者は除外されています．465 例の患者を，梗塞責任血管への PCI の直後に引き続き非梗塞責任血管の≧50%の狭窄病変に対して PCI を行う予防的 PCI 施行群（234 例）と，梗塞責任血管への PCI のみ行う予防的 PCI 非施行群（231 例）にランダム化しました．予防的 PCI 非施行群は薬物療法に反応しない狭心症が出現した患者に対して，客観的な虚血所見が証明された難治性狭心症の場合のみに追加の PCI（staged PCI）が行われました．一次エンドポイントは心臓死，非致死性心筋梗塞，難治性狭心症の複合エンドポイントと設定され，intention-to-treat 解析が行われました．

　結果は，平均期間 23 カ月の追跡において，一次エンドポイントの発生は予防的 PCI 施行群で 21 例，非施行群で 53 例でした．これはイベント発生率ではそれぞれ 100 例につき 9，23 例の発生率であり，予防的 PCI 施行群で有意に低くなりました（ハザード比 0.35，95%信頼区間 0.21-0.58，$p<0.001$，図表 6-23）．

　2015 年に報告された CvLPRIT 試験は，2011〜2013 年の期間に登録された STEMI で，primary PCI 時に多枝病変が指摘された患者を対象とした同じくイ

図表 6-24 CvLPRIT 試験（JACC. 2015; 65: 963-72 より作成）

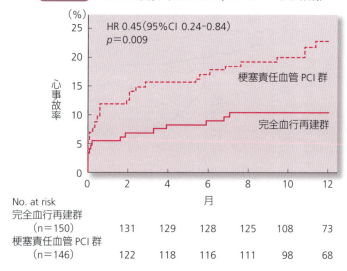

　ギリシャの多施設研究です．非梗塞責任血管の残存狭窄病変の定義は PRAMI 試験より厳しく，1方向の造影所見で＞70％，または2方向で＞50％の狭窄病変としました．また PRAMI 試験と同じく，心原性ショックは除外されています．296例の患者を，梗塞責任血管への PCI の後に非梗塞責任血管の狭窄病変に対して PCI を行う完全血行再建群（150例）と，梗塞責任血管への PCI のみ行う梗塞責任血管 PCI 施行群（146例）にランダム化しました．非梗塞責任血管への PCI は primary PCI の直後に引き続き行うか，もしくは入院中に行うこととしましたが，同研究での入院期間は中央値3日とわが国と比べてきわめて短く，ほぼ同時期に完全血行再建術を行っていることになります．ステントは90％以上に薬剤溶出性ステントが用いられました．一次エンドポイントは12カ月以内の総死亡，再梗塞，心不全，虚血による再血行再建術の複合エンドポイントと設定され，intention-to-treat 解析が行われました．

　結果は一次エンドポイントの発生は完全血行再建群で10.0％，梗塞責任血管 PCI 施行群で21.2％であり，完全血行再建群で有意に低くなりました（ハザード比0.45，95％信頼区間0.24-0.84，$p=0.009$，図表 6-24）．完全血行再建のメリットは早期から得られました（30日後 $p=0.055$）．

2015年に報告されたDANAMI-3-PRIMULTI試験[21]は2011～2014年の期間に登録されたST上昇型心筋梗塞で、primary PCI時に多枝病変が指摘された患者を対象としたデンマークの多施設研究です．非梗塞責任血管の残存狭窄病変の定義はPRAMIと同様に＞50％の狭窄病変とし，PRAMI試験，CvLPRIT試験と同じく，心原性ショックは除外されています．梗塞責任血管へのPCIを施行した627例の患者を，退院までに冠血流予備比（fractional flow reserve：FFR）ガイド下に完全血行再建術を施行するFFRガイド治療群（314例）と侵襲的治療を行わない梗塞責任血管単独治療群（313例）にランダム化しました．FFRガイド治療群はprimary PCIから中央値2日後に再度冠動脈造影が施行され，血管径≧2 mm以上，＞50％狭窄病変においてFFRが0.80以下となった病変に対してPCIを行っています．薬剤溶出性ステントは約95％に使用されています．一次エンドポイントは1年後の全死亡，再梗塞，虚血による非梗塞責任血管への血行再建術の複合エンドポイントとし，intention-to-treat解析が行われました．

　結果は，FFRガイド治療群の97例（31％）がFFR＞0.80のためPCIを施行せず，6例（2％）がCABGを施行，18例（6％）がPCI不成功・未施行となりました．一次エンドポイントはFFRガイド治療群で40例（13％），梗塞責任血管単独治療群で68例（22％）となり，FFRガイド治療群で有意に低くなりました〔ハザード比0.56，95％信頼区間0.38-0.83，$p=0.004$，図表6-25）．しかし全死亡と再梗塞に有意差はなく，虚血による非梗塞責任血管への血行再建術のみでFFRガイド治療群が梗塞責任血管単独治療群より少なくなりました〔17例（5％）vs 52例（17％），ハザード比0.31，95％信頼区間0.18-0.53，$p<0.0001$〕．

　一次エンドポイントではFFRガイド下の非梗塞責任血管へのPCIの有効性を示すことができましたが，再血行再建術のみで大きく差がついた結果でした．この点はPRAMI試験，CvLPRIT試験では死亡や心筋梗塞においても非梗塞責任血管へのPCIの有効性が示されていたこととは異なる結果でした．

　2017年に報告されたCompare-Acute試験[22]は2011～2015年の期間に登録されたSTEMIで，primary PCI時に多枝病変が指摘された患者を対象としたヨーロッパとアジアの多施設研究です．非梗塞責任血管の残存狭窄病変の定義は血管径2 mm以上，50％以上の狭窄病変とし，これまでの3つの試験と同じく，心原性ショックは除外されています．その他，左冠動脈主幹部病変，慢性完全閉

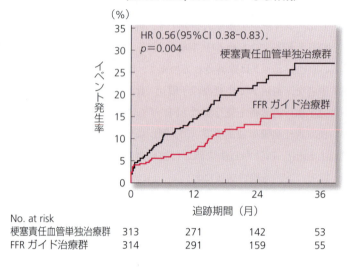

図表 6-25　DANAMI-3-PRIMULTI 試験
（Lancet. 2015; 386: 665-71[21]より作成）

塞性病変，TIMI 血流分類≦2 の非梗塞責任血管，重度弁膜症，Killip 分類Ⅲ以上は除外され，かなり病状が安定した，冠動脈の解剖学的な複雑性も高くない患者が登録されています．梗塞責任血管への PCI を施行した 885 例の患者を，入院中，できれば 72 時間以内に FFR ガイド下に完全血行再建術を施行する完全血行再建群（295 例）と追加治療を行わない梗塞責任血管単独治療群（590 例）に 1：2 でランダム化割り付けを行いました．完全血行再建群は FFR が 0.80 以下となった病変に対して可能な限りエベロリムス溶出性ステントを用いて PCI を行いました．梗塞責任血管単独治療群は FFR を施行しますが結果は術者も患者も知らされず，また非梗塞責任血管の残存狭窄への PCI は虚血の症状・所見などから担当医が臨床的に必要と判断した場合に施行され，primary PCI から 45 日以内の血行再建はイベントとして扱わない設定となっていました．一次エンドポイントは 1 年後の全死亡，再梗塞，虚血による非梗塞責任血管への血行再建術，脳卒中の複合エンドポイントとし，intention-to-treat 解析が行われました．

　結果は，一次エンドポイントは完全血行再建群で 23 例（8%），梗塞責任血管単独治療群で 121 例（21%）であり，完全血行再建群でイベント発生は有意に低い

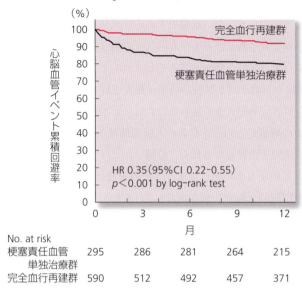

図表 6-26　Compare-Acute 試験
（N Engl J Med. 2017; 376: 1234-44 より作成）

結果でした（ハザード比 0.35, 95％信頼区間 0.22-0.55, *p*＜0.0001, 図表 6-26）．この差は血行再建術の発生率による差が大きく，完全血行再建群で 18 例（6.1％），梗塞責任血管単独治療群で 28 例（4.7％）であり，完全血行再建群で有意に少ない結果でした（ハザード比 0.32, 95％信頼区間 0.20-0.54, *p*＜0.001）．他の一次エンドポイントの内訳では有意差は認めませんでした．

　このように，近年は STEMI に対する primary PCI の際に，もしくは同一入院期間中に非梗塞責任血管への PCI も行うことを支持するエビデンスが蓄積されてきました．しかし，これまでは「急性心筋梗塞に対する primary PCI は責任病変のみ！」という考えが常識だったのです．これらのエビデンスが出る前の 2013 年の AHA のガイドライン[14]では，血行動態の破綻がない場合，primary PCI の際に非梗塞責任血管に対して PCI を行うことは Class Ⅲ であり，Harm（有害だ）と明記されていたくらいです．これは STEMI では原則責任病変がある血管は梗塞領域となるため，たとえ同血管の再灌流に成功しても他の枝の PCI 中に合併症を起こしてしまうと事実上二枝閉塞の状態になってしまうため，血行動態が大

きく破綻するリスクを負うことになります．またステント留置を行うと抗血小板薬2剤併用を行う必要があるにもかかわらず，緊急搬送の時点では患者の出血リスクを十分に評価できていない状態ですから，ステントを複数留置してしまうとその後抗血小板薬を中断せざるを得ない状況に陥った時にステント血栓症のリスクが上がってしまうという懸念もあるでしょう．

　PRAMI試験やCvLPRIT試験の結果が報告された後も，これだけの結果で今までのマネージメントが大きく変わることはない，という論調が多くありました．わが国の多くの施設のSTEMI患者の入院期間は1〜2週間であり，欧米の数日間のみの入院期間と比較しても長く，心臓リハビリテーションが入院中にプログラムされている施設も多くあります．上記の研究における同一入院中のPCIという状況はわが国の入院中の残存病変へのPCIとずいぶんイメージが異なります．

　わが国では欧米に比べてSTEMIの入院期間が長いため，多枝病変の患者は心臓リハビリテーション中の狭心症の有無やST変化なども加味し，状況に応じて入院中に残存病変に対するPCIを済ませて退院させることも多くあります．もちろん，心臓リハビリテーションに支障をきたさないレベルであれば，その狭窄病変に虚血が証明されない限りはPCIの適応はないので，慢性期に外来で虚血評価を行うことになります．ですから，わが国のように少し間をあけて追加のPCIを行っているマネージメント自体が否定されているわけではありません．しかしprimary PCIに続けて，もしくは2〜3日後にすぐにPCIを行うことを支持されるエビデンスがここまで続けて報告されるとはあまり予想していませんでした．心筋梗塞のサイズや非梗塞責任血管へのPCIに要する技術的側面や造影剤使用量，術中の血行動態悪化のリスクなどが予想でき，比較的低リスクでPCIができるのであれば現在のエビデンスを踏まえても非梗塞責任血管へのPCIを行ってもよいという時代になってきたのは確かです．

　以上の結果を踏まえて，2017年のESCのガイドライン[1]では非梗塞責任血管へのPCIは退院前に考慮すべきとしています（図表6-27）．非梗塞責任血管へのPCIをprimary PCIの直後に行うか（immediate），後日行うか（staged）については，まだ十分な検証が行われていません．

図表 6-27　ST 上昇型心筋梗塞（STEMI）における非梗塞責任血管への PCI 戦略（ESC2017）

非梗塞責任血管への PCI の推奨	Class	LOE
多枝病変の STEMI 患者において退院までに非梗塞責任血管への PCI をルーティンに行う.	Ⅱa	A
心原性ショック合併例については primary PCI の際に引き続き非梗塞責任血管への PCI を行う	Ⅱa	C
梗塞責任血管への PCI が施行できず，虚血所見が持続し，虚血領域が広範囲の場合は CABG を考慮すべき	Ⅱa	C

Point
- 従来禁忌（Class Ⅲ）とされてきた STEMI の非梗塞責任血管に対する急性期の PCI は，近年のエビデンスの蓄積によって，支持されるものとなってきた（Class Ⅱa）．

7　心原性ショックを合併した多枝病変患者の primary PCI

　1967 年に Killip らが報告した論文[23]は，Killip 分類の起源として知られていますが，その中では心原性ショックに該当する Killip Ⅳは急性心筋梗塞の 19％を占め，死亡率は 81％でした（図表 6-28）．急性心筋梗塞に対する特異的な治療がなかった時代のデータですから，心原性ショックは治療を行わなければ 80％近くが死亡するという非常に重篤な病態であることがわかります．

　心原性ショックを合併した急性心筋梗塞に対する血行再建術の有効性については，1999 年の SHOCK 試験[24]からの報告があります．1993〜1998 年の期間に登録された急性心筋梗塞後 36 時間以内に合併した左心不全による心原性ショック患者 302 例を，ランダム化して 6 時間以内に血行再建術を行う早期血行再建術群（152 例）と初期内科的治療群（150 例）にランダム化して比較しました．初期内

図表 6-28　Killip 分類の死亡率（Am J Cardiol. 1967; 20: 457-64[23] より作成）

Killip 分類	死亡率（％）
Ⅰ	6
Ⅱ	17
Ⅲ	38
Ⅳ	81

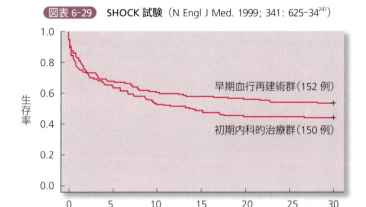

図表 6-29　SHOCK 試験（N Engl J Med. 1999; 341: 625-34[24]）

科的治療群はランダム化 54 時間以降に血行再建術施行可としました．IABP は 86％の患者で使用されました．一次エンドポイントである 30 日後の総死亡は早期血行再建術群で 46.7％，初期内科的治療群で 56.0％と有意差を認めませんでしたが，二次エンドポイントである 6 カ月死亡率は早期血行再建術群で有意に低くなりました（50.3 vs 63.1％，$p=0.027$，図表 6-29）．

この SHOCK 試験は心原性ショックの早期血行再建術を支持するランドマークとして位置づけられています．この試験は 2005 年まで追跡され，全生存率は早期血行再建術群で 32.8％，初期内科的治療群で 19.6％でした．生存退院できた患者（143 例）において，6 年後の生存率はそれぞれ 62.4％，44.4％でした（図表 6-30）．早期血行再建術群の 6 年後の生存率は初期内科的治療群と比較して，絶対的に 13.2％，相対的に 67％改善させることがわかりました[25]．

このように，心原性ショックに対しても早期血行再建術が有効であることは示されているのですが，実に心原性ショックの 80％以上が多枝病変を有し[26]，一枝病変の患者よりも予後が不良であることがわかっています[27,28]．急性心筋梗塞における非梗塞責任血管への PCI については前述の PRAMI 試験，CvLPRIT 試験，DANAMI-3-PRIMULTI 試験，Compare-Acute 試験で検証されてきましたが，いずれも心原性ショック患者は除外されています．

心原性ショックを合併した急性心筋梗塞患者の非梗塞責任血管への血行再建を

図表 6-30　SHOCK 試験の長期成績（JAMA. 2006; 295: 2511-5[25]）より作成）

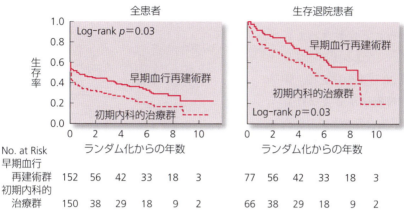

　行うメリットは，心筋への血流を改善させ心機能を回復させるためです．しかし非梗塞領域が虚血に陥る可能性がある，輸液負荷が増えるかもしれない，造影剤量増加による腎傷害への懸念，などのデメリットも考えられます．この領域においてはこれまでは質の高い研究は行われておらず，カナダの Manitoba Cardiogenic Shock Registry の解析[29]では完全血行再建群の方が院内死亡率が低く，また 10 のコホート研究を対象としたメタ解析[30]では梗塞責任血管のみへの PCI の方が短期死亡率は低い結果であるなど結論も定まっていません．2017 年に改訂された ESC の STEMI のガイドライン[1]においては，ショックの有無で非梗塞責任血管への PCI の推奨を分けています（図表 6-27）．ショックを合併した場合は，完全血行再建は妥当であるという見解です．

　しかし 2017 年に CULPRIT-SHOCK 試験[31]が報告され，その結果は注目を受けることになりました．CULPRIT-SHOCK 試験はヨーロッパで行われた多施設ランダム化試験で，心原性ショックを合併した 706 例の多枝病変を有する心筋梗塞患者を対象に，梗塞責任血管単独 PCI 群と多枝病変へ同時に PCI を行う多枝 PCI 群を比較しました．多枝病変の定義は少なくとも 2 mm 以上の径がある血管で＞70％の狭窄率を有する二枝病変以上とし，30 分以上心肺蘇生を行った患者やショックを発症して 12 時間以上経過した患者，既知の腎傷害（クレアチニンクリアランス＜30 mL/min）を有する患者などは除外されました．また梗塞責任

血管単独 PCI 群でも残存病変へ staged PCI を行うことは許されました．一次エンドポイントは 30 日後の総死亡，腎代替療法が必要な腎傷害，安全性のエンドポイントは出血と脳卒中とし，intention-to-treat 解析を行いました．

結果は，一次エンドポイントは梗塞責任血管単独 PCI 群で 45.9%（158/344 例），多枝 PCI 群で 55.4%（189/341 例）に認められました（相対リスク 0.83，95%信頼区間 0.71-0.96，$p=0.01$）．梗塞責任血管単独 PCI 群の相対リスクは，死亡は多枝 PCI 群と比較して 0.84（95%信頼区間 0.72-0.98，$p=0.03$），腎代替療法は 0.71（95%信頼区間 0.49-1.03，$p=0.07$）でした（図表6-31）．血行動態安定までに要した時間，カテコラミン使用のリスク・期間，心筋トロポニン T

図表 6-31　CULPRIT-SHOCK 試験
（N Engl J Med. 2017; 377: 2419-32[31]）より作成）

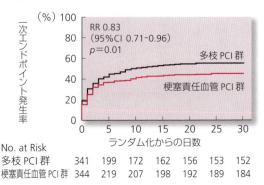

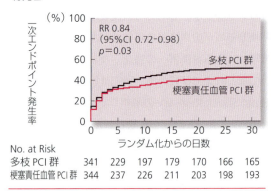

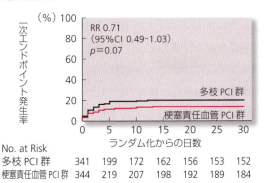

値やCPK，出血や脳卒中の発生率においては両群間で有意差は認めませんでした．

　CULPRIT-SHOCK試験では，慢性完全閉塞性病変を梗塞責任血管単独PCI群では77（22.4%），多枝PCI群で82（24.0%）に認めており，多枝PCI群では可能な限り完全血行再建が行われ，完全血行再建達成率は81.0%でした．一方，梗塞責任血管単独PCI群ではstaged PCIが施行されたのは17.7%であり，クロスオーバー率は梗塞責任血管単独PCI群で12.5%，多枝PCI群で9.4%と低値でした．そのため，早期・後期も含めて血行再建率には両群で大きな違いがあります．

　血行動態の安定した急性心筋梗塞患者を対象としたPRAMI試験，CvLPRIT試験，DANAMI-3-PRIMULTI試験，Compare-Acute試験では多枝病変へのPCIの有効性が示されてきたにもかかわらず，心原性ショックを合併した急性心筋梗塞患者では梗塞責任血管へのPCIのみが妥当という正反対の結果になりました．その理由として，心原性ショック患者においては多枝病変へのPCIによるリスクが上昇することが考えられています．例えばPCI手技に関連した心筋梗塞の増加，カテコラミン使用・炎症などによる血小板活性の上昇による非梗塞責任血管へのPCIの虚血や梗塞・ポンプ機能低下などが推測されています．また多枝病変へのPCIは腎傷害や脳障害を増加させる可能性もあります．結果的に，SHOCK試験からCULPRIT-SHOCK試験まで約20年が経過し，PCI手技は大きく発展してきたにもかかわらず，梗塞責任血管へのPCIを施行した患者の30日死亡率は両試験とも約45%とほぼ変わらない皮肉な結果となりました[24,31]．

> **Point**
> - 心原性ショックを合併した急性心筋梗塞患者の血行再建において，梗塞責任病変のみへのPCIか，完全血行再建を目指すPCIのどちらから妥当か，まだ結論は出ていない．

8 混合静脈血酸素飽和度を使いこなす

　肺動脈カテーテルの話では触れませんでしたが，混合静脈血酸素飽和度（SvO_2）という，全身の酸素需要と供給のバランスを評価できる特徴的な指標があります．混合静脈血とは肺動脈からサンプリングされる血液を指し，動脈血の酸素含量と混合静脈血の酸素含量の差は全身の酸素消費量と心拍出量によって規定されます．そして混合静脈血酸素飽和度（SvO_2）は動脈血酸素飽和度（SaO_2），酸素消費量，ヘモグロビン濃度，心拍出量の4つの因子で規定されることになります（図表 6-32）．

　SvO_2は肺動脈カテーテルの先端からサンプリングして評価できますが，その値を機器に入力することで連続的モニタリングが可能です．基準値は 70〜80%で，高値も低値も臨床的意義があります（図表 6-33）．重症循環器疾患では SvO_2

図表 6-32　混合静脈血酸素飽和度（SvO_2）

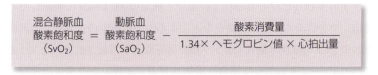

図表 6-33　混合静脈血酸素飽和度（SvO_2）の鑑別

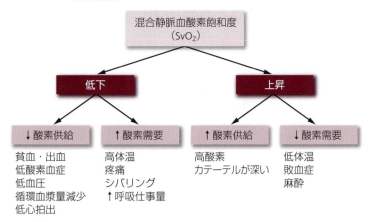

は低下する場合が多いのですが，他の病態が複数合併することも当然あります．よくある状況としては，明らかに低下していると予想している患者のSvO$_2$が思いのほか維持されている場合は，その予想が間違っているか，もしくは敗血症が合併したのかと疑います．一時的にSvO$_2$が上昇して低心拍出症候群が良くなったと喜んでいたら血液培養が陽性になった，ということもよくあるパターンです．

図表 6-34　SvO$_2$とScvO$_2$

上大静脈	ScvO$_2$	
下大静脈		SvO$_2$
冠静脈洞		

　また，SvO$_2$の絶対値が高くなっている患者を忘れてはいけません．動静脈シャントがある患者です．臨床的に最も頻度が多いものはシャントを有する透析患者です．冠動脈疾患を含む心疾患のハイリスク患者ですので肺動脈カテーテルを留置したり，補助循環装置が必要になったりすることも多いので，必ず知っておいてください．前腕シャントによって動脈血は末梢組織を経由せずに静脈系に流入します．したがって，酸素飽和度の高いままの血液が右房まで還ってくるのです．したがって，透析患者のSvO$_2$は高値となっているため，Fick法で心拍出量を計算すると高く算出されてしまいます．そのため，透析患者は熱希釈法で心拍出量を測定する必要があります．

　ちなみに，中心静脈カテーテル先端からモニタリングする酸素飽和度は中心静脈血酸素飽和度（ScvO$_2$）であり，カテーテルの先端が位置する上大静脈の血液をサンプリングしていることになります．右房へ還流してくる血液は上大静脈，下大静脈，冠静脈洞があり，それぞれ酸素飽和度が異なります（図表 6-34）．上大静脈には心臓，腎臓，肝臓などの臓器からの流入はなく，ScvO$_2$はあくまでも両上肢，頭頸部，胸部から流入する血液を反映していることになります．脳の静脈血が含まれる上大静脈でモニタリングするScvO$_2$の方がSvO$_2$より低値であることが多いのですが，麻酔や鎮静の影響で逆転する場合もあります[32]．ショックの際は生体の代償機構として脳など重要臓器への血流を維持し，腹部臓器への灌流は低下します．そのため，下大静脈の酸素飽和度は低下し，上大静脈の酸素飽和度（ScvO$_2$）は保たれる可能性もあります．このような状況では，ScvO$_2$よりSvO$_2$の方が病態を鋭敏に反映しています．また前述の透析患者のシャントの場合，シャント血流は上大静脈へ流入するため，ScvO$_2$はより高値となります．し

かし，多くの場合は SvO_2 と $ScvO_2$ の変化のトレンドは一致することが多く[33,34]，肺動脈カテーテルを抜去した後に中心静脈カテーテルが残る場合は，抜去前の数回は SvO_2 と $ScvO_2$ を両方測定しておき，両者の関係をみておくと SvO_2 から $ScvO_2$ への切り替えもスムーズにいくことがあります．

> **Point**
> - SvO_2 は全身の酸素需要と供給のバランスを評価できる指標である．
> - SvO_2 は動脈血酸素飽和度，酸素消費量，ヘモグロビン濃度，心拍出量で規定される．

文献

1) Ibanez B, James S, Agewall S, Antunes MJ, Bucciarelli-Ducci C, Bueno H, et al. 2017 ESC Guidelines for the management of acute myocardial infarction in patients presenting with ST-segment elevation: The Task Force for the management of acute myocardial infarction in patients presenting with ST-segment elevation of the European Society of Cardiology (ESC). Eur Heart J. 2018; 39: 119-77.
2) Lopes RD, Siha H, Fu Y, Mehta RH, Patel MR, Armstrong PW, et al. Diagnosing acute myocardial infarction in patients with left bundle branch block. Am J Cardiol. 2011; 108: 782-8.
3) Chang AM, Shofer FS, Tabas JA, Magid DJ, McCusker CM, Hollander JE. Lack of association between left bundle-branch block and acute myocardial infarction in symptomatic ED patients. Am J Emerg Med. 2009; 27: 916-21.
4) Widimsky P, Rohac F, Stasek J, Kala P, Rokyta R, Kuzmanov B, et al. Primary angioplasty in acute myocardial infarction with right bundle branch block: should new onset right bundle branch block be added to future guidelines as an indication for reperfusion therapy? Eur Heart J. 2012; 33: 86-95.
5) Zimetbaum PJ, Josephson ME. Use of the electrocardiogram in acute myocardial infarction. *N Engl J Med*. 2003; 348: 933-40.
6) Yan AT, Yan RT, Kennelly BM, Anderson FA, Jr., Budaj A, Lopez-Sendon J, et al. Relationship of ST elevation in lead aVR with angiographic findings and outcome in non-ST elevation acute coronary syndromes. Am Heart J. 2007; 154: 71-8.
7) Kosuge M, Kimura K, Ishikawa T, Endo T, Hongo Y, Shigemasa T, et al. ST-segment depression in lead aVR predicts predischarge left ventricular dysfunction in patients with reperfused anterior acute myocardial infarction with anterolateral ST-segment elevation. Am Heart J. 2001; 142: 51-7.

8) Welsford M, Nikolaou NI, Beygui F, Bossaert L, Ghaemmaghami C, Nonogi H, et al. Part 5: Acute Coronary Syndromes: 2015 International Consensus on Cardiopulmonary Resuscitation and Emergency Cardiovascular Care Science With Treatment Recommendations. Circulation. 2015; 132: S146-76.
9) Antman EM, Anbe DT, Armstrong PW, Bates ER, Green LA, Hand M, et al. ACC/AHA guidelines for the management of patients with ST-elevation myocardial infarction; A report of the American College of Cardiology/American Heart Association Task Force on Practice Guidelines (Committee to Revise the 1999 Guidelines for the Management of patients with acute myocardial infarction). J Am Coll Cardiol. 2004; 44: E1-E211.
10) Krumholz HM, Bradley EH, Nallamothu BK, Ting HH, Batchelor WB, Kline-Rogers E, et al. A campaign to improve the timeliness of primary percutaneous coronary intervention: Door-to-Balloon: An Alliance for Quality. JACC Cardiovasc Interv. 2008; 1: 97-104.
11) Menees DS, Peterson ED, Wang Y, Curtis JP, Messenger JC, Rumsfeld JS, et al. Door-to-balloon time and mortality among patients undergoing primary PCI. N Engl J Med. 2013; 369: 901-9.
12) Nallamothu BK, Normand SL, Wang Y, Hofer TP, Brush JE, Jr., Messenger JC, et al. Relation between door-to-balloon times and mortality after primary percutaneous coronary intervention over time: a retrospective study. Lancet. 2015; 385: 1114-22.
13) Canadian Cardiovascular S, American Academy of Family P, American College of C, American Heart A, Antman EM, Hand M, et al. 2007 focused update of the ACC/AHA 2004 guidelines for the management of patients with ST-elevation myocardial infarction: a report of the American College of Cardiology/American Heart Association Task Force on Practice Guidelines. J Am Coll Cardiol. 2008; 51: 210-47.
14) American College of Emergency P, Society for Cardiovascular A, Interventions, O'Gara PT, Kushner FG, Ascheim DD, et al. 2013 ACCF/AHA guideline for the management of ST-elevation myocardial infarction: a report of the American College of Cardiology Foundation/American Heart Association Task Force on Practice Guidelines. J Am Coll Cardiol. 2013; 61: e78-140.
15) Schomig A, Mehilli J, Antoniucci D, Ndrepepa G, Markwardt C, Di Pede F, et al. Mechanical reperfusion in patients with acute myocardial infarction presenting more than 12 hours from symptom onset: a randomized controlled trial. JAMA. 2005; 293: 2865-72.
16) Ndrepepa G, Kastrati A, Mehilli J, Antoniucci D, Schomig A. Mechanical reperfusion and long-term mortality in patients with acute myocardial infarction presenting 12 to 48 hours from onset of symptoms. JAMA. 2009; 301: 487-8.
17) Hochman JS, Lamas GA, Buller CE, Dzavik V, Reynolds HR, Abramsky SJ, et al. Coronary intervention for persistent occlusion after myocardial infarction. N Engl J Med. 2006; 355: 2395-407.

18) Sorajja P, Gersh BJ, Cox DA, McLaughlin MG, Zimetbaum P, Costantini C, et al. Impact of multivessel disease on reperfusion success and clinical outcomes in patients undergoing primary percutaneous coronary intervention for acute myocardial infarction. Eur Heart J. 2007; 28: 1709-16.
19) Stone GW, Grines CL, Cox DA, Garcia E, Tcheng JE, Griffin JJ, et al. Comparison of angioplasty with stenting, with or without abciximab, in acute myocardial infarction. N Engl J Med. 2002; 346: 957-66.
20) Wald DS, Morris JK, Wald NJ, Chase AJ, Edwards RJ, Hughes LO, et al. Randomized trial of preventive angioplasty in myocardial infarction. N Engl J Med. 2013; 369: 1115-23.
21) Engstrom T, Kelbaek H, Helqvist S, Hofsten DE, Klovgaard L, Holmvang L, et al. Complete revascularisation versus treatment of the culprit lesion only in patients with ST-segment elevation myocardial infarction and multivessel disease (DANAMI-3-PRIMULTI): an open-label, randomised controlled trial. Lancet. 2015; 386: 665-71.
22) Smits PC, Boxma-de Klerk BM. Fractional flow reserve-guided multivessel angioplasty in myocardial infarction. N Engl J Med. 2017; 377: 397-8.
23) Killip T, 3rd, Kimball JT. Treatment of myocardial infarction in a coronary care unit. A two year experience with 250 patients. Am J Cardiol. 1967; 20: 457-64.
24) Hochman JS, Sleeper LA, Webb JG, Sanborn TA, White HD, Talley JD, et al. Early revascularization in acute myocardial infarction complicated by cardiogenic shock. SHOCK Investigators. Should We Emergently Revascularize Occluded Coronaries for Cardiogenic Shock. N Engl J Med. 1999; 341: 625-34.
25) Hochman JS, Sleeper LA, Webb JG, Dzavik V, Buller CE, Aylward P, et al. Early revascularization and long-term survival in cardiogenic shock complicating acute myocardial infarction. JAMA. 2006; 295: 2511-5.
26) Thiele H, Desch S, Piek JJ, Stepinska J, Oldroyd K, Serpytis P, et al. Multivessel versus culprit lesion only percutaneous revascularization plus potential staged revascularization in patients with acute myocardial infarction complicated by cardiogenic shock: Design and rationale of CULPRIT-SHOCK trial. Am Heart J. 2016; 172: 160-9.
27) Sanborn TA, Sleeper LA, Webb JG, French JK, Bergman G, Parikh M, et al. Correlates of one-year survival inpatients with cardiogenic shock complicating acute myocardial infarction: angiographic findings from the SHOCK trial. J Am Coll Cardiol. 2003; 42: 1373-9.
28) Webb JG, Lowe AM, Sanborn TA, White HD, Sleeper LA, Carere RG, et al. Percutaneous coronary intervention for cardiogenic shock in the SHOCK trial. J Am Coll Cardiol. 2003; 42: 1380-6.
29) Hussain F, Philipp RK, Ducas RA, Elliott J, Dzavik V, Jassal DS, et al. The ability to achieve complete revascularization is associated with improved in-hospital survival in cardiogenic shock due to myocardial infarction: Manitoba cardiogenic SHOCK Registry investigators. Catheter Cardiovasc Interv. 2011; 78: 540-8.

30) de Waha S, Jobs A, Eitel I, Poss J, Stiermaier T, Meyer-Saraei R, et al. Multivessel versus culprit lesion only percutaneous coronary intervention in cardiogenic shock complicating acute myocardial infarction: A systematic review and meta-analysis. Eur Heart J Acute Cardiovasc Care. 2018; 7: 28-37.
31) Thiele H, Akin I, Sandri M, Fuernau G, de Waha S, Meyer-Saraei R, et al. PCI Strategies in Patients with Acute Myocardial Infarction and Cardiogenic Shock. N Engl J Med. 2017; 377: 2419-32.
32) Chawla LS, Zia H, Gutierrez G, Katz NM, Seneff MG, Shah M. Lack of equivalence between central and mixed venous oxygen saturation. Chest. 2004; 126: 1891-6.
33) Reinhart K, Bloos F. The value of venous oximetry. Curr Opin Crit Care. 2005; 11: 259-63.
34) Dueck MH, Klimek M, Appenrodt S, Weigand C, Boerner U. Trends but not individual values of central venous oxygen saturation agree with mixed venous oxygen saturation during varying hemodynamic conditions. Anesthesiology. 2005; 103: 249-57.

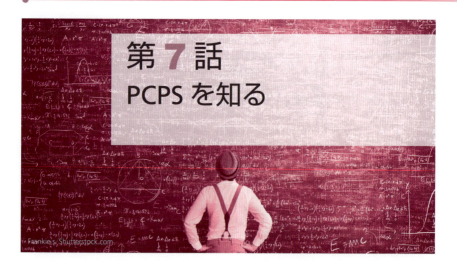

第 7 話
PCPS を知る

　IABP を学んだところで，ここからは経皮的心肺補助装置（percutaneous cardiopulmonary system: PCPS）について勉強していきましょう．PCPS は食わず嫌いというか，苦手にしている方も多い気がしますが，補助循環に共通して原理は単純です．IABP よりさらにエビデンスが乏しい領域になりますので，血行動態や病態生理に基づいた判断ができるようになりましょう．

　PCPS という呼称はわが国では一般的ですが，海外では VA-ECMO（venoarterial extracorporeal membrane oxygenation），ECPR（extracorporeal cardiopulmonary resuscitation），ECLS（extracorporeal cardiac life support）とも呼ばれています．本書では PCPS で統一したいと思います．

1　PCPS の原理を知る

　PCPS（図表 7-1）は 1 本の静脈カテーテル（脱血管），1 本の動脈カテーテル（送血管）を挿入する必要があります．この 2 本のカテーテルを介して人工肺によるガス交換と定常流遠心ポンプによる流量補助が行われます．

　まずは PCPS がどのように循環を補助しているか勉強したいと思います．結論から申しますと，PCPS は「極めて非生理的な」補助循環であると理解しておく必要があります．

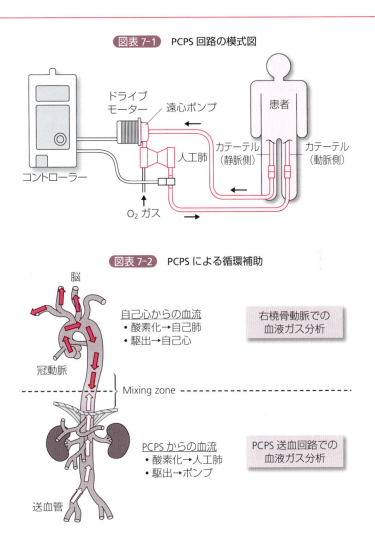

図表 7-1　PCPS 回路の模式図

図表 7-2　PCPS による循環補助

　PCPS が駆動している時の血流は図表 7-2 のようになっています．体外の状況については，図表 7-1 と合わせてみてください．送血管は通常大腿動脈に挿入します．したがって，PCPS の遠心ポンプから送られる血液は送血管を介して大腿動脈→腹部大動脈→胸部大動脈へと逆流していきます．また大腿動脈→下肢への血流もありますが，送血管挿入側は，大腿動脈内にカテーテルがありますので，その分だけ内腔は狭くなっています．PCPS で循環補助をしている状態の多くは，

心停止や心原性ショックなど非常に重篤なポンプ不全が多いのですが，PCPS 導入直後の自己心が全く動いていない時以外は多少なりとも自己心は動いてはいます．当然ながら自己心は血液を駆出すると順行性に上行大動脈→全身へ血液が送られていきます．したがって，順行性に駆出された自己心由来の血液と，遠心ポンプから送血管を介して送られてきた血液は大動脈内のどこかでぶつかることになります．

この場所を mixing zone（図表 7-2）と呼んでいます．PCPS で自己心拍出量の約 30％ を補助した場合の mixing zone は腎動脈分岐部付近となることが知られています．この状況下では，mixing zone より近位（心臓側）は自己心からの血流，つまり自己肺で酸素化された血流が灌流し，mixing zone より遠位（腹部大動脈側）は PCPS からの血流，つまり人工肺で酸素化された血流が灌流します．きわめて単純な構造ですが，きわめて非生理的な血行動態であることがわかると思います．本書で何度も繰り返していますが，補助循環は自己心の回復までの時間稼ぎの道具であるにもかかわらず，PCPS では弱った自己心は大動脈の遠位からこちらに向かってくる血流に打ち勝って拍出をしなければならないのです．左室の負荷軽減（アンローディング unloading）ができないことが PCPS の決定的な弱点なのです．

もう一つ．PCPS はポンプも大事ですが，人工肺もあります．先に述べたように，自己心から拍出される血液の酸素化は自己肺が，遠心ポンプから送られる血液の酸素化は人工肺が担当します．もし自己肺での酸素化が十分に達成できない理由がある場合，mixing zone より近位（心臓側）には自己肺で十分に酸素化されなかった血流が灌流してしまいます．この領域にある臓器は，最重要臓器である冠動脈と脳です．救命のために絶対に保護したい臓器である冠動脈と脳は，PCPS から最も遠い位置にあることも PCPS の弱点です．

- PCPS はきわめて非生理的な補助循環である．
- 自己心由来の血液と，遠心ポンプ由来の血液は大動脈内でぶつかる（mixing zone）．
- mixing zone より近位（心臓側）には自己肺で酸素化された血流が灌流する．

2　PCPSと人工心肺を比較してみる

　もともとPCPSの歴史は心臓外科が使用していた人工心肺（cardiopulmonary bypass: CPB）から出発しているため，原理もCPBと比較して勉強していきましょう．心臓外科で行われる開胸術では，CPBを用いた静脈-動脈バイパス（V-A bypass）が行われます．一般的には上大静脈と下大静脈に脱血管を挿入します．体内の血液は自己心と落差による陰圧を使って貯血槽へ貯められ，そこからローラーポンプによって人工肺へ送られます．運ばれてきた静脈血は人工肺でガス交換されて動脈血として上行大動脈へ送血管を介して返血されます．

　PCPSの最初のPはpercutaneous（経皮的）を意味していますので，カテーテルを穿刺手技で挿入できます．切開せずに穿刺してカテーテルを挿入できる場所とは，内頸静脈，大腿動静脈が一般的です．その他，V-A bypassとは異なる点としてはPCPSでは貯血槽はなく，ローラーポンプは遠心ポンプになっています．

　ではまず，ローラーポンプと遠心ポンプを比べてみましょう（図表7-3）．ロー

図表7-3　PCPSとCPBの違い

PCPS	CPB
・遠心ポンプ	・ローラーポンプ
・血液を回転させて遠心力を発生させることで送血する	・弾性のある人工心肺回路チューブをローラーがしごくことで送血する
・ポンプの前負荷，後負荷の影響を受け，ポンプの回転数だけで補助流量を決定できない	・回転数と血液灌流量が比例する
・脱血不良となった際にも過度の陰圧がかかりにくい	・脱血不良となった場合は回路に強力な陰圧がかかる
・空気を引き込みにくい	・回路が停止したり，空気を吸引したりしてしまう
・貯血槽不要	・落差で脱血した血液を貯血槽にため，ローラーポンプで強力に吸引
・常時の監視も不要	・貯血槽の血液レベルは常に監視しておく必要あり
・溶血が少ない	・溶血が起きやすい

ラーポンプは，弾性のある人工心肺回路チューブをローラーがしごくことで血液を送るしくみになっており，回転数と血液灌流量が比例することが特徴です．ローラーポンプは強力な陰圧で血液を回すため，もし脱血不良となった場合は回路に強力な陰圧がかかっていまいます．回路が停止したり，空気を吸引したりしてしまうかもしれません．そのために落差で緩やかに脱血した血液を一旦貯血槽にためて，そこからローラーポンプで強力に吸引しています．したがって，貯血槽の血液レベルは常に監視しておく必要があります．また溶血が起きやすく，後負荷によって流量が変化しないなどの欠点もあります．

　PCPSで用いる遠心ポンプは血液を回転させて遠心力を発生させることで送血するしくみになっています．そのため，脱血不良となった際にも過度の陰圧がかかりにくくなっています．溶血が少ない，空気を引き込みにくいなどの特徴があり，また後負荷によって送血量が変化することができます．ローラーポンプが回転数から補助流量の推定が容易であった一方で，遠心ポンプはポンプの前負荷，後負荷の影響を受けるため，ポンプの回転数だけで補助流量を決定することができません．しかし遠心ポンプでは貯血槽も不要のため，常時の監視も不要です．

　このようなしくみの違いから，PCPSはCPBより大幅に小型化に成功し，現在のように内科医でも扱えるような補助循環装置になりました．経皮的にカテーテル手技で挿入管理が可能な送血・脱血カテーテルの開発と，遠心ポンプによって，PCPSは「内科医が導入できる人工心肺」として，循環器救急領域にも広く浸透するようになりました．

Point
- PCPSは脱血管，送血管，人工肺と遠心ポンプで構成される．
- 遠心ポンプはポンプの前負荷，後負荷の影響を受ける．ポンプの回転数だけで補助流量を決定することができない．

3　PCPSにエビデンスはあるのか？

　IABPはそれなりの大規模臨床試験がありましたが，結果的にIABP使用を支

えるエビデンスは出てきませんでした．PCPS についてはどうでしょうか．やはり IABP と違うのは，PCPS の研究はさらにランダム化できる時間的余裕がないために一層質の高い研究が行えていない状況にあります．PCPS に関するエビデンスのほとんどは症例集積研究に基づくもので，無作為化試験はありません．また PCPS のエビデンスは日本も含めて東アジアから多く報告されています．欧米の先生方とお話をしても，積極的に行っている施設とそうでない施設の差があり，比較的わが国の PCPS 診療は世界的にも最先端を走っている実感はあります．専門病院へのアクセスが良好で，小規模病院でもカテーテル治療ができる日本特有の環境も大きく関与していると思われます．また心停止については各国で救急システムが大きく異なり，わが国では明らかな死体所見がある場合を除いて病院前救護の段階で救急隊が蘇生行為を中止することはできないことも関与しているのかもしれません．欧米では例えば図表 7-4 のような基準[1]で蘇生行為を救急隊が中止することが可能です．院外心停止（out-of-hospital cardiac arrest: OHCA）患者が絶え間ない胸骨圧迫をされながら必ず病院まで運ばれてくるわが国では，その時点で PCPS の適応が判断されることになるため，欧米と状況は異なります．

　PCPS については，適応は基本的に心停止と心原性ショックしかありませんので，この 2 つについてのエビデンスをみていきたいと思います．そのためにいくつか心停止に関連する一般知識を確認しておこうと思います．心停止の分類と初期波形の分類です．心停止は 2 つに分類され，病院外で起こったものは院外心停止（OHCA），病院内で行ったものは院内心停止（in-hospital cardiac arrest: IHCA）と呼びます．両者は起こりうる状況が大きく異なることから 2015 年の

図表 7-4　蘇生中止基準と 5 つの因子（Circ Cardiovasc Qual Outcomes. 2010; 3: 63-81[1]より作成）

1．バイスタンダーによる目撃なし
2．救急隊による目撃なし
3．バイスタンダーによる蘇生処置なし
4．搬送前における除細動実施なし
5．搬送前における自己心拍再開（ROSC）なし

図表 7-5　院内心停止（IHCA）と院外心停止（OHCA）の救命の連鎖（Highlights of the 2015 AHA Guidelines Update for CPR and ECC より抜粋）

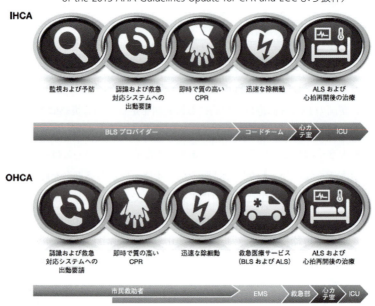

　ILCOR/CoSTR のガイドラインアップデート[2)]で明確に異なる病態として扱われることになりました（図表 7-5）．心停止患者に対して心電図モニターをつけ，その最初の心電図波形を初期波形と呼びます．心停止のリズムは 4 つに分類され，心室細動（ventricular fibrillation: VF），無脈性心室頻拍（pulseless ventricular tachycardia: VT），無脈性電気活動（pulseless electrical activity: PEA），心静止（asystole）があります．電気的除細動の適応となる VF，pulseless VT を shockable rhythm，電気的除細動の適応とならない PEA，asystole を non-shockable rhythm と呼んでいます（図表 7-6）．一般的に VF と pulseless VT（shockable rhythm）は PEA や asystole（non-shockable rhythm）と比較して良好な転帰をとることが知られています[1,3)]．VF は発生直後から脈は触れずに心停止となるため，直ちに心肺蘇生を行うことができ，電気的除細動という有効な治療法を病院前救護の段階から実施可能です．しかし一方で PEA や asystole は心停止に至るまでにショックや低酸素血症が先行している場

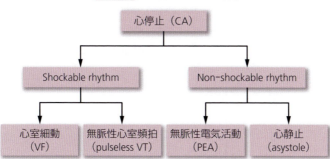

図表 7-6　心停止の 4 つの波形

合が多く，したがって心停止前から脳虚血が進行している可能性があること，また非心原性の原因の同定までに時間を要することなどがその理由としてあげられています．心停止に関連するエビデンスをみていく際には，OHCA か IHCA か，初期波形は何を対象にしているのか，をしっかり確認しておきましょう．

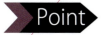

- 心停止は院外心停止（OHCA）と院内心停止（IHCA）に分けられる．
- PEA や asystole は心停止に至るまでにショックや低酸素血症が先行したり，非心原性の原因の同定までに時間を要したりするため，予後は不良．

4　PCPS のエビデンス：院内心停止（IHCA）編

　PCPS の有効性の検証を，まずは院内心停止（IHCA）患者に関する報告からみていきたいと思います．

　2008 年に台湾から報告された単施設の観察研究[4]では，2004〜2006 年の期間に 10 分以上心肺蘇生行為を受けた，18〜75 歳の目撃のある心原性 IHCA 患者について，PCPS 使用群（59 例）と非使用群（113 例）の予後を比較しました．PCPS 使用群は非使用群と比較して生存退院率と 1 年生存率が高くなりました（それぞれ log rank $p<0.0001$, $p=0.007$）．Propensity score matching を行った結果，

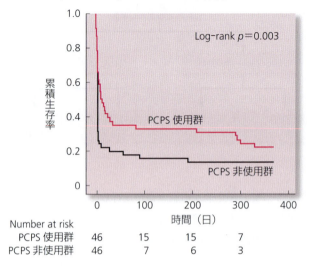

図表 7-7　院内心停止における PCPS 使用群と PCPS 非使用群の比較
(Lancet. 2008; 372: 554-61[4]) より作成)

　PCPS 使用群は非使用群と比較して生存退院（ハザード比 0.51，95%信頼区間 0.35-0.74，$p<0.0001$），30 日生存率（ハザード比 0.47，95%信頼区間 0.28-0.77，$p=0.003$），1 年生存率（ハザード比 0.53，95%信頼区間 0.33-0.83，$p=0.006$）を改善させることがわかりました（図表 7-7）．

　2011 年に韓国から報告された単施設の観察研究[5]では，2003〜2009 年の期間に 10 分以上心肺蘇生行為を受けた，目撃のある IHCA 患者 406 例（85 例：PCPS 群，321 例：PCPS 非使用群）について，予後を比較しました．Propensity score matching を行った結果，PCPS 使用群は非使用群と比較して退院時の神経学的転帰が有意に良好であり（死亡または神経学的転帰不良のオッズ比 0.17，95%信頼区間 0.04-0.68，$p=0.012$），6 カ月後の神経学的転帰も良好でした（ハザード比 0.48，95%信頼区間 0.29-0.77，$p=0.003$，層別 log-rank 検定 $p<0.001$）．心原性心停止に限定したサブ解析においても，生存退院，6 カ月後の神経学的転帰良好例が PCPS 使用群で有意に多い結果となりました．

　2010 年に台湾から報告された前向き観察研究[6]では，2004〜2006 年の期間に 10 分以上心肺蘇生を受けても心拍が再開しない，18〜75 歳の目撃のある心原性

図表 7-8 院内心停止における PCPS 使用群と PCPS 使用群の比較
(Resuscitation. 2010; 81: 796-803[6]) より作成)

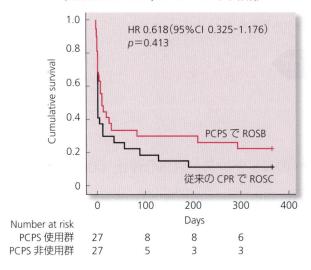

IHCA 患者を対象とし，PCPS を使用し自己心拍再開（return of spontaneous beat: ROSB）が得られた 55 例と PCPS を使用せず自己心拍再開（return of spontaneous circulation: ROSC）した 63 例の生存率を比較しました．通常の心肺蘇生のプロトコールでは頸動脈が再度触知できた場合は ROSC（ロスクとよんでいます）が得られた，と表現しますが，本研究では ROSC 達成は 20 分以上と定義しています．PCPS 使用群は，PCPS 駆動によって循環自体は再開しますので，その後心室応答が確認できた時点を ROSB と定義しました．さて結果は，生存退院には有意差を認めませんでした（PCPS 使用群 29.1% vs PCPS 非使用群 22.2%, $p=0.394$）．Propensity score matching を行っても 30 日生存率（ハザード比 0.856, 95%信頼区間 0.453-1.620, $p=0.634$），1 年生存率（ハザード比 0.602, 95%信頼区間 0.333-1.088, $p=0.093$）に有意差は認めませんでした（図表 7-8）．この研究では PCPS の有用性を示すことはできませんでしたが，いくつか問題点が指摘されています．PCPS 非使用群は従来の心肺蘇生行為で 20 分以上 ROSC が維持できているものを ROSC 達成としたため，ROSC が得られずに PCPS が導入され ROSB となった PCPS 使用群と重症度は異なるだろうとい

う意見です．このプロトコールではPCPS非使用群の方が軽症例や蘇生後の心機能良好例が多く含まれることが予想されるため，PCPSの有効性を発揮できなかった可能性があります．

- IHCAに対するPCPSの有効性は観察研究レベルでは示されている

5　PCPSのエビデンス：院外心停止（OHCA）編

続いて，院外心停止（OHCA）に対するPCPSの有用性を検証した報告を2つ紹介したいと思います．

2013年にわが国から報告された前向き研究のpost hoc解析[7]では，2000〜2004年の期間に20分以上心肺蘇生行為を行ってもROSCしない16歳以上の目撃のある心原性OHCA患者を対象とし，PCPS使用群（53例）とPCPS非使用群（109例）の3カ月後の神経学的転帰を比較しました．蘇生学領域では神経学的転帰良好を脳機能カテゴリー（cerebral performance category：CPC）で評価します（図表7-9）．神経学的転帰が良好であることはCPC 1または2であり，基本的に社会復帰できるレベルまで回復していることを指します．OHCA患者がROSCしなくても原則病院まで搬送されるわが国と，救急隊が蘇生中止基準を持っている国と比較すると，わが国はCPC 1または2の割合が低くなってしま

図表7-9　脳機能カテゴリー（cerebral performance category：CPC）

1	機能良好（軽度）
2	中等度障害（パートできる）
3	高度障害（介助必要）
4	昏睡・植物状態
5	死亡・もしくは脳死

CPC 1または2を神経学的転帰良好とする

図表 7-10　神経学的転帰良好を予測する因子
(Crit Care Med. 2013; 41: 1186-96[7]より作成)

	AUC	カットオフ値	感度	特異度	陽性適中率	陰性適中率
アトロピン投与	0.75 (0.61-0.89)	<1 mg	100 (71-100)	50 (45-50)	27 (19-27)	100 (89-100)
CPR 時間	0.54 (0.34-0.73)	<66 min	100 (72-100)	23 (18-23)	19 (14-19)	100 (78-100)
病着時瞳孔径	0.87 (0.75-0.98)	<6 mm	100 (71-100)	59 (53-59)	31 (22-31)	100 (91-100)
乳酸値	0.73 (0.57-0.90)	<13.0 mmol/L	75 (44-93)	78 (72-81)	38 (22-46)	94 (88-98)

AUC：area under the curve

いますが，これはわが国の救急医療のレベルが決して低いわけではなく，救急医療システムの違いによるところも大きいのです．

さて，話を戻します．同研究では propensity score matching の結果より 24 例ずつを比較したところ，神経学的転帰良好例（CPC 1 または 2）は PCPS 群で有意に多くなりました（29.2 vs 8.3％，$p=0.018$）．また多変量解析で神経学的転帰不良と相関したものは来院時の瞳孔径のみという結果でした（1 mm 瞳孔径が拡大する際の補正ハザード比 1.39，95％信頼区間 1.09-1.78，$p=0.008$）．病院到着時の瞳孔径は 6 mm をカットオフ値とした場合，神経学的転帰良好の推測は感度 100％，特異度 59％，陽性適中率 31％，陰性適中率 100％となりました（area under the curve 0.87，図表 7-10）．

2014 年にわが国から報告された多施設前向き研究（SAVE-J 試験）[8]では OHCA 患者に対する PCPS の有用性を示した研究として世界的にも有名です．患者の登録基準（図表 7-11）は，① 初期波形が shockable rhythm であること，② 病院到着時も心停止の状態が続いている，③ 心停止から病院到着までが 45 分以内である，④ 病院到着後 15 分間の心肺蘇生行為を行っても ROSC がない，としました．同研究で PCPS の有効性が示されたことを考えると，この患者登録基準を実臨床での PCPS の導入基準の一つの目安として使用してよいと思います．

研究の内容としては，2008～2012 年に 454 例の OHCA 患者が登録され，

図表 7-11 心室細動，無脈性心室頻拍の院外心停止症例に対する PCPS の適応
（Resuscitation. 2014; 85: 762-8[8]）より作成）

1．初期波形が心室細動もしくは無脈性心室頻拍である
2．病院到着時，心停止の状態である
3．救急要請または心停止から病着までの時間：45 分以内
4．病院到着後 15 分以内の心拍再開がない（1 分以上の自己心拍再開がない）

除外項目
1）20 歳未満，76 歳以上
2）発症前の ADL が不良
3）明らかな非心原性心停止
4）低体温症例（深部温＜30℃）
5）代諾者の同意が得られない

※心停止に関して，以下は問わない
1）目撃者の有無
2）バイスタンダーによる心肺停止の有無

図表 7-12 SAVE-J 試験（Resuscitation. 2014; 85: 762-8[8]）より作成）

	PCPS 使用群	PCPS 非使用群	p 値
Intention-to-treat 解析	N＝260	N＝194	
神経学的転帰良好（1 カ月）	32（12.3%）	3（1.5%）	＜0.0001
神経学的転帰良好（6 カ月）	29（11.2%）	5（2.6%）	0.001
Per protocol 解析	N＝234	N＝159	
神経学的転帰良好（1 カ月）	32（13.7%）	3（1.9%）	＜0.0001
神経学的転帰良好（6 カ月）	29（12.4%）	5（3.1%）	0.002

PCPS 使用群と PCPS 非使用群が比較されました．症例数は intention-to-treat 解析では PCPS 使用群は 260 例，非使用群は 194 例，per protocol 解析ではそれぞれ 234 例，159 例でした．心停止の目撃があった患者は PCPS 使用群で 186 例（71.5%），非使用群で 151 例（77.8%）であり，バイスタンダーによる心肺蘇生行為が行われた患者はそれぞれ 127 例（48.8%），90 例（46.4%），急性冠症候群が 165 例（63.5%），115 例（59.3%）であり，有意差は認めませんでした．1 カ月後，6 カ月後の神経学的転帰を図表 7-12 に示します．PCPS 使用群は非使用群と比較して intention-to-treat 解析，per protocol 解析ともに有意に神経学的転帰が良好でした．

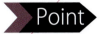

- OHCA 患者に対する PCPS の有効性の検証として SAVE-J 試験が有名.
- PCPS 導入の基準として SAVE-J 試験のプロトコールは参考にできる.

6 ガイドラインでの PCPS の位置づけ

　これらのエビデンスに基づき，2015 年の ILCOR/CoSTR のガイドラインアップデート[9]では，「心停止患者に PCPS をルーティンに使用することを推奨するエビデンスはない．迅速に PCPS を使用できる状況において，心停止の原因が治療可能であると疑われる一部の患者に対して PCPS の使用を考慮してよい（Class IIb，LOE C）」と PCPS を位置づけています．

　2017 年の ESC の STEMI のガイドライン[10]では，PCPS は短期間の使用に限り，重症の心原性ショック合併例に対して適応としてもよい（Class IIb，LOE C）としています．PCPS については実臨床に浸透しつつあるが，まだ臨床試験で裏付けられるほど十分なエビデンスの蓄積はない，と述べています．2015 年の ESC の NSTE-ACS のガイドライン[11]についても同様の内容です．

　2016 年の ESC の心不全のガイドライン[12]でも，PCPS について触れられていますが，心筋梗塞のガイドラインとは少し違う切り口で触れられています．「急性心不全や心原性ショックの患者において，PCPS を含む補助循環は，心機能や多臓器障害が改善するまでの短期間の使用は適応となり得るが，数日から数週間が目安だろう」，と述べています．具体的には，「PCPS によって血行動態を安定化させ臓器障害を改善させる間に，心臓移植や長期使用が可能な補助循環へのスイッチの適応があるか検討する "bridge to decision（BTD）" として用いる」と説明しています．つまり，急激に病状が悪化し，治療に反応せず，救命のためには PCPS の使用はやむを得ないけれども，心臓移植や左室補助人工心臓の適応を判断するまでの時間稼ぎとして短期間の使用に限定せよ，ということです．また同ガイドラインの中では，重症ショック症例に PCPS を適応とした場合の予後予測指標として知られる SAVE スコア[13]を紹介しています．SAVE スコアについ

ては次の項で改めて説明したいと思います．

> **Point**
> - 心停止患者への PCPS のルーティン使用は推奨されない．
> - 心停止の原因が治療可能である（可逆性）と考えられる一部の患者に対して PCPS の使用を考慮．
> - もしくは心臓移植や左室補助人工心臓の適応を判断するまでの時間稼ぎとして短期間の PCPS の使用は妥当．

7　PCPS の予後指標：SAVE スコア

　PCPS を導入した患者の予後予測が可能な SAVE スコアというものがあり，2015 年にその有効性が報告[13]され，2016 年の ESC の心不全のガイドライン[12]でも言及されました．

　SAVE スコアの検証は，まずは米国 160 施設，他国の 120 施設からなる EL-SO（Extracorporeal Life Support Organization）のデータベースにおいて，2003～2013 年の期間に登録された，PCPS 管理を要した心原性ショック患者 4128 例の中から，derivation cohort として 3846 例を抽出しました．このうち，1601 例（42％）が生存退院しています．このデータより SAVE スコアを作成（AUC 0.68, 95％信頼区間 0.64-0.71），さらにオーストラリアの施設の 180 例のデータベースから validation cohort として 161 例を抽出し，有効性を証明しています（AUC 0.90, 95％信頼区間 0.85-0.95）．

　具体的には，このスコアは心原性ショックの患者の PCPS 導入前の 13 の項目（図表 7-13）から予測院内生存率を算出します．スコアリングした数値を 5 群に分け，院内生存率を予測します（図表 7-14）．他のスコアと同様に，SAVE スコアもウェブ上でスコアリングできます（http://www.save-score.com/）．比較的使いやすく，便利な指標ですが心原性ショックを対象としているため，心停止や重症呼吸不全（VV-ECMO）には使用できません．SAVE スコアは PCPS の適応と決定する際の客観的指標として用いることもできるでしょう．

図表 7-13 SAVE スコア（Eur Heart J. 2015; 36: 2246-56[13]より作成）

		スコア
1	心原性ショックの基礎疾患（2つ以上の選択も可）	
	心筋炎	3
	難治性 VT/VF	2
	心肺移植後	3
	先天性心疾患	－3
	その他	0
2	年齢	
	18〜38	7
	39〜52	4
	53〜62	3
	≧63	0
3	体重	
	≦65	1
	65〜89	2
	≧90	0
	PCPS 導入前の臓器障害（2つ以上の選択も可）	
4	肝不全（Bil≧33 umol/L，ALT or AST＞70 UI/L）	－3
5	中枢神経障害	－3
6	腎不全（Cre＞1.5 mg/dL）	－3
7	慢性腎臓病（3カ月以上 GFR＜60 mL/min/1.73 m^2）	－6
8	PCPS 導入前の挿管期間（時間）	
	≦10	0
	11〜29	－2
	≧30	－4
9	最大吸気圧≦20 cmH$_2$O	3
10	PCPS 導入前の心停止	－2
11	PCPS 導入前の拡張期血圧≧40 mmHg	3
12	PCPS 導入前の脈圧	－2
13	PCPS 導入前の HCO$_3^-$≦15 mmol/L	－3

図表 7-14 SAVE スコア
（Eur Heart J. 2015; 36: 2246-56[13]より作成）

SAVE スコア	リスク群	生存率（%）
＞5	I	75
1〜5	II	58
－4〜0	III	42
－9〜－5	IV	30
≦－10	V	18

- SAVE スコアは心原性ショック患者の PCPS 導入前のデータから院内生存率を予測.
- SAVE スコアは心停止患者には使用できない.

8 実臨床で PCPS の適応をどのように考えるか

　これまでの PCPS のエビデンスの蓄積を考えても，また PCPS が導入できる環境や医療資源を考えても，ガイドラインの中で心停止や心原性ショック患者への PCPS 導入に対して，一律に強い推奨がなされる可能性は今後も少ないと思います．実臨床では，特に心停止患者の多くは来院時には十分な患者情報がなく，心停止の原因が可逆的かどうか，これは非常に判断が難しいことが多々あります．限られた情報の中で心停止患者の予後指標を抽出し，チャンスがあると踏めば PCPS 導入を決断する，ということは決して簡単ではありません．わが国の多くの施設でも PCPS の導入基準はある程度曖昧な要素を含んでいることが現実でしょう．

　もし施設基準を設けるのであれば，まずは PCPS の有効性を示した SAVE-J 試験の患者登録基準（p.214 図表 7-11）を参考にするのが良いと思います．しかし SAVE-J 試験に限らず，多くの論文が PCPS の適応を 75 歳未満としてプロトコールを組んでいますが，実際の現場では年齢だけをもって適応の有無を決められるか，というのは本当に悩ましい問題です．ADL や併存疾患の情報を得ることができれば，総合

図表 7-15　PCPS（VA-ECMO）の適応

1．心原性ショック 　急性心筋梗塞に伴うポンプ不全，VT/VF 　急性心筋梗塞に伴う機械的合併症 　劇症型心筋炎 　急性重症肺血栓塞栓症 　虚血性・非虚血性心筋症に伴う心不全の急性増悪 　虚血性・非虚血性心筋症に伴う致死性不整脈
2．心停止
3．その他 　外科手術などに伴う一時的な循環補助 　重症偶発的低体温症 　中毒

判断でPCPSの適応と判断することになると思われます．SAVE-J試験でも病院到着後15分は従来通りの心肺蘇生行為を行っていますので，その間にできるだけ情報を集めて判断することになります．

その他，一般的なPCPSの適応・禁忌を示します（図表7-15, 7-16）．各施設の医療体制によって，どのような患者にPCPSを導入するのか，施設毎の基準を設けておくことは重要でしょう．

図表7-16　PCPSの禁忌

- 高度大動脈弁閉鎖不全症
- 重症の下肢閉塞性動脈硬化症
- 明らかな出血合併症
- 明らかな最近の脳卒中イベント
- 重篤な凝固異常

- PCPS導入基準は施設の医療体制に基づき決定する．
- 年齢・ADL・併存疾患の情報は非常に重要．

9　[手技実践！] PCPSの導入

それでは，PCPSの挿入方法を説明しましょう．基本的にカテーテルを挿入するだけなのできわめてシンプルな手技なのですが，カテーテル径が他のカテーテル手技と比べてはるかに大きいため，挿入自体は難しくなります．また緊急時の挿入が多く，動脈ラインと静脈ラインの2本のアクセスサイトが必要であること，回路のエア抜きなどの処置が必要であることから，とにかくマンパワーは必要で，人数は多ければ多い方が良いでしょう．とにかく人を集めます．

PCPSの確立の手順として，①カテーテルシース挿入と，②回路のプライミングを別々に行います．基本的に両者は同時進行で行い，カテーテル挿入が完了したら，清潔操作でカテーテルと回路を接続し，準備ができれば駆動を開始します．図表7-17にPCPSの人工心肺回路を示します．こちらのPCPS回路のプライミングは筆者の施設（国循）では臨床工学技士が行ってくれています．彼らは日常的に心臓外科の手術にも関わっている人工心肺のスペシャリストなので，PCPS管理は彼らの協力なしには成立しません．プライミングは人工肺含めて回路を輸液で充填し，空気を抜く作業です．この作業中はまだ回路は閉鎖式のままであり，

図表 7-17　人工心肺用回路システム（テルモ社キャピオックス®）

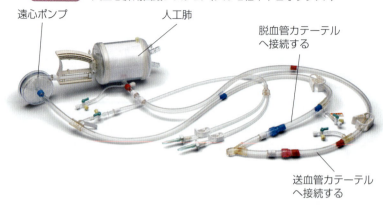

図表 7-18　人工心肺用カテーテルシース（テルモ社キャピオックス®）

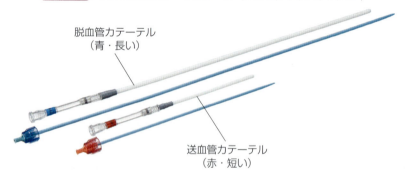

患者ともつながっていません．

　では，カテーテルシース挿入手技をみていきましょう．穿刺部位は大腿動静脈が第一選択です．体外循環用のシース（図表 7-18）を挿入しますが，基本原則は通常のカテーテルシースの挿入と同じです．赤色のカテーテルが動脈用，すなわち送血管で，青色のカテーテルが静脈用，すなわち脱血管です．脱血管は大腿静脈から挿入してカテーテル先端は右房内へ留置するため，非常に長いカテーテルになっています．動脈カテーテルについては，先端は大腿動脈までしか挿入しないので短いカテーテルです．送血管に関しては左右どちらの大腿静脈でも挿入可能です．しかし脱血管に関しては可能な限り右大腿静脈から挿入することをお勧

めします.その理由は左腸骨静脈が下大静脈へ流入する際に右大腿動脈と交差し,また後面は腰椎があるため,左腸骨静脈の狭窄や蛇行,圧迫によってカテーテルが通過しないことがあるからです.一度挿入したPCPS用のカテーテルはカテーテル径が大きい分,抜くとなると止血処置が大変です.一度血管の中に入れると引き返すことができないカテーテルですから,可能な限り右大腿静脈から脱血用カテーテルを挿入することをお勧めします.以前にPCPS挿入歴があったり,刺入部の手術歴があったりする場合は鼠径部の組織が瘢痕化し固くなっているため,カテーテルが経皮的に挿入できないかもしれません.その際は外科医にカットダウンしてもらった方がよい場合もあります.事前にそのような情報があり,急変のリスクが高くPCPS挿入の可能性がある患者の場合は前もって外科医とPCPS挿入をどのように行うか打ち合わせしておく方が良いでしょう.

　穿刺の手順については,一側に動静脈カテーテル2本を挿入する時は先に静脈から確保します(図表7-19).静脈内にガイドワイヤを残した状態で(まだシースを挿入せずに),引き続き動脈を確保します.先に静脈にカテーテルを挿入してしまうと,動脈穿刺の時に万が一留置したシースを刺して穴が開いてしまったらそのシースを交換しなければなりません.ガイドワイヤを残した状態でもう片方の血管を確保しますが,先に動脈を確保してしまうと,動脈の方が静脈より圧が高いので静脈穿刺中にガイドワイヤの脇から血液が漏れて血腫になってしまいます.ですから,大腿静脈にガイドワイヤ挿入,大腿動脈にガイドワイヤ挿入,大腿動脈にカテーテルシース挿入,大腿静脈にカテーテルシース挿入,という流れが一般的です.

　ただし,これは大腿動脈が触れる場合の話です.PCPSの適応は基本,心停止と心原性ショックですが,心停止の場合は胸骨圧迫をしなければ脈は触れません.心停止時は有効な胸骨圧迫によって拍動流が得られていますが,実際に鼠

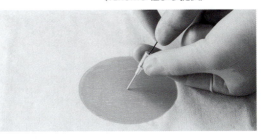

図表7-19　穿刺とガイドワイヤ挿入
（TERUMO社より提供）

径部の脈の触知が大腿静脈の拍動の場合があることが報告されています[14]．ですから，心停止時のPCPS挿入は脈が触れればそこが動脈だろうが静脈だろうがとりあえず刺すことが大事です．逆血してくる血液の色でも動脈か静脈は判断できない場合が多いので，ガイドワイヤの走行でどちらに入っているか判断します．ガイドワイヤを入れた後は胸骨圧迫や電気ショックの衝撃でワイヤが体外へ飛び出してくることがありますので，抜けないように注意してください．動脈でも静脈でもどちらかにガイドワイヤが入ってしまえば，鼠径部のガイドワイヤの走行を参考にして，透視下で次の穿刺ができます．

さて，ガイドワイヤが挿入されたらPCPS用のカテーテルを挿入します．15〜25Fr程度の大きな径のカテーテルですから，スムーズに入っていくことはありません．まずはメスで刺入部をカットし，その上でキットに付属しているダイレーターで皮膚から血管刺入部までを広げます（図表7-20）．カテーテルの内筒を外して，一旦内筒をダイレーターとして刺入部をさらに広げてからカテーテルを挿入するとさらにスムーズです．入らないカテーテルを力尽くで挿入しようとしてもカテーテル先端がめくれたり，ガイドワイヤが屈曲して血管損傷したりするだけです．ダイレーターの作業は急いでいる状況では面倒な作業ですが，大きな径のカテーテルほど複数のダイレーターを用いてダイレーションしなければ入りません．

カテーテルが血管内に入ったら（図表7-21），透視下で脱血管は右房内まで，送血管は大腿動脈近位部まで進めていきます．適切な位置へカテーテルを進めることができたら，カテーテルの内筒を抜きます．その瞬間，体内からカテーテルを通って大量の血液が出てきますので鉗子で脱血管・送血管ともにクランプします（図表7-22）．内筒を抜く前に鉗子をクランプする位置にスタンバイさせておくことが重要です．メーカーによってはカテーテルの一部がコイルで強度を増している部分があり，そこを鉗子でクランプしてしまうとカ

図表 7-20　ダイレーターで拡張（TERUMO社より提供）

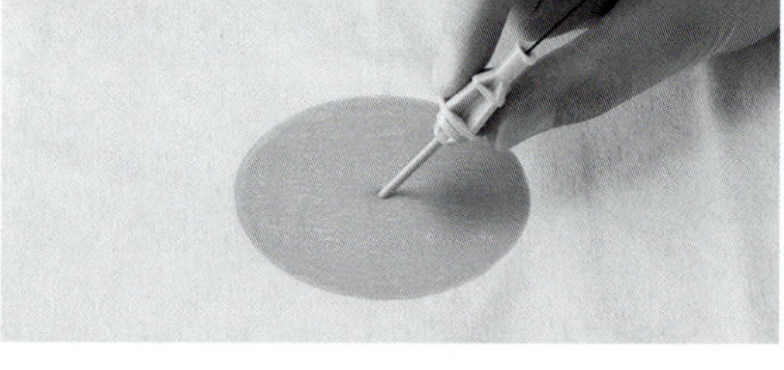

テーテルがつぶれてしまいますので，間違って違う位置をクランプしないように注意してください．

　ここからは，プライミングをすませてスタンバイさせておいた体外循環回路との接続を行います．術者は術野へ清潔操作で回路をもらいます．閉鎖回路を切断して脱血管，送血管に接続できる状態にします．ここからがPCPS特有の手技で，少しコツが要ります．そのまま接続しようとすると大量の空気が回路内に入ってしまうため回路と脱血・送血管を接続する瞬間

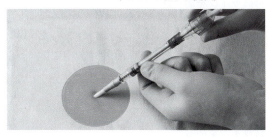

図表 7-21　送血管カテーテル挿入
（TERUMO社より提供）

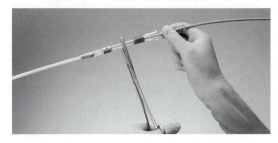

図表 7-22　ダイレーター（内筒）抜去時
（TERUMO社より提供）

に輸液で置き換える必要があります．助手が50 mLシリンジで術者が接続しようとしている双方のカニューレに輸液を満たし空気を追い出しながら接続します．慣れないうちは何度も空気が入ってしまうかもしれません．うまく空気を追い出すコツは握っているカテーテルをつぶさないように（切り口が楕円にならないように），軽く把持することです（図表 7-23）．カテーテルの断面をつぶさずにそのままの形を維持したまま接続すると空気が入りません．

　この時術者が最も注意しなければならないのは，接続時に無意識に脱血・送血管側を引っ張ってしまい脱血管・送血管が体外へ引けてきてしまうことです．術者は脱血管・送血管を握っている側の手を引っ張らないように，回路側を動かすイメージで接続します．

　三方活栓がついた側枝（分岐ライン）が残るように回路を接続すれば，脱血管・送血管に接続した後もこの分岐ラインから空気を抜くことは可能です．しかし筆

者の施設（国循）ではその分岐ラインを切り落とし，接続した後は分岐ラインがない回路にしています．分岐ラインが多いほど血栓形成の母地になるからです．この場合は，接続後には分岐ラインを使った空気除去はできませんが，少しでも

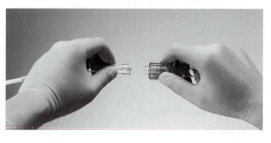

図表 7-23　送血管と回路の接続時
（TERUMO 社より提供）

管理中の血栓を予防しようという，安全な PCPS 管理へのこだわりの一つです．

　回路が確立したら，清潔野にいる術者は回路内に空気がないか，最終確認をします．清潔野の術者，そして PCPS 駆動装置側にいる臨床工学技士がともにタイミングを合わせて，術野のクランプを外し，PCPS を駆動します．ポンプを低回転数から駆動し，徐々に回転数を上げていきます．脱血不良にならずにきちんと回転数を上げていけるか，まずはそこがポイントです．脱血不良時は脱血管・回路が震え，補助流量が確保できません．脱血管の位置は X 線透視下に確認できますので，回路を接続し終えて駆動を開始する前にもう一度透視下で先端が右房内にあるか確認してください．筆者は PCPS が駆動するこのタイミングで右房にある脱血管先端から鼠径部（脱血管挿入部・送血管先端）にかけて撮像して記録に残しています．脱血管の位置が問題ないことを確認しても脱血不良となるなら，輸血・輸液で十分に血管内のボリュームを入れておきます．

10　下肢虚血予防のための工夫

　PCPS は送血管を大腿動脈へ挿入するため，IABP と同様に下肢虚血のリスクを伴います．しかし IABP と大きく異なる点は，カテーテル径が IABP の 7～8 Fr に対して PCPS の送血管は 15 Fr 以上のことが多く，2 倍近い大きさの径のカテーテルを使用することで下肢虚血のケアには一層留意しなければなりません．

　PCPS 駆動時から脈拍触知，ドップラーでの血流確認を念入りに行います．もし下肢阻血の徴候が出る場合は，PCPS ならではの阻血対策ができます．送血管

刺入部より遠位の浅大腿動脈へ順行性に 4 Fr シースを挿入しバイパスを作成するのです（図表 7-24, 7-25）.

　この下肢へのバイパスのための 4 Fr シースを挿入する方法は 3 つあります（図表 7-26）.① エコーガイドで穿刺する，② 0.035 inch のガイドワイヤをメルクマールに穿刺する，③ カットダウンで挿入する，の選択肢があります．筆者は ② の方法を好んで選択しますが，X 線透視下での作業になるため，カテーテル室で行うことになります．ですから，PCPS 駆動後に下肢バイパスが必要かどうかを決定しています．冠動脈造影や PCI などのために送血管挿入部位以外にもう 1 カ所，動脈のアプローチサイトがある場合は ② の方法をお勧めします．0.035 inch のガイドワイヤを順行性に送血管刺入部へ持っていき，そのまま送血管の横を通して浅大腿動脈まで通過させます．送血管の横を通る時に内腔が狭くなっている場合がありますので，解離などを形成しないように注意してワイヤを通過させましょう．総大腿動脈を越えると，深大腿動脈と浅大腿動脈の分岐部となりますが，下肢末梢まで灌流する浅大腿動脈へシースを留置したいので，ガイドワイヤは浅大腿動脈へ通します．もし分岐部が通過しにくい場合は，浅大腿動脈と深大腿動脈の分岐部の位置関係を明確にするため，正面像ではなく同側斜位像とすると両血管が明確に分離できます．浅大腿動脈へ 0.035 inch のガイドワイヤ

図表 7-24　浅大腿動脈バイパス

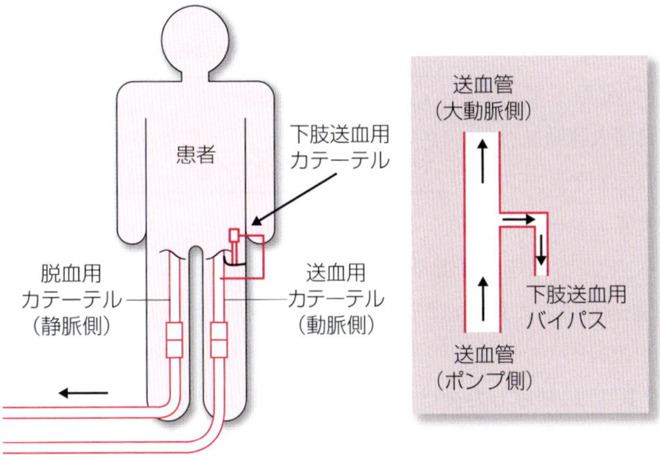

図表 7-25　浅大腿動脈バイパス 2

送血管・脱血管と浅大腿動脈へのバイパス用シースの位置関係．
筆者の施設（国循）では 4 Fr 11 cm シースを浅大腿動脈へ挿入し，送血管の分岐ラインをシースへ繋いでいる．
送血管から分岐した酸素化された血液は 4 Fr シースにも流れるため，下肢血流が確保できる．

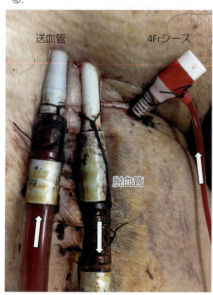
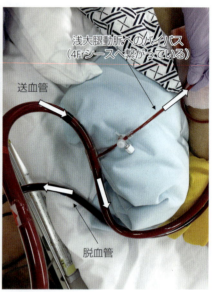

図表 7-26　浅大腿動脈へのシース挿入法

- エコーガイドで穿刺する
- 0.035 inch のガイドワイヤをメルクマールに穿刺する
- カットダウンで挿入する

を通過させたら，このガイドワイヤを狙って X 線透視下に浅大腿動脈へ穿刺を行い，4 Fr シースを挿入します．シースを固定したら，PCPS の送血管側の分岐ラインから延長チューブで 4 Fr シースへ繋ぐことで，酸素化された動脈血が送血管から浅大腿動脈→下腿へ供給されます（図表 7-24，7-25）．

　CCU や ICU に帰室した後は②の方法は選択できないため，①または③で行います．③はカットダウンになりますが確実な挿入と止血が可能です．浅大腿

動脈は穿刺に失敗して出血すると止血が難しく，熟練した医師が穿刺することをお勧めします．

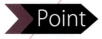 ● 送血管末梢側に 4 Fr シースを挿入しバイパスすることで下肢虚血は予防できる．

11　心停止患者の PCPS 駆動時に注意すること

　ここでは，心停止患者の PCPS 駆動時の注意点を説明したいと思います．心停止の場合，PCPS が駆動するまでは絶え間ない胸骨圧迫が行われています．2015 年の ILCOR/CoSTR のガイドラインアップデート[9]では胸骨圧迫のテンポは 100〜120/min，胸骨圧迫の深さは 5〜6 cm を推奨しています．しかし，胸骨圧迫は見方を変えると，それは自作自演の外傷なのです（ちょっとひどい言い方ですけど）．蘇生目的の胸骨圧迫によって胸腔内・腹腔内に外傷・出血を認めたという報告は実はたくさんあります．非外傷性心停止患者に対する胸骨圧迫後の CT を評価したところ，肋骨骨折は 65％，胸骨骨折は 30％に認めたという報告[15]や，病院施設や蘇生した職種で発生率が異なるという報告[16]もあります．また胸郭の骨折のみではなく，気胸・血胸，また胸骨後面に位置する内胸動脈や心損傷も報告されています[17,18]．これだけの強度で胸骨を圧迫すれば外傷を生じるのは当然と考えるべきです．

　PCPS を導入すればヘパリンによる抗凝固療法が開始されるため，通常の心停止後症候群の患者よりさらに出血リスクを抱えることになります．ですから，PCPS が駆動した直後から出血イベントを起こしていないか評価する必要があります．まずはベッドサイドで簡便にできるエコーで，FAST（focused assessment with sonography for trauma）と呼ばれる，心嚢腔・胸腔・腹腔の明らかな出血をスクリーニングする方法があります（図表 7-27）．FAST は外傷の領域では常識的なマネージメント[19]で，出血時に血液が貯留しやすい部位，すなわち，心嚢腔-モリソン窩・右胸腔-脾周囲・左胸腔-ダグラス窩の順に液体貯留の有無をスクリーニングします．ワンポイントの評価のみならず，時間を空けて複数回

チェックすることでも FAST は威力を発揮します．

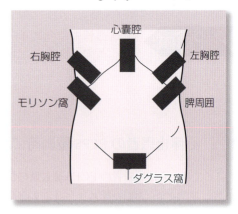

図表 7-27　FAST（focused assessment with sonography for trauma）

筆者は，PCPS が駆動した直後にまず FAST を行い，とりあえず PCI などカテーテル手技が継続可能かどうかを評価します．出血がコントロールできない場合は CT や血管造影が必要かもしれません．胸骨圧迫による外傷がひどい場合，脱血不良が続く場合は，カテーテル室を退室し CCU へ入室する前に胸腹部 CT を撮像することが多いです．疑わしい時はカテーテル室でも複数回，また CCU に入室した後にも FAST を行います．PCPS の駆動時は回路分の血液補充などで輸血を行うことがありますが，その量はせいぜい数単位であり，輸血をし続けないと回路が維持できないような状況になる時は出血の合併症を起こしていると考えます．その時はためらわずに CT を撮像した方が良いと考えていますが，出血部位を推定する上でも FAST である程度予測を立てておくことが重要です．出血イベントは PCPS の維持に関わる重大な合併症であるため，しっかりと評価しなければなりません．

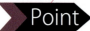

- 心停止患者に PCPS を導入した後は，胸骨圧迫による外傷をケア．
- FAST は繰り返し出血部位をスクリーニングできるため，積極的に行う．

12　心停止患者に対する 5 つの脳保護戦略

もう少し心停止について触れておきましょう．心停止患者は ROSC が得られ

た後も，集学的治療が必要です．それは最終目標は言うまでもなく社会復帰だからです．ROSC後の患者は，心停止後症候群（post-cardiac arrest syndrome：PCAS）と呼ばれており，心停止による全身臓器の虚血とROSCによる全身臓器の再灌流障害によって，炎症性サイトカインを介した病態が起こることが知られています．

具体的には，PCASの病態は①脳障害，②心筋障害，③全身臓器の虚血・再灌流障害，④心停止の原因・誘因の存在に分けて考えられています（図表7-28）[20]．それぞれ全てが重要ではありますが，まだまだ①脳障害のマネージメントが忘れられていることが多いと感じます．心停止患者の社会復帰には脳障害をいかに軽減するかは非常に重要ですので，ここでは脳保護戦略についてしっかり触れておきたいと思います．

PCASの脳障害のマネージメントは①循環管理，②呼吸管理，③体温管理，④血糖管理，⑤てんかんの管理，を軸に行います（図表7-29）．①循環管理については2015年のILCOR/CoSTRのガイドラインアップデート[21]では収縮期血圧90 mmHg未満，平均血圧65 mmHg未満の低血圧を直ちに是正することは妥当である（Class Ⅱb）としていますが，これは特にPCAS患者に限ったことではありません．PCPSによる循環補助についてはこの後もしっかり触れていきたいと思います．③体温管理については次の項で改めて説明することとして，ここでは②呼吸管理，④血糖管理，⑤てんかんの管理について触れておきます．

②呼吸管理については，意識レベルが改善しない場合は気道の確保が必須であり，CCUやICUに入室する状態のPCAS患者はほぼ気管挿管されて人工呼吸管理を行うことになります．ここは換気の問題＝$PaCO_2$の目標と酸素化の問題＝

図表7-28　心停止後症候群の本態（Circ. 2011; 123: 1428-35[20]より作成）

```
        Post-cardiac arrest syndrome
              心停止後症候群
    ┌──────────┬──────────┬──────────┬──────────┐
  脳障害     心筋障害    全身臓器の    誘因・増悪因子の
                      虚血・再灌流障害    存在
```

図表 7-29 PCAS患者の脳保護戦略

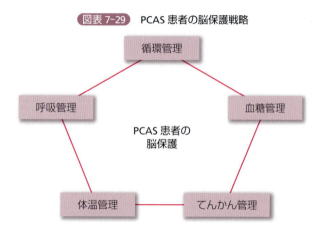

PaO_2の目標に分けて説明したいと思います.

　低炭酸ガス血症は，低酸素血症や高炭酸ガス血症への過剰な恐れや介入によってか，しばしば集中治療室で見過ごされている病態の一つです．低炭酸ガス血症・過換気は脳血管を攣縮させ，心拍出量を低下させることが知られています[20]．これまでもPCAS患者において低炭酸ガス血症と神経学的転帰不良との関連が示されてきましたが，一方で高炭酸ガス血症と予後の関連は明らかになっていません[22-25]．この領域ではまだ十分なエビデンスが蓄積されているとは言い難く，2015年のILCOR/CoSTRのガイドラインアップデート[21]では$PaCO_2$は正常範囲内で管理することを推奨しています．具体的にはEnd-tidal CO_2で30〜40 mmHg，$PaCO_2$で35〜45 mmHgの範囲となります．ただし，急性肺障害を合併している場合は$PaCO_2$は高値で維持してもよい可能性があり，また過換気が代謝性アシドーシスの代償を担っている場合は軽度の低炭酸ガス血症であればリスク・ベネフィットの兼ね合いから許容されるのかもしれません．

　酸素化については，PCAS患者においては低酸素血症を避けることを強く推奨し，一方で高酸素血症については回避することも推奨しています．近年の観察研究[26-28]では高濃度血症は臓器障害を起こし，予後を悪くすることが報告される一方で，そうではないと主張する報告[22,25]も散見されています．ある小規模のランダム化試験ではROSC後1時間，30％濃度酸素と100％濃度酸素の吸入を比較

しても生存退院や神経学的転帰に相違はありませんでした．多くの研究では低酸素血症を $PaO_2<60\,mmHg$ とし，高酸素血症を $PaO_2>300\,mmHg$ としていますが，PCAS 患者の至適 PaO_2 の範囲はまだ不明のままです．2015 年の ILCOR/CoSTR のガイドラインアップデート[21]では SaO_2 や PaO_2 が確実に測定されるまでは PCAS 患者に 100％濃度の酸素投与を行うこと（Class Ⅱa，LOE C），しかしモニタリングできる状況下で SaO_2 が 100％の場合は 94％を下限に酸素を減量することは妥当としています（Class Ⅱa，LOE C）．

④の血糖管理については，高血糖・低血糖ともに脳障害をきたすことが知られており，一般的な集学的治療を受ける患者において，American Diabetes Association（ADA）では，180 mg/dL 以上の持続する高血糖ではインスリンによる血糖管理を推奨し，インスリン開始以降は 140〜180 mg/dL の範囲での血糖を管理します[29]．ちなみに，American College of Physicians（ACP）での推奨目標値は 140〜200 mg/dL と設定されています[30]．それ以下の厳格な血糖管理の是非がこれまでも検証されてきましたが，厳格な血糖管理によって引き起こされる低血糖イベントによって死亡率を減少させないことが示されており，ADA や ACP でも推奨されていません．

一方で心停止患者に限定した研究はまだ少ないのが現状です．90 例の OHCA 患者を対象としたランダム化研究[31]では，厳格血糖管理群（72〜108 mg/dL）と中等度血糖管理群（108〜144 mg/dL）を比較したところ，30 日死亡率に有意差はありませんでした（厳格群 33％ vs 中等度群 35％，$p=0.846$）．中等症の低血糖（<54 mg/dL）は厳格血糖管理群で 18％と，中等度血糖管理群の 2％と比して有意に多く（$p=0.008$），重症低血糖（<40 mg/dL）においては両群で有意差はありませんでした．108〜144 mg/dL の範囲以下に厳格に血糖管理を行うことのメリットは心停止患者でも証明されませんでした．2015 年の ILCOR/CoSTR のガイドラインアップデートでは PCAS 患者においても一般的な集学的治療と同様に血糖管理を行うことを推奨しています[21]．

⑤てんかんの管理について，PCAS の患者においててんかんは 12〜22％にみられ[32-34]，神経学的転帰不良と関連しています[35-37]．必ずしも痙攣するとは限らず，非痙攣性のてんかんもあるため，PCAS 患者で昏睡が続く場合はてんかんを疑う必要があります．ROSC 後も昏睡が続く患者に対して，間欠的に，もしくは持続

的に脳波診断を行うことを推奨しています（Class Ⅰ，LOE C）[21]．

　抗てんかん薬の予防投与の有益性はエビデンスで支持されておらず[32,38,39]，またこれらの薬剤の副作用も無視できないものです．しかしてんかん自体は脳障害を増悪させる可能性があるため，発生した場合は通常のてんかん発作と同様の対応を行います．PCAS 患者に特異的な抗てんかん薬は現時点ではありません．

> **Point**
> - PCAS の脳障害のマネージメントは ① 循環管理，② 呼吸管理，③ 体温管理，④ 血糖管理，⑤ てんかんの管理が重要．
> - 収縮期血圧 90 mmHg 未満，平均血圧 65 mmHg 未満の低血圧を直ちに是正．
> - CO_2 は End-tidal CO_2 で 30〜40 mmHg，$PaCO_2$ で 35〜45 mmHg の範囲で管理．
> - 低酸素血症（PaO_2＜60 mmHg），高酸素血症（PaO_2＞300 mmHg）を避ける．
> - 血糖は 140〜180 mg/dL の範囲で管理．
> - てんかんは非痙攣性もあり，昏睡が続く場合は積極的に疑う．

13　脳保護を意識した体温管理

　さて，後回しにした ③ 体温管理について触れたいと思います．以前は低体温療法（therapeutic hypothermia：TH）という単語が使われていましたが，2015 年の ILCOR/CoSTR のガイドラインアップデート[21]では体温管理（target temperature management：TTM）と呼ばれています．この言葉の違いは大変重要で，体温管理（TTM）は，低体温療法（TH）と 36℃の体温を維持する常温管理（induced normothermia：IN）の両者を合わせたものを指しており，必ずしも体温を下げる管理をするわけではありません．つまり，以前までは PCAS 患者の脳保護戦略として，体温を下げる＝低体温療法（TH）を推奨していたのですが，現在は体温を上げないようにする＝低体温療法（TH）または常温管理（IN）＝体温管理（TTM）を推奨しているのです．

なぜこのような変更がなされたのでしょうか．体温が1℃低下すると代謝は6〜8％低下するといわれており，これが低体温療法の全身臓器への保護作用の機序です．低体温療法の転換期は2002年．この年に報告された現在の低体温療法に大きく影響を与えている2つの研究があります．HACA試験とBernardらによる報告です．

HACA試験[40]はヨーロッパで行われた多施設無作為化試験です．初期波形がVFもしくはpulseless VTである18〜75歳のOHCA患者のうち，心停止から蘇生開始までの時間が5〜15分で，心停止から60分以内にROSCが得られた昏睡患者を対象とし，体外式冷却で24時間，32〜34℃で体温管理を行う低体温療法群と通常体温群を比較しました（図表7-30）．一次エンドポイントは6カ月後の神経学的転帰良好の指標であるcerebral performance category（CPC）1または2（p. 212 図表7-9 参照）としました．

結果は，低体温療法群（136例）の神経学的転帰良好例は75例（55％）で，通常体温群（137例）の54例（39％）と比較して多くなりました（リスク比1.40，95％信頼区間1.08-1.81）．6カ月後の死亡率も低体温療法群の方が少なく（41 vs 55％，リスク比0.74，95％信頼区間0.58-0.95），合併症の発生率も両群間で有意差は認めませんでした．

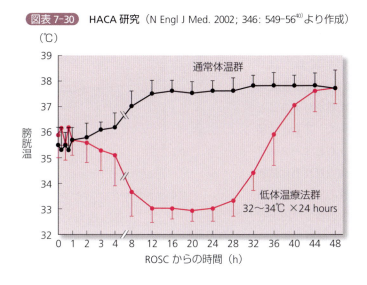

図表 7-30　HACA 研究（N Engl J Med. 2002; 346: 549-56[40]より作成）

Bernardらによる報告[41]はオーストラリアで行われた多施設の準無作為化試験です．初期波形がVFである18歳以上の男性または50歳以上の女性のOHCA患者のうち，ROSCが得られ15分以内にERへ搬送された昏睡患者を対象としました．体外式冷却でROSC後2時間以内に低体温療法を導入し，12時間，33℃を目標に体温管理をする低体温療法群と通常体温群を比較しました．一次エンドポイントは神経学的転帰が良好で自宅退院かリハビリテーション施設へ転院できるものとしました．

　結果は，低体温療法群（43例）のうち21例（49％）が神経学的転帰良好で，通常体温群（34例）の9例（26％）と比較して有意に多くなりました（$p=0.046$）．年齢や心停止からROSCまでの時間を補正しても，低体温療法は神経学的転帰良好に関連していました（オッズ比は5.25，95％信頼区間1.47-18.76，$p=0.011$）．

　この2002年の2つの試験の結果から，2005年のガイドライン[42]では院外心停止で初期波形がVFであったROSC後の昏睡患者に対する低体温療法をClass Ⅱa，2010年のガイドライン[43]ではClass Ⅰとなりました．

　しかし，2013年に報告されたTTM試験[44]は，PCAS患者の脳保護戦略に大きな影響を与えることになりました．TTM試験はヨーロッパとオーストラリアの多施設無作為化試験で，心原性心停止が疑われるOHCA患者で，ROSC後20分以上循環が維持されるも昏睡が持続する18

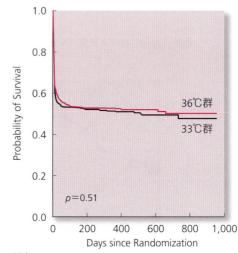

図表7-31　TTM研究：33℃群と36℃群の予後（Kaplan-Meier曲線）（N Engl J Med. 2013; 369: 2197-206[44]より作成）

歳以上の患者939例を対象としました．HACA試験，Bernardらの報告の対象患者は初期波形がshockable rhythmである場合に限定していましたが，TTM試験では初期波形はshockable rhythm，non-shockable rhythmを問わず対象としました．一方で目撃のないasystoleは除外されました．患者を33℃群と36℃群に1:1に無作為化し，体温管理は無作為化から28時間継続し，以降は0.5℃/時間で37℃まで復温しました（図表7-31）．一次エンドポイントは試験終了時までの総死亡とし，二次エンドポイントは180日後の神経学的転帰不良と死亡としました．

結果は，33℃群は235/473例（50%），36℃群は225/466例（48%）が死亡しました（ハザード比1.06，95%信頼区間0.89-1.28，$p=0.51$，図表7-32）．180日後のフォローアップでは33℃群は54%が死亡もしくは神経学的転帰が不良であり，36℃群の52%と比較して有意差は認めませんでした（リスク比1.01，95%信頼区間0.89-1.14，$p=0.87$）．2002年の2つの研究で有効性が示された低体温療法は，約10年後のTTM試験では有効性を再現させることができませんでした．

なぜこのようなことが起こったのでしょうか？　それは，低体温療法群と比較した対照群の方に注目することが重要です．2002年の2つの研究とは異なり，

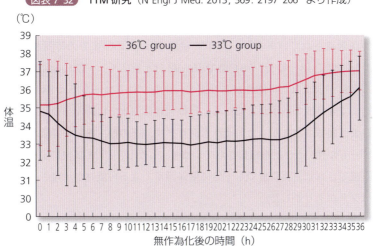

図表7-32　TTM研究（N Engl J Med. 2013; 369: 2197-206[44]より作成）

図表 7-33 2015年 ILCOR/CoSTR ガイドラインアップデート（体温管理）
(Circulation. 2015; 132: S465-82[21]より作成)

推奨	Class	LOE
心停止後ROSCした昏睡成人患者に体温管理を行うことを推奨 　昏睡＝言葉による命令に応答しない		
OHCA＋shockable rhythm（VF/pulseless VT）	I	B
IHCA	I	C
OHCA＋nonshockable rhythm（PEA/asystole）	I	C
体温管理は32〜36℃で維持することを推奨	I	B
目標体温到達後少なくとも24時間は体温管理を継続することは妥当	IIa	C
冷却食塩水急速投与によるプレホスピタルからのルーティンの冷却は推奨しない	III (No benefit)	A
体温管理後の昏睡患者の発熱に積極的に介入することを推奨	IIb	C

　TTM試験の対照群は「低体温療法を行わない群」ではなく，「36℃で体温管理をする群」だったのです．つまり，「体温を下げることが良い」のではなく，「体温を上げないことが良い」ということをTTM試験は述べています．これまでも体温上昇と神経学的転帰不良の関連は報告[45,46]されており，それを裏付ける結果でもありました．体温上昇は代謝の亢進により脳の虚血・再灌流障害ならびに神経障害を増悪させると考えられています．

　TTM試験において低体温療法の効果がみられなかった原因は，これ以外にもいくつか議論されています[47,48]．TTM試験ではROSCまでの時間が中央値25分で，33℃群で18〜40分，36℃群で16〜40分と幅広く，一部に脳障害が進行している症例が含まれた可能性があります．またプロトコールではROSCから冷却開始まで4時間の猶予があるため，目標到達体温までに時間を要し，低体温療法の効果が発揮されなかった可能性もあります．その他，鎮静の詳細が不明，復温スピードが速い，なども指摘されています．しかし，TTM試験によって体温上昇を回避できれば常温管理でも十分に脳保護ができる可能性が示唆されたことはインパクトがありました．

　2015年のILCOR/CoSTRのガイドラインアップデートではshockable rhythmのOHCA患者に対して，これまでのエビデンスも含めてClass Iで体

図表 7-34　低体温療法（TH）と常温管理（IN）の考え方

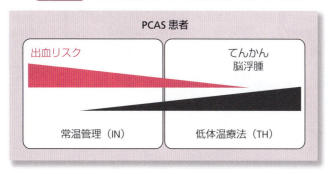

温管理を推奨しています．まだ質の高いエビデンスが乏しいながらも，IHCA や non-shockable rhythm の患者においても Class I の推奨としています（図表 7-33）．ここでは低体温療法と常温管理を明確に区別せず，まとめて体温管理としています．てんかんや脳浮腫など体温上昇が予後を悪くする病態を合併した PCAS 患者に対しては低体温療法が好まれ，一方で出血傾向があり低体温療法施行のリスクが高い患者に対しては常温管理が好ましいとしています（図表 7-34）．

> **Point**
> - PCAS 患者には体温管理を行うことが推奨されている．
> - 体温上昇は回避しなければならないが，必ずしも低体温療法を行う必要もない．
> - 出血リスクと脳障害のバランスを考えて低体温療法と常温管理を選択する．

14　PCPS で行う体温管理

　低体温療法を含む体温管理は様々な方法がありますが，PCPS を使った体温管理も可能です．患者の血液は回路を介して体外へ出てきますので，熱交換器（図表 7-35）を使って冷却したり，体温を一定に保ったりすることが可能です．熱交換器で設定した温度で人工肺の血液を温めますが，その温度がそのまま患者の深

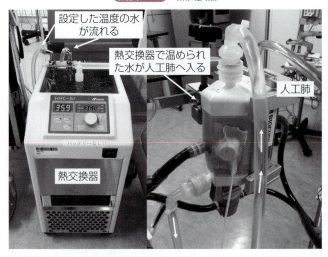

図表 7-35　熱交換器

部温に反映されるわけではありません．室内の温度や患者の発熱の状況などに影響されるため，必ず患者の深部温をモニタリングします．肺動脈カテーテルが挿入されている場合は血液温をモニタリングできます（図表 7-36）．

　低体温管理時は心拍数の低下と体血管抵抗増大がみられ，特に35℃以下になると徐脈が顕著になります．不整脈については，低体温療法を行う体温域での発生頻度は低く，28℃以下の重症低体温症でリスクが上昇します．心房性利尿ペプチド上昇と抗利尿ホルモン低下，尿細管障害によって寒冷利尿と呼ばれる利尿亢進が起こります．しかし，低体温療法の維持期間は24～48時間程度ということもあって，このような血行動態の影響は

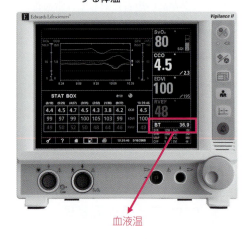

図表 7-36　肺動脈カテーテルでモニタリングする体温

PCPS 駆動下の循環補助が行われている状態ではほとんど問題になりません．

　PCPS 駆動下に低体温療法を行った場合の一番のデメリットは出血コントロールです．心停止後は前述のように胸骨圧迫による外傷と，PCAS による高サイトカイン血症が問題になります．それに PCPS 管理上の抗凝固療法が加わります．PCPS で循環補助が行われている PCAS 患者は胸腔内・腹腔内出血と穿刺部の出血に注意する必要があり，出血コントロールができずに低体温療法を 24 時間継続できない場合もあります．そうした意味では TTM 試験[44]の結果は補助循環管理にとっては朗報であり，出血が強く懸念される患者に対して無理して低体温療法を行わずに，36℃での体温管理が許されるようになったため，安全に PCPS 管理ができるようになったと実感しています．

　筆者は，PCPS で循環補助をしている PCAS 患者においては，年齢，体格，胸骨圧迫時間を踏まえた上で，明らかな出血がある場合は 36℃の常温管理，出血が確実にコントロール下にある，もしくは出血イベントを起こす可能性が低いと判断できる場合は 34℃の管理を 24 時間維持しています．実際，2015 年のガイドラインアップデート[21]以降，PCPS を導入していない PCAS 患者と比べて，PCPS を導入した PCAS 患者では圧倒的に 36℃の常温管理が増えました．

　もし出血がコントロールできなくなり大量の輸血や止血処置が必要になった場合は，低体温療法から 36℃の常温管理へ切り替えましょう．ただし，焦る気持ちを抑えてゆっくり復温してください．急激な復温は末梢血管拡張をきたし血圧低下をきたす場合があります．PCPS 管理中は多少の血行動態変化には耐えられますが，循環血漿量の減少と末梢血管拡張は脱血不良になりうるため，早急な対応を迫られます．

　低体温療法からの復温方法についても，まだ確立したものはありません．復温方法の比較を行った後向き研究[49]では，128 例の OHCA 患者を対象とし，36℃までの復温を，受動復温と能動復温（0.5≧℃/h と 0.5＜℃/h）で比較し，6 カ月後の予後（死亡，植物状態，重度の機能障害）を比較しました．結果は，患者背景補正後はいずれの復温方法でも予後に有意差を認めませんでした．HACA 試験[40]，TTM 試験[44]では 0.25℃/時間と緩徐な復温を行っており，この方法に準じて行うことが妥当と考えられます．

> **Point**
> - PCPS 管理中は熱交換器で体温管理が可能.
> - 筆者は PCPS 患者に対しては，出血リスクが高く 36℃の常温管理を行うことも多い.
> - 復温は急激に行わない．0.25℃/時間が妥当なラインか.

15　PCPS の"呼吸"の管理

図表 7-2（p.203）の PCPS 駆動中の血流分布に基づいて PCPS の管理を考えてみたいと思います．PCPS の管理中は，常に mixing zone の位置の推測と，脳・冠動脈の血流のケアを行う必要があります（図表 7-37）．極論を申せば，脳と冠動脈の血流を維持するために PCPS を導入したわけです．ですから，ここを徹底して意識する必要があります．

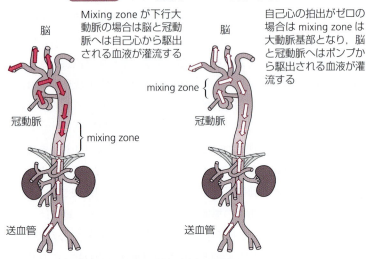

図表 7-37　PCPS 管理中は 2 つの心臓で灌流される

PCPS駆動中は，全身臓器の灌流は2つの心臓で灌流されます．自己肺で換気され自己心から駆出される血液と，人工肺で換気されポンプから駆出される血液です．そのため，各臓器がどちらの心臓で灌流されているかを意識しましょう．どちらの心臓（自己心・ポンプ）から灌流されているか，それは自己心からの心拍出量とPCPSの補助流量がぶつかるmixing zoneの位置に依存します．自己心がある程度の量を拍出している場合，具体的にはmixing zoneが左鎖骨下動脈分岐部より遠位に位置する場合は，脳と冠動脈は自己心からの血流，つまり自己肺で酸素化された血流が灌流します．もし自己心の心拍出がほぼゼロである場合は，mixing zoneは大動脈弁近くまで迫ってくるため，脳と冠動脈の血流はPCPSからの血流，つまり人工肺で酸素化された血流が灌流します（図表7-37）．

　自己心であれポンプであれ，きちんとガス交換された血液が全身に灌流されていれば問題ありません．ポンプから駆出される血液の状態を評価する場合は，送血管から血液サンプルを採取し，血液ガス分析を行います．この人工肺を通過した血液のPaO_2は300 mmHg以上を維持することを目標とされています．非常に高い酸素分圧の血液が送血管から体内へ灌流することになるため，脳保護のみならず全身の臓器にとって酸素による組織障害が懸念されますが，この目標値が設定された背景は急激に人工肺の酸素化能が落ちた場合ののりしろ（マージン）を残しておくためです．

　人工肺の血液を適切なガス分圧，pHの調整は人工肺の酸素流量と酸素濃度で調整します（図表7-38）．人工肺の酸素濃度を増加させるとPaO_2は上昇し，酸素流量を増加させると$PaCO_2$は低下します．人工呼吸器を考えてみましょう．人工呼吸器は酸素濃度を増加させるとPaO_2は上昇し，呼吸回数（換気回数）を増加させると$PaCO_2$

図表 7-38　酸素濃度と酸素流量の設定

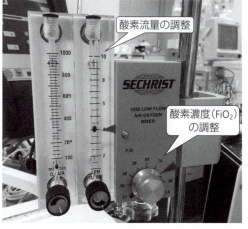

は低下します。まとめると、人工肺も人工呼吸器も酸素濃度でPaO_2を調整し、人工肺では酸素流量、人工呼吸器では換気回数で$PaCO_2$を調整します。酸素流量が人工呼吸器の換気回数と同等のものだと理解すると覚えやすいと思います（図表7-39）。

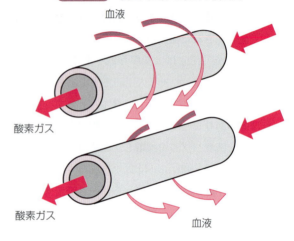

図表7-39　PCPSによる人工肺のPO_2，PCO_2の調節

	人工肺	人工呼吸器
$PaCO_2↓$	酸素流量↑	換気回数↑
$PaO_2↑$	酸素濃度↑	酸素濃度↑

図表7-40　膜型人工肺の原理の模式図

人工肺は図表7-40のようにガス交換膜である中空糸を束ねた構造になっており、中空糸の中を酸素ガスが通過し、中空糸の外部を血液が流れます。ガス交換膜のガス相が室温で冷やされると結露を生じ、排ガスポートから透明の液体が出てきます。これはウェットラングと呼ばれ、人工肺に結露がつくことでガス交換能が落ちてしまいます。ただこのトラブルは一時的に酸素流量を増やしてフラッシュすることで結露が飛ぶため、その結果ガス交換能は改善します（図表7-41）。筆者の施設（国循）では1時間毎にこのフラッシュを行っています。

一方で血漿リークと呼ばれる人工肺のトラブルがあります。これは長期間の人工肺使用によって排ガスポートから黄色調の液体が漏れ出すことを指します。膜の疎水性や表面張力の喪失によって、中空糸の内腔から血漿が漏れ出すのです。赤血球は膜の孔より大きいため、血漿だけがリークすることになります。このトラブルは人工肺の劣化によるものですので、フラッシュでは改善せず、回路の交換をする必要があります。

さて脳と冠動脈の血流の話に戻ります。人工肺から駆出される血液はPaO_2を

図表 7-41　ウェットラング対策のためのガスフラッシュ

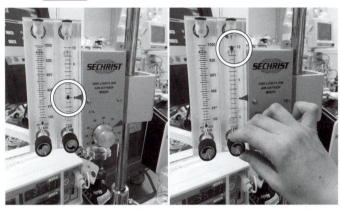

高く設定しています（200〜300 mmHg 以上）．人工肺を経て体内へ血液が送り出される直前，すなわち送血管から血液を採取すれば人工肺で換気された直後の PaO_2 を評価することができます．では自己肺で換気され自己心で駆出された血液の評価はどのように行えばよいのでしょうか．左室内の血液は採取できないので，一番左室に近いところ，つまり右上肢から血液を採取します．ですからPCPS 管理中は右橈骨動脈に動脈カテーテルラインを留置する必要があります．

　ここでの注意点は，右橈骨動脈の PaO_2 を評価する時は，必ず送血管の PaO_2 も一緒に比較することです．確かに送血管の PaO_2 は 300 mmHg 近くまで上げるように人工肺の酸素濃度を設定していますが，右橈骨動脈の血液ガス分析を行ったときにたまたまウェットラングなどで人工肺由来の血液の PaO_2 が低下しているかもしれないからです．右橈骨動脈の PaO_2 が 120 mmHg であった場合，それがPCPS のポンプ由来か自己心由来か，それは送血管の PaO_2 を比較しないとわかりません．送血管の PaO_2 がウェットラングで PaO_2 120 mmHg 近くまで低下していれば，mixing zone はどこにあるかわかりません．ですから，mixing zoneの判定には後述の複数の指標を用いて確認しなければなりません．人工肺の PaO_2 が低下しやすい症例は特に注意が必要です．

　なお，人工呼吸器の設定は mixing zone が遠位に移動し，右橈骨動脈の血液ガス分析が自己心から駆出される血液をサンプリングしていると考えられる時は，

そのガス分析に従って呼吸器管理を行います．通常の呼吸器管理と同じです．しかし，mixing zone が上行大動脈にあり，右橈骨動脈の血液ガス分析が PCPS のポンプから駆出された血液をサンプリングしている時は，脳の血流はその血液ガス分析で評価して構いませんが，肺病変が存在する場合は冠動脈に自己肺由来の酸素化不良の血液が灌流する可能性もあります．

このように，PCPS では mixing zone が上行大動脈にある場合は自己肺の換気状態を正確に評価することができません．胸部 X 線や CT で肺病変の評価を行い，そこから推測する呼吸器設定を行うことになります．重症呼吸不全に適応する VV-ECMO の場合は自己肺への傷害を少なくするために"lung rest"という低呼吸器設定を行いますが，PCPS（VA-ECMO）の場合は重度の肺障害があると酸素化されていない血液が脳や冠動脈に灌流する可能性があることを知っておかなければなりません．

> **Point**
> - 人工肺の酸素濃度を増加させると PaO_2 は上昇，酸素流量を増加させると $PaCO_2$ は低下．
> - 右橈骨動脈の PaO_2 を評価する時は，必ず送血管の PaO_2 も一緒に比較する．
> - PCPS では mixing zone が上行大動脈にある場合は自己肺の換気状態や冠動脈の血流の PaO_2 を正確に評価することができない．

16　PCPS 管理のやりかた

ここでは，PCPS の管理の実際をみていきましょう．PCPS の管理中は，① PCPS の適応となった病態の原因除去ができているか，② PCPS の効果が発揮されているか，③ PCPS の合併症・トラブルが起こっていないか，の 3 点をチェックします（図表 7-42）．第 3 話でも紹介した，「11. IABP の管理のやりかた」（p. 65）と全く同じ作業を PCPS でも行います．

① PCPS の適応となった病態の原因除去ができているか，に関しては，IABP の時と同様です．原因の同定，必要ない介入を行わない限りは，PCPS の離脱はできません．

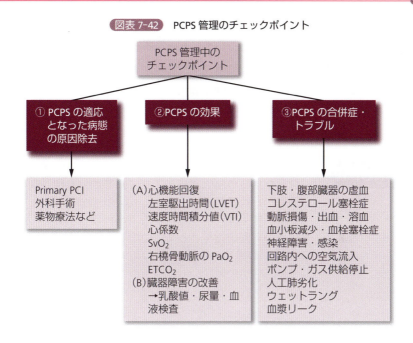

図表 7-42　PCPS 管理のチェックポイント

　② PCPS の効果が発揮されているか，については心機能の回復と臓器障害の改善を評価します．心機能の回復については PCPS による流量補助が必ずしも心臓の負荷を軽減しているとは限らないのですが，PCPS によって血行動態を維持している間に心機能が改善したか，という視点で考えるとよいでしょう．心機能の回復については，PCPS 特有の循環補助様式のために様々な指標が存在しますが，正確に心機能自体を評価できる指標が少なく，その特性をよく理解しておかなければ判断を誤ることになります．

　心機能の回復の指標として，左室駆出時間（LV ejection time: LVET），左室流出路速度時間積分値（VTI）が最も精度が高くなります．また右橈骨動脈の PaO_2，心係数，SvO_2 も重要な指標です．$ETCO_2$ は自己心回復初期の指標としては有用ですが，離脱を検討する指標としてはまず使えません．これらの指標の特徴を知ることは PCPS の管理に非常に重要であるため，これからじっくり説明していきます．

　臓器障害の改善については，IABP の時と同様です．乳酸値，尿量，ビリルビン

値，肝機能，腎機能などをチェックしていきます．

③PCPS の合併症・トラブルについて，カテーテル関連の合併症に関しては IABP とほとんど内容は同じですが，カテーテル径が大きい分，合併症の発生は高率になります．PCPS 機器のトラブルに関しては，回路内への空気流入，ポンプ停止，ガス供給停止，人工肺劣化，ウェットラング，血漿リークなどがあります（後述）．

> **Point**
> - PCPS の管理は IABP と同様，① PCPS の適応となった病態の原因除去ができているか，② PCPS の効果が発揮されているか，③ PCPS の合併症・トラブルが起こっていないか，の 3 点に注目する．
> - 自己心の回復指標として，LVET，VTI，右橈骨動脈 PaO_2，心係数，SvO_2，$ETCO_2$ が有用．

17 PCPS 管理中の心機能回復を評価する：右橈骨動脈の PaO_2

自己心が回復すれば，PCPS の送血管からの血流を押し返すように mixing zone の位置は遠位側（腹部大動脈側）へ移動していきます．そのため，mixing zone の位置の推測によって自己心の回復を評価できます．本来はこの mixing zone の位置を直接確認できる術があればよいのですが，現在のところそのような方法はありません．そのため，最も心臓に近い位置＝右橈骨動脈で血液ガス分析を行い，右橈骨動脈の PaO_2 と送血管の PaO_2 から mixing zone の位置の推測を行います（図表 7-43）．

前述の通り，通常は PCPS の送血管の PaO_2 は 300 mmHg 以上で設定されていますが，人工肺が劣化した状態では PaO_2 が 200 mmHg 以下となっている可能性もあります．また肺病変や人工呼吸器の設定によっては自己心から駆出される血液の PaO_2 も変動します．そのため必ず送血管と右橈骨動脈の PaO_2 はセットで評価しなければなりません．

また，自己心が回復してくると PCPS の回転数は変えていないのに補助流量が

図表 7-43　Mixing zone による PaO$_2$ の変化

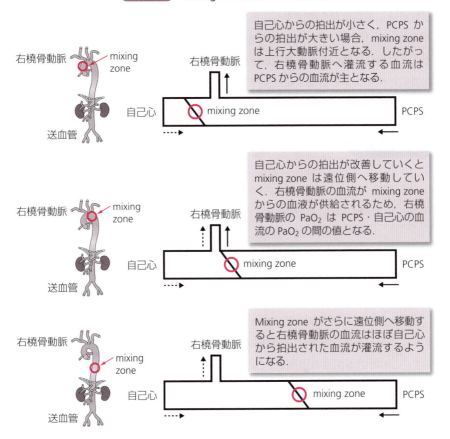

自己心からの拍出が小さく，PCPS からの拍出が大きい場合，mixing zone は上行大動脈付近となる．したがって，右橈骨動脈へ灌流する血流は PCPS からの血流が主となる．

自己心からの拍出が改善していくと mixing zone は遠位側へ移動していく．右橈骨動脈の血流が mixing zone からの血液が供給されるため，右橈骨動脈の PaO$_2$ は PCPS・自己心の血流の PaO$_2$ の間の値となる．

Mixing zone がさらに遠位側へ移動すると右橈骨動脈の血流はほぼ自己心から拍出された血流が灌流するようになる．

落ちてくることがあります．これも mixing zone が移動している一つの指標です．PCPS の送血管からの血流は大動脈を逆行性に流れるため，その血流は自己心によって後負荷になるとこれまでも説明してきましたが，PCPS 側からみると自己心の血流はポンプに対して逆行性に向かってくる血流であり，PCPS のポンプにとって自己心の血流は後負荷になると言い換えることもできます．ですから，自己心の回復によって自己心から駆出される血液が増加すれば，後負荷が増大したポンプからの血流は減少します．人工心肺（CPB）のポンプがローラーポンプであることに対して，PCPS のポンプは遠心ポンプであったことを思い出してく

ださい．遠心ポンプはポンプの前負荷，後負荷の影響を受けるため，ポンプの回転数だけで補助流量を決定することができません．この特徴がこの自己心の回復の判断に生きるのです．回転数を変えていないのに PCPS の補助流量が低下した，この場合は脱血不良や循環血漿量減少などのトラブルでなければ，自己心が回復したサインかもしれません．ぜひ他の自己心の回復指標と照らし合わせて評価してください．

> **Point**
> - Mixing zone の位置で自己心の回復を評価できる．
> - 回転数を変えていないのに PCPS の補助流量が低下した場合は脱血不良や循環血漿量減少などのトラブルでなければ，自己心が回復したサインの可能性がある．

18　PCPS 管理中の心機能回復を評価する：ETCO$_2$

　心機能の回復の指標はいくつかありますが，自己心の回復の兆しを最初に確認するのに最も有用な指標は，呼気終末二酸化炭素分圧（end-tidal CO$_2$：ETCO$_2$）です．この呼吸器関連の指標が PCPS で登場してくるのは意外に思われる読者の方もいらっしゃるかもしれませんが，この ETCO$_2$ は実は循環の指標でもあります．

　図表 7-44 はカプノメーターと呼ばれる呼気中の CO$_2$ の測定機器の波形です．

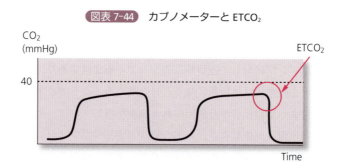

図表 7-44　カプノメーターと ETCO$_2$

この波形は「象を飲み込んだ蛇の外形」[50]と表現されているようです（そんな蛇見たことない！）．CO_2は吸気にはほぼ含まれておらず，呼気に含まれます．呼気開始時の$PaCO_2$は上気道のガスを反映するため微量ですが，呼気相が進み肺胞内のガスが呼気ガスに含まれるようになると$PaCO_2$は上

図表 7-45 $PaCO_2$と$ETCO_2$の差が増大する病態

解剖学的死腔の増加	呼吸回路の開放 浅い呼吸
生理学的死腔の増加	閉塞性肺疾患 心拍出量低下 肺血栓塞栓症

昇し，やがてプラトーに達します．ガス交換が正常である場合，呼気終末二酸化炭素分圧（$ETCO_2$）は終末毛細管動脈の$PaCO_2$に相当し，$ETCO_2$は$PaCO_2$より 2〜3 mmHg 低い程度です[51]．したがって，換気血流比や心拍出量に異常がない場合は$ETCO_2$は$PaCO_2$の推測が可能である[52,53]とされています．

一方で$ETCO_2$と$PaCO_2$の乖離を生む要因は多数存在し，実臨床では必ずしも良い相関ではないことも指摘されています[54,55]．$PaCO_2$と$ETCO_2$の差が増大する病態を図表 7-45 に示します．死腔が増加した時にこの乖離は生じます．死腔からはCO_2は呼出されないため，全体の呼気のCO_2は希釈され$ETCO_2$は低下します．

$ETCO_2$は気道開存や換気確認の指標のみならず，心拍出量の変化を検出できます．$ETCO_2$は呼吸の指標であり，循環の指標でもあるということです．体内の組織で産生されたCO_2は右心系から肺胞まで運ばれ，拡散によって肺胞気に入り呼出されます．しかし，肺胞まで血液が到達しなければCO_2は呼出されません．高度の心拍出量低下時，心停止時はこのように生理学的死腔が増大するため，$ETCO_2$は低下します．

特に心肺蘇生領域において，食道挿管でないことの確認，心肺蘇生の質の評価や ROSC の確認のためのモニタリングとして$ETCO_2$の有効性は確立しています[9,56,57]．2015 年の ILCOR/CoSTR のガイドラインアップデート[9]では，20 分間の心肺蘇生後に$ETCO_2$が 10 mmHg 以下であった気管挿管患者に対して，心肺蘇生行為中止を決定する集学的アプローチの一つとして$ETCO_2$の使用を考慮してもよい（Class Ⅱb，LOE C），としています．

PCPS の適応は心停止と心原性ショックでした．そのため，PCPS が導入され

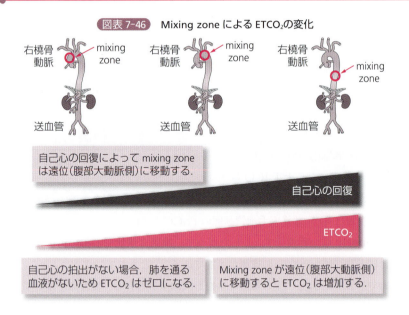

図表 7-46　Mixing zone による ETCO$_2$ の変化

た直後は，基本的に心拍出量は高度に低下しています．その時の ETCO$_2$ は測定困難で数値が表示されないか，もしくは極端に低値となっています．自己心が回復してくると肺を通る血流が増加していきますので，徐々に ETCO$_2$ は上昇していきます（図表 7-46）．筆者は PCPS 導入後から ETCO$_2$ を持続モニタリングします．当初ゼロであった ETCO$_2$ の値が上昇してくると，心機能が少し回復してきたのだろうと思って，右橈骨動脈の血液ガス分析や心エコーを行います．

　ETCO$_2$ は他の心機能回復のパラメータより最も早く改善がみられるため，自己心の回復の兆しを確認する最初の指標として有効です．しかし呼吸の指標でもあり，また心拍出量との相関も精度が高いものではない[58]ため，PCPS 離脱を判断するほどの正確な指標ではありません．

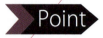

- ETCO$_2$ は他の心機能回復のパラメータより最も早く改善がみられる．
- PCPS 離脱を判断するほどの正確な指標ではない．

19　PCPS管理中の心機能回復を評価する：SvO$_2$

　動脈血酸素飽和度，酸素消費量，ヘモグロビン濃度，心拍出量の4つの因子で規定される混合静脈血酸素飽和度（SvO$_2$）も，心拍出量を反映しているため，心機能回復の重要な指標です．

　ただし，PCPSの補助流量は自己心の心拍出量に合わせて，後負荷にならない程度に調整しています．末梢循環不全が出ないようにPCPSの補助流量を設定していること，また人工肺の酸素飽和度は非常に高値であるため，自己心の回復を正確に反映しているかという点では，SvO$_2$はそれほど精度のある指標ではありません．SvO$_2$が低値であれば自己心の回復も乏しく，PCPSの補助流量も十分でない可能性があります．ただしSvO$_2$が維持されている場合に，自己心の回復の程度を評価するにはSvO$_2$はほとんど使えません．これは補助循環を使用していない患者においても，SvO$_2$の数値から心拍出量の変動を正確に判断できないのと同じです．

> **Point**
> - SvO$_2$が低値であれば自己心の回復も乏しく，PCPSの補助流量も十分でない可能性がある．

20　PCPS管理中の心機能回復を評価する：心係数

　肺動脈カテーテルは血行動態を数値化するという点では絶対的な地位を築いてはいるのですが，PCPS管理中は少し正確性が落ちてしまいます．

　肺動脈カテーテルによる持続モニタリングにおいて，心拍出量・心係数は熱希釈法を用いて測定されています．カテーテル室で行う熱希釈法での心係数の測定は，冷水を右房ルーメンから10 mL注入し，カテーテル先端部分の熱センサーで下がった血液の温度を測定します．もちろん，留置した肺動脈カテーテルを使ってベッドサイドでも測定できます．しかし，これは冷水の注入を繰り返すことで補液負荷になってしまうこと，持続モニタリングができないことが欠点です．

　ベッドサイドで持続モニタリングする時も熱希釈法の原理で測定しますが，こ

の場合はカテーテルの先端から14〜25 cmのところにあるサーマルフィラメントで熱を発生させて血液を温め，その温度変化をカテーテル先端のセンサーでモニタリングします．しかし，この方法で測定し画面に表示される心拍出量・心係数は，数分間の平均値が表示されます．したがって，数値の変化が表れるまで多少の時間差があります．

　しかしながら，PCPS管理中は右房から血液を脱血し，大腿動脈へバイパスするため，右心系を通過する血液が少なくなります．このような状態では肺動脈カテーテルによる心拍出量・心係数の測定は不正確になり，正確な自己心の心拍出量を反映できていない可能性があります．

　自己心の心拍出が全くない場合は，心臓が動いていないため右心系を通過する血液はほとんどなく，肺動脈圧はほぼ平坦になります．適切な循環血漿量がある状況で，徐々に自己心が改善してくれば肺動脈波形に収縮期・拡張期のヤマがしっかり同定でき，脈圧が増大してきます．また徐々に心拍出量・心係数も表示されるようになっていくため，トレンドをみていく上では有効かと思います．

　自己心の回復が進んでくると肺動脈を通過する血流が増え，本来の肺動脈カテーテルの信頼度が増してきますが，右房脱血の影響を少なからず受けているため，正確な右房圧や心係数を測定できていない可能性があります．しかし心エコー指標と合わせて，肺動脈カテーテルの指標はやはりPCPS管理中も重要な指標であることは間違いなく，また特に離脱直後からの管理に非常に重要な役割を果たすため，PCPS管理中は原則肺動脈カテーテルを挿入している方がよいでしょう．

- PCPS管理中の肺動脈カテーテルは有用であるが，右房脱血の影響を少なからず受けているため，正確な右房圧や心係数を測定できていない可能性がある．

21　PCPS管理中の心機能回復を評価する：左室駆出時間

　PCPS管理中の自己心の心機能回復の指標として，最も信頼度の高いものは左室駆出時間（LV ejection time：LVET）と左室流出路速度時間積分値（VTI）で

す．したがって，この2つの指標を中心に据えて，他の指標は補助的に使用します．PCPS 管理中は通常の血行動態と異なる循環で維持されているため，単独の指標で判断することは危険です．複数の指標を確認し，それぞれの指標が同じ答えを出しているかを判断します．一つだけ違う答えを導いている指標があれば，その指標の測定エラーか，他の要因でその指標は異常値になったか，そのどちらかを考えます．

左室駆出時間（LV ejection time: LVET）は M モードで大動脈弁の開放時間＝駆出時間を計測した指標です．あまり聞きなれないエコー指標かと思いますが，古くから知られている1回心拍出量の指標であり，心エコーの教科書にも記載されている古典的なパラメータです．今日の循環器診療ではほとんど使うことがありませんが，PCPS 管理中は測定の簡便性からこの指標を重宝します．大動脈弁開放時間（aortic valve opening time），収縮期時相（flow time: FT）などと呼ばれることもあり，本書では LVET で統一したいと思います．そして，この指標は QT 時間/QTc 時間のように心拍数で補正します（corrected LVET: LVETc）（図表 7-47）．

M モードでは大動脈弁は対照的に開放し，box-like configuration と呼ばれる長方形型に描出されます．LVET は大動脈弁の開放から閉鎖までの時間を計測します（図表 7-47）．自己心の回復がまだ乏しい時は開放時間も短く，計測しにくい場合もあるので，必ずエコー機器と同期した心電図モニターをつけることをお勧めします．筆者は経胸壁心エコーでの補正 LVET（corrected LVET: LVETc）を PCPS 管理中の心機能回復の指標の第一選択として使用しており，前述の ETCO$_2$ が 10 mmHg 以上となった時点から計

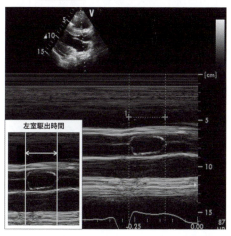

図表 7-47　左室駆出時間（LVET）

補正左室駆出時間（corrected LVET）＝ $\dfrac{LVET}{\sqrt{HR}}$

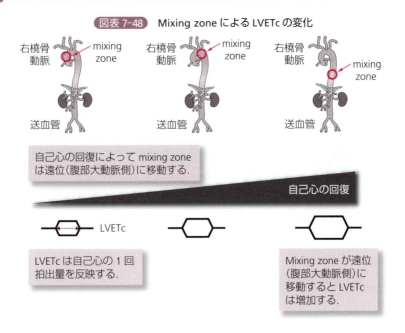

図表 7-48 Mixing zone による LVETc の変化

測を始め, 離脱可能かどうかの判断にも用いています. 自己心の回復はすなわち1回拍出量の増大そのものですから, 自己心の回復とともに LVETc は増大していきます (図表 7-48).

このLVETは1回拍出量を反映しますが, 前負荷や後負荷の影響も受けるため, 純粋な心収縮力を反映しているわけではありません. そのため, 定常状態の基準を設けることも困難であることから, 報告によって基準値も異なります. 補正 LVET (LVETc) で 330〜360 ms[59], 21〜30 歳で 292±22 ms, 41〜50 歳で 324±38 ms[60], また 350 ms 以上を正常とする報告[61,62]もあります. 周術期に術中に経食道心エコーを用いて下行大動脈レベルで計測を行った報告[61,63]もあり, LVETc の測定方法も一定していません. 測定上の問題としては, 大動脈弁疾患では1回拍出量を正確に反映しないこと, 心臓の拍動が大きく揺れる場合など収縮期の全時相を描出することが困難な症例は LVET が正確に計測できないことが挙げられます. しかし, PCPS 管理中のポンプ不全の患者は心臓の拍動は大きくありませんので, この点はあまり問題になりません.

健常人のLVETの基準値も確立していませんが，PCPS管理中の患者に対してはさらにデータが乏しい現状があります．筆者の所属している施設（国循）からの報告で，PCPS管理を要した劇症型心筋炎の予後の検証[64]において，PCPSの離脱基準をLVETc＞200 msと定めています．また日本循環器学会の「急性および慢性心筋炎の診断・治療に関するガイドライン（2009年改訂版）」においても離脱を考慮する基準としてLVETc＞200 msとしています[65]．LVETc＞200 msとなると，自己心の回復は順調で，PCPSの補助流量の減量（ウィーニング）が可能と判断してよいでしょう．

> **Point**
> - LVETは1回拍出量を反映するが，前負荷や後負荷の影響も受ける．
> - 大動脈弁疾患患者では使えない．
> - 基準値はないが，PCPS管理中はLVETc＞200 msを自己心回復の目安とする．

22　PCPS管理中の心機能回復を評価する：VTI

　左室流出路における速度時間積分値（VTI）はパルスドップラーを用いて計測する1回拍出量の推測値です．前述のLVETcとVTIを直接比較した研究はありませんが，積分値を使うVTIの計測方法を考えると，理論的にはLVETcより正確に心収縮力を反映します．そのため，心不全診療においてもVTIは1回拍出量の指標として汎用されています[66]が，PCPSのウィーニングにおいてのVTIの有効性は検証されています[67,68]．この詳細はウィーニングの項で説明したいと思います．

　LVETcの場合と同じく，自己心の回復はすなわち1回拍出量の増大を意味しますので，mixing zoneが遠位側（腹部大動脈側）に移動するとVTIは増大していきます（図表7-49）．心停止直後などで自己心の拍出がほとんどない場合は大動脈弁の開放が数拍に1回ということもあります．この場合，LVETcもVTIも当然，数拍に1回しか波形が見えません．自己心が回復してくると心拍毎に正確に波形が認められます．

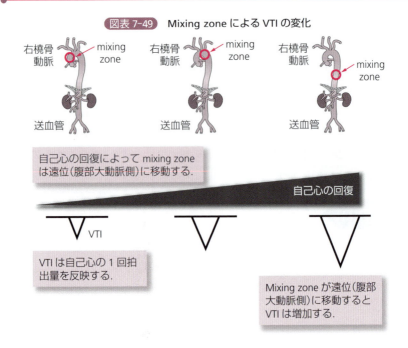

図表 7-49 Mixing zone による VTI の変化

　1回拍出量を反映する LVETc と VTI は，PCPS 管理中の自己心の評価として最も重要な指標です．VTI はパルスドップラーの計測ですので，少し練習が必要ですが，普段の心不全診療からしっかりと使いこなせるようになっておいてください．LVETc と同様に，大動脈弁疾患者では不正確になります．

　通常の心不全管理では 15 cm 以下は低下，10 cm 以下は高度低下としていますが，PCPS 管理中も VTI が 10 cm 以上あれば離脱できます．後述のように，Aissaoui らは離脱プロトコールで VTI を 10 または 12 cm を基準としています[67,68]．筆者の経験では LVETc 200 ms の時には VTI は 8～10 cm のことが多いので，VTI 9 cm 以上を自己心の回復の目安としてよいでしょう．

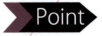

- VTI も大動脈弁疾患者では使えない．
- 基準値はないが，PCPS 管理中は VTI＞9 cm を自己心回復の目安とする．

23　PCPS 管理中の心機能回復の評価が難しい病態

　ここまでは心機能回復の指標として左室駆出時間（LVET），速度時間積分値（VTI），心係数，SvO_2，右橈骨動脈の PaO_2，$ETCO_2$ があることを説明してきました．

　バイパスによって通常と異なる血行動態となるため，肺動脈カテーテルの精度が落ちます．そのため，最も信頼できる指標がエコー指標の LVETc と VTI になりますが，この指標が使えない病態の時は PCPS 管理が一気に難しくなります．それは大動脈弁疾患（大動脈弁狭窄症，大動脈弁閉鎖不全症），大動脈弁置換術後そして左室流出路狭窄がある場合などです．

　大動脈弁狭窄症がある場合，大動脈弁の硬化によって acoustic shadow を生じてうまく描出できない場合があります．また VTI の計測時にどうしても左室流出路の加速血流を拾ってしまうため，通常より VTI 値が高値となってしまいます．また LVETc も延長する傾向にあります．PCPS を駆動した後に重症の大動脈弁閉鎖不全症の存在がわかる場合もありますが，こちらも LVETc，VTI ともに増大させます．大動脈弁置換術後も含めて，これらの病態は LVETc，VTI の数値が通常と異なることを知っておかなければなりません．また閉塞性肥大型心筋症などで左室流出路に狭窄がある場合も同様です．

　またシャントがない場合は左心系の心拍出量も右心系の心拍出量は同等のため，右心系の疾患でも心機能の回復指標として LVETc と VTI は理論的には使用できます．しかし PCPS のバイパス様式は右房脱血，大腿送血であるため，左心系の負荷軽減（アンローディング unloading）は十分にできない特性があるものの，右心系のアンローディングはきわめて強力に達成できています．そのため，右心室機能が一見回復しているようにみえても少し PCPS 循環補助量を下げると右心負荷に耐えられずに循環が維持できないということはよくあります．また右室機能評価自体がそもそもエコーで難しいという特徴もあります．

　実臨床で感じるのは，急性肺血栓塞栓症患者に対して PCPS を導入した場合で，急性期治療に反応して劇的な改善を得ることも多いのですが，急性肺血栓塞栓症と診断されている患者の中には，実は慢性血栓塞栓性肺高血圧症に急性肺血栓塞栓症が再発したもの（acute on chronic）も存在し，こうした症例は PCPS

のウィーニングによる急激な右心負荷に耐えられないこともよく経験します．右室肥大の存在や胸部CT所見での慢性変化所見の存在から再発例を疑うことができますが，離脱時の血行動態の変化をウィーニング前になかなか予想できないことも多く，PCPS離脱が非常に難しい病態の一つです．

> **Point**
> - LVETc，VTIは大動脈弁疾患（大動脈弁狭窄症，大動脈弁閉鎖不全症），大動脈弁置換術後そして左室流出路狭窄がある場合は使えない．
> - 右心系疾患はLVETc，VTIが高値で一見自己心が回復しているように思えても離脱できないことも多い．

24 PCPS管理中の適切なボリューム管理とは

　PCPSによるバイパスの影響で肺動脈カテーテルの精度が落ちる可能性があると説明してきましたが，心内圧を予測する方法は他になく，結局は肺動脈カテーテルを使わざるを得ません．ポンプによって右房から脱血されていますが，その状況下で右房圧を評価するしかありません．

　PCPS管理中の循環血漿量管理についてのコツは，PCPSの脱血不良が起こらない程度に右房圧を維持できていればよい，という感覚を持つことです．どちらかというと，PCPS管理中は大量の補液が行われやすい状況にあります．特に心停止の場合は胸骨圧迫によって外傷性の出血をきたすと輸液・輸血が必要になるでしょう．心停止後症候群（PCAS）では高サイトカイン血症を生じ，敗血症と類似した病態をとります[69]．末梢血管の拡張や血管透過性の亢進によって右房圧は低下し，補液が必要になります．穿刺部・カテーテル刺入部の出血によって輸血を行うこともあるでしょう．

　基本的に循環血漿量が低下していくとPCPSが脱血不良になりますので，回路が震え，補助流量が低下します．脱血管の位置が問題なければ，循環血漿量の低下を疑いますので，補液・輸血を行うことは間違いではありません．しかしPCPSで循環補助を行っている時は良いのですが，離脱したら自己心のみで循環

を維持しなければなりません．大量に投与した補液はいつか回収しないといけないわけです．必要な補液はしっかりしなければなりませんが，必要以上に大量補液をする必要は全くありません．

　その場合，PCPS管理中であっても，右房圧は非常に参考になります．脱血不良になった時の右房圧を覚えておき，それ以下にならないように管理をします．経験的に左心系の疾患であれば右房圧は5～10 mmHg程度で十分にPCPS回路が維持できます．もし右房圧が高値にもかかわらず脱血不良が続くならば，再度脱血管の位置の確認は必要でしょうし，ひょっとすると心タンポナーデになっているかもしれません．PCPS中の心タンポナーデの診断は非常に難しいのですが，心嚢液貯留を認め，右房圧が高値でないとPCPS回路が維持できない場合は心タンポナーデを疑いましょう．

> **Point**
> - PCPSの脱血不良が起こらない程度に右房圧を維持できていればよい．
> - 左心系の疾患であれば右房圧は5～10 mmHg程度で十分にPCPS回路が維持できる．
> - 右房圧が高値にもかかわらず脱血不良が続く場合は心タンポナーデを鑑別．

25　PCPS管理中に強心薬は必要？

　PCPS管理中の動いていない心臓に強心薬は必要ですか？　という質問もよく受けます．エビデンスは当然ありませんが，筆者の中では経験的にある程度答えが出ています．

　まずはPCPS導入前に強心薬が投与されていたかどうか，について考えたいと思います．例えば心原性ショックに対して薬物療法，IABPで加療している場合は，ドブタミンが徐々に高用量になっていき，IABPを投入しても循環が維持できなくなって最終的にPCPSに至るでしょうが，直前でひょっとしたらノルアドレナリンやドパミンなども投与されているかもしれません．心停止させないように急変時，急変直前は大量の薬剤が入ってしまうのはある程度しかたのないこと

だと思います．しかしPCPSが導入され，しっかり回路が維持できている時は，強心薬・昇圧薬はゼロでもよいのです．カテコラミンがないことは自己心の回復には潜在的なメリットがあると考えられますので，この状況でもう一度薬剤の整理を行って，必要のない薬剤は減量・中止してシンプルな管理に切り替えましょう．

　強心薬を完全に中止するか減量してある程度は投与しておくか，それは自己心の病態によって判断します．例えば，Brugada症候群のVFによる心停止の場合，特に若年者の場合はVFになる前の左室機能はまず良好なはずです．心停止による一時的な心機能低下から脱却すればPCPSは確実に抜去でき，その後も心不全管理に難渋することはまずないでしょう．このようなケースでは筆者はPCPS管理中も強心薬は投与しません．第2病日以降にはPCPSを離脱する可能性が高いため，貧血の是正や循環血漿量の調整など抜去の準備を第1病日から行います．

　しかし，左冠動脈主幹部が責任病変の急性心筋梗塞の心停止の場合，primary PCIを行ってもPCPSを導入した第1病日ではほとんど自己心は動きません．筆者はこの時点では強心薬は投与していません．投与してもほとんど心収縮能が変わらないからです．そうであれば，カテコラミンなしの状態の方が潜在的なメリットがあると考えています．「心臓を休める」という感覚的なもので，エビデンスはありません．このような患者は早期再灌流が達成できていてもCKピーク値は10000 IU/Lを超えるような大きな梗塞サイズになるため，今後の心不全管理が難渋する可能性が高いことが容易に予想されます．少なくともPCPS抜去後にはIABP管理とドブタミンの投与はほぼ必須と考えられるため，自己心が回復する兆しがみえてくる第2〜3病日からドブタミンを3〜5γを目安に使用しています．

　このように，患者の病態から推測する臨床経過予測に基づいて，強心薬を使用します．また，カテコラミン投与を行わない潜在的なメリットがある一方で，極度の低心機能状態の患者，特にLVDdが100 mm近い低心機能患者や，劇症型心筋炎などでは左室収縮がなく，大動脈弁の開放がほぼ認められないこともあります．その場合，上行大動脈基部に血栓ができる場合があります．自己心が動き出した瞬間にその上行大動脈基部の血栓は全身にばらまかれることになりますので，緊急の手術を検討する必要があります．そのため，全く大動脈弁が解放せず

に数日経過するような状況でも，ドブタミンを使用して大動脈弁を少しでも解放させて血栓形成を避ける，ということも経験的に行っています．

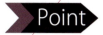
- PCPS 管理中は患者の病態から推測する臨床経過予測に基づいて，強心薬を使用する．
- 大動脈弁の開放がほぼ認められない患者は上行大動脈基部に血栓ができる場合がある．

26　PCPS 管理中に血管拡張薬は必要？

　心原性ショックの患者の中には，IABP や PCPS を導入すると血圧が大幅に上昇する患者がいます．循環補助が非常に効いていると判断してよいのですが，例えば収縮期血圧が 160 mmHg 以上になることもあり，このような場合では筆者は血管拡張薬を使っています．自己心の後負荷となって自己心の負荷軽減（アンローディング）が不十分になる可能性があるからです．

　もちろん，自己心の回復が十分であれば PCPS を抜去すればよいのですが，先ほどの自己心回復の指標が十分でなければ，PCPS 抜去とともに血圧が著しく低下し，再び心原性ショックに陥ります．収縮期血圧は心拍出量と末梢血管抵抗で規定されていることを思い出してください（p.4 図表 1-3）．PCPS 管理中の血圧の上昇は，自己心が回復していなくても起こります．

　自己心の回復が不十分，もしくは回復しても低心機能のままの患者は，PCPS のウィーニング過程で，もしくは PCPS を抜去した時は循環補助がなくなるため，再び血圧が低下します．その際に高用量の血管拡張薬を投与したままだと血圧が急激に低下してしまいます．ですから，PCPS 管理中に血管拡張薬を使用する場合は半減期の短い硝酸薬を使用しています．カルペリチドは硝酸薬に比して半減期が長く，また効果発現も遅いため，PCPS 管理中の使用には適しません．筆者は PCPS 離脱時には血管拡張薬は中止し，離脱後の血行動態をみながら必要なら再開しています．

> **Point**
> - PCPS 管理中に血圧が上昇する患者には血管拡張薬を使用することは妥当.
> - 自己心・ポンプともに後負荷になり得るためである.
> - しかし抜去時には自己心の回復が十分でなければ血圧は急激に低下するため,抜去時にはいったん中止する.

27 PCPS 管理中に人工呼吸器・IABP は必須？

　人工呼吸器は呼吸補助を行う装置ですが,人工呼吸器管理が血行動態に与える影響は,① 呼気終末陽圧(positive end expiratory pressure: PEEP)による肺動脈楔入圧の低下による心拍出量増大,② 鎮静・呼吸努力抑制による酸素需要量低下があります.① は非侵襲的陽圧換気(noninvasive positive pressure ventilation: NPPV)による呼吸管理でも効果を発揮することができますが,② に関して,十分に鎮静を行う場合は原則気管挿管と人工呼吸器管理が必要です.しかし ② の血行動態への影響は非常に大きく効果的です.特に肺動脈楔入圧が高い病態では呼吸困難感も強く,また頻呼吸による呼吸努力もあるため,鎮静による人工呼吸器管理は循環管理においても重要な治療選択肢の一つです.

　では,PCPS 管理中,人工呼吸器管理は必須でしょうか？　人工呼吸器管理は必ずしも必要ではなく,覚醒したまま PCPS を挿入することもあります.PCPS 管理中はバイパスをしているので,自己心の拍出がほとんどなく PCPS の逆行性血流によって肺うっ血を引き起こしていない限り,呼吸状態は保たれています.ですからうまく PCPS で管理しているならば食事をすることも可能です.

　しかし実際は多くの場合,気管挿管と人工呼吸器管理を行っていることが多く,それはやはり PEEP と鎮静が循環動態に与えるメリットも大きいからです.PCPS 導入後に例えば心臓移植など次の重要な選択を迫られる状況にあり,患者本人に病状説明と意思確認をしたい時などは PCPS のみでひとまず血行動態を落ち着かせた上でインフォームドコンセントを行い,その後挿管することもあります.

PCPSにIABPを併用することは必須でしょうか？　このことについては実はまだわかっていません．PCPSのポンプは定常流であり，拡張期や収縮期の区別なく大腿動脈から逆行性血流が送られてきます．IABPは心収縮と同期するので，PCPSとIABPを併用すると，PCPSの定常流はIABPの拡張期には下行大動脈で止められてしまいます．一方，拡張したIABPの上流（近位部では）IABPの効果で拍動流になっていると考えられます．IABPが収縮するとPCPSの逆行性定常流は自己心の血流とぶつかることになります（図表7-50）．このIABPの拡張・収縮によるPCPSの定常流の変化が血行動態にメリットがあるのか，デメリットがあるのか，よくわかっていません．

　ブタの動物実験で，PCPSとIABPを併用した時の頸動脈血流速度と冠動脈血流速度，冠動脈灌流圧を評価した研究[70]があります．この研究ではブタを心停止させ，その後PCPSを導入します．PCPSは大腿-大腿（FF）のバイパスと大腿-鎖骨下（FS）のバイパスを行っており，それにIABPを追加した場合の頸動脈血流速度と冠動脈血流速度を評価しました（図表7-51）．IABPの併用によって頸動脈血流速度は保持されますが，冠動脈血流速度は有意に低下する結果となりました．

　IABPの併用はこのようにまだ結論が出ていませんが，PCPS離脱後にIABPが必要な症例はあらかじめIABPも併用しておくことが多いです．わが国では多くの施設でPCPSとIABPの併用が行われているのが現状です．

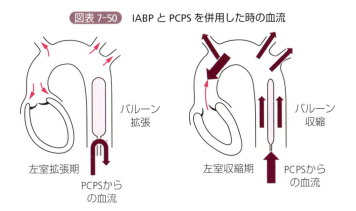

図表 7-50　IABPとPCPSを併用した時の血流

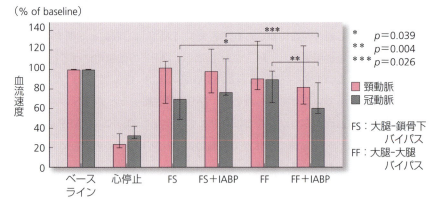

図表 7-51　PCPS に IABP を併用（Crit Care. 2012; 16: R50[70]より作成）

> **Point**
> - 人工呼吸器管理は PEEP による肺動脈楔入圧の低下による心拍出量増大，鎮静・呼吸努力抑制による酸素需要量低下が期待できる．
> - PCPS 管理に人工呼吸器管理は必須ではないが，多くの場合で必要なことが多い．
> - PCPS 管理中の IABP 併用のメリットはよくわかっていない．PCPS 離脱時に IABP が必要な症例は併用しているのが現状．

28　PCPS の合併症・トラブル

　前述の通り，PCPS の合併症・トラブルについては，カテーテル関連の合併症は IABP と同じ内容になります．カテーテル径が大きい分，合併症の発生は高率になります．

　日本経皮的心肺補助研究会がわが国の 586 施設に実施したアンケート集計では，2013〜2015 年の 3 年間で 7697 例の PCPS が施行されており，救命率は 2013 年 45.2％，2014 年 43.0％，2015 年 44.6％でした．合併症は手技に関連したものが 1533 例（19.9％），出血が 544 例（7.1％），血栓塞栓症が 104 例（1.4％）でした．

手技関連は刺入部出血が883例（11.5％），下肢虚血が458例（6.0％），血管損傷が122例（1.6％）でした．出血に関しては呼吸器系が最多で248例（3.2％），消化管が208例（2.7％），脳が88例（1.1％）でした．血栓塞栓症は脳が最多で70例，四肢が19例，腹部臓器が15例でした．これらアンケート結果は日本経皮的心肺補助研究会のホームページ（http://www2.convention.co.jp/pcps/index.html）で見ることができます．

　PCPS機器のトラブルに関しては，回路内への空気流入，ポンプ停止，ガス供給停止，人工肺劣化，ウェットラング，血漿リークなどがあります．

　PCPSの回路は閉鎖回路であり，脱血管側の回路は陰圧になっています．接続部から空気を引き込む恐れがあり，ポンプで空気は細かく砕かれしまうと人工肺でトラップされずに送血管を介して全身に送られ，空気塞栓を発症する可能性があります．脱血管の側枝からの補液などの接続や送血管からの採血は可能な限り行わないことが重要です．

　ポンプ停止は循環補助を行っている患者には致死的になり得ます．補助流量がゼロになるだけではなく，自己心の血流によって送血管は逆流し，送血管−脱血管の大きなシャントとなるため，血行動態が悪化するからです．電源・コードの接続外れ，ポンプヘッドの脱落，バッテリー劣化などが原因として考えられます．もしポンプが停止した時は，シャントによる血行動態の悪化を防ぐために回路を鉗子でクランプするしかありません．まず回路の逆流が起こらないようにした上で，ハンドクランク（図表7-52）をポンプヘッドに取り付け，手動でポンプを回転させ，その間に原因を同定し対処を行います．ハンドクランクは緊急時にすぐに使えるように，必ずPCPSの駆動装置に取り付けてあります．

　PCPS管理中はヘパリンでの抗凝固療法が必要であり，ACTを150〜200sで管理します．回路はヘパリンコーティングされているため，ACTはこの程度の管理で十分ですが，特に低補助流量では回路内が易血栓性となるため注意

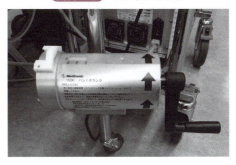

図表7-52　ハンドクランク

が必要です．またヘパリン減少性血小板減少症が疑われる時は回路をヘパリンコーティングされていないものを選択しますが，この場合はさらに血栓形成しやすいため ACT は 250 s 前後と高い範囲でコントロールします．

またカテーテルが留置されている患者全般に共通する管理上の注意点として，カテーテルシースの中にガイドワイヤを通して，そのガイドワイヤがシースより先端に出ている状態（ガイドワイヤが先行している状態）でない限り，カテーテルを押し込んではいけません．カテーテルの先端で血管壁を損傷し，解離や穿孔を起こす可能性があるからです．この注意点は，PCPS の時はさらに重要になります．特に送血管については 200 mmHg 前後の圧で血液が送血されているので，血管壁にあたった場合は容易に大動脈の解離や穿孔を起こし，致死的となります．大腿動脈に留置した送血管が何かの拍子に少し引けてしまったとしても，絶対にそのカニューレを押し込んではいけません．

その他，脱血管と送血管の色で判断できるトラブルシューティングがあるので紹介しておきます．送血管は人工肺を経由した後の血液が流れるため，鮮紅色です．脱血管は酸素化される前の血液ですので，送血管より黒みを帯びた暗褐色をしています．高度の循環不全や心停止時間が長い状態で PCPS を駆動すると，最初脱血管の色が非常に黒くなっています．PCPS を管理したことのない読者の方でも，心停止時間が長い心肺蘇生中の患者から採血をしたときの色を見たことがある方は多いと思います．回路がそのように黒い色になった時に，どの管が黒いのかである程度原因が判断できます（図表 7-53）．脱血管のみが黒い場合はガス交換自体には問題ないため，流れてる血液量の問題が考えられます．脱血管・送血管ともに黒い場合は回路のガス交換能に問題があります．

図表 7-53 脱血管・送血管の色でみるトラブルシューティング

黒くなった管は？	原因
脱血管のみ	補助流量不足
脱血管・送血管両方	人工肺劣化 ガス交換トラブル

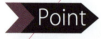
- PCPS 機器のトラブルは，回路内への空気流入，ポンプ停止，ガス供給停止，人工肺劣化，ウェットラング，血漿リークなどがある．

29　PCPS の離脱：ウィーニング（国循編）

　PCPS 管理のポイントは，① PCPS の適応となった病態の原因除去ができているか，② PCPS の効果が発揮されているか，③ PCPS の合併症・トラブルが起こっていないか，の 3 点であると説明しました（p. 245 図表 7-42）．① と ② の条件がクリアされなければ抜去の可能性は低く，③ があると PCPS 管理継続が困難になります（図表 7-54）．

　PCPS の補助流量が必要以上に大きいと左室の後負荷となってしまうため，補助循環に最も期待されるべき心負荷軽減（アンローディング）ができないことに度々触れてきました．PCPS は送血管から逆行性に血流を送ることで循環補助するため，左室のアンローディングが十分にできないところが最大の欠点です．そのため，PCPS は循環不全・臓器障害が出現しない最低限の流量で維持管理を行います．そしてウィーニング・離脱が可能か，評価していくのです．ここでは，ウィーニングが可能かどうか，またそのウィーニング手順を説明したいと思います．① については IABP と同様のため，ここでは割愛し，② PCPS の効果が発揮されているか，について話をしましょう．

　自己心の回復の各指標についてはすでに説明しました．これらの指標が改善の兆しをみせてきたら，PCPS の補助流量を 0.5 L/min 程度減量してみます．PCPS 補助流量の減少による血行動態の変化を考えてみたいと思います．右房脱

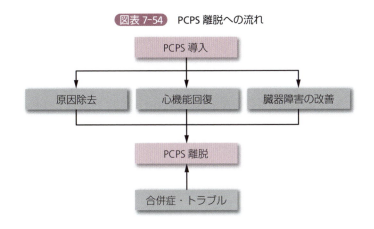

図表 7-54　PCPS 離脱への流れ

血，大腿動脈送血を行っているため，補助流量を減らせば大腿動脈から送血される逆行性血流も減少するため，左室の後負荷は軽減します．一方で右房脱血量も減るため，右房圧は上昇する方向に働きます．右心機能に問題なければ右房圧は上昇しないことも多いですが，右室機能低下例では右室のアンローディングがなくなるため，右房圧が急激に上昇したり，右室拡大によって左室を圧排したりすることがあります．

　PCPS補助流量の減少によって左室後負荷が軽減されると，自己心の1回拍出量は増大します．したがって，補助流量の減量後に自己心の回復指標が改善します．LVETc，VTIは1回拍出量と相関するため，増大します．心係数やSvO_2も上昇し，橈骨動脈PaO_2から推測するmixing zoneも遠位へ移動し，呼吸状態にかなり影響は受けますが$ETCO_2$も上昇します．このような変化がみられたら，次は臓器障害の再燃がないか確認します．IABPのウィーニングの際も同様ですが，肝機能，腎機能など生化学検査データは経時的な変化を追うには鋭敏ではないため，血液ガス分析，SvO_2，尿量などが中心になります．1回拍出量の指標のさらなる改善と臓器障害の出現のないことの確認をもって，ウィーニングは成功と言えます．

　もし自己心の回復が不十分であれば，後負荷が軽減しても1回拍出量は増大しません．補助流量の減量過程で肺動脈楔入圧が上昇したり，体血圧が低下したりします．この場合はウィーニング失敗です．まだ自己心の回復まで時間を要するか，強心薬で心収縮力を増大させるかいずれかが必要になります．PCPS管理中は脱血不良にならないために右房圧が高めに設定されている可能性もありますが，PCPS抜去後はその心臓に適した右房圧に調整しなければなりません．右房圧の推移をみながら，利尿薬や持続的血液透析による右房圧調整が必要になる可能性もあります．

　このようにウィーニングの際は補助流量を0.5 L/min下げ，その度に1回拍出量の指標と臓器障害の指標を評価し，問題が生じなければさらに0.5 L/minずつ下げる，という手順を踏んでいきます（図表7-55）．最終的にポンプの回転数を2000 rpmまで下げてきます．筆者の施設（国循）では2000 rpm以下の回転数での持続的な管理は行っておらず，これは自己心から駆出される血液によって送血管へ逆流が起こり，送血管-脱血管のシャントが起こること，また低流量のため易

図表 7-55　PCPS ウィーニングプロトコール

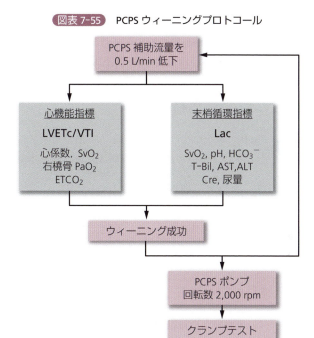

血栓性・溶血が起こることが考えられるからです．

　ポンプの回転数が 2000 rpm になった時点で医師，看護師，臨床工学技士が集合し，ACT が十分に延長していることを確認した上で，クランプテストを行います．クランプ鉗子で完全に血流と途絶させてもよいですが，クランプ鉗子の噛む程度によって補助流量を微調整することもできます．いずれにしても短時間の管理にすませるべきです．また鉗子でチューブを破損させたりクランプ下部分に血栓ができたりしないように，熟練した臨床工学技士や医師と一緒に行いましょう．短時間のみの評価のため，血行動態の急性変化しか評価できませんが，このクランプテストの感触で離脱可能かどうかの最終判断を行います．

　筆者の施設（国循）での 54 例の検討[71]では，補助流量 1.5〜2.0 L/min での PCPS 離脱を予測する LVETc はカットオフ値 208 ms，感度 100％，特異度 67％，また VTI のカットオフ値は 9.4 cm，感度 77％，特異度 81％，肺動脈楔入圧のカットオフ値は 15.0 cm，感度 75％，特異度 50％でした．この指標を離脱の目安にし

ていただければと思います．

　また，どうしてももう少し補助流量を減らして管理したい，という時は回路内に分岐ラインが余っている場合は送血管-脱血管のシャント作成を行います．明確な補助流量はわかりませんが，200 mL/分前後のウィーニングは可能で，補助流量設定を落とさずにウィーニングができます．

> **Point**
> - PCPS ウィーニングは補助流量を 0.5 L/min 下げ，自己心指標と臓器障害の指標を評価．問題が生じなければさらに 0.5 L/min 下げる．
> - ポンプの回転数が 2000 rpm になった時点でクランプテストを行う．

30　PCPS の離脱：ウィーニング（海外編）

　2011 年にフランスの単施設から報告された PCPS 患者の離脱指標の検証では，51 例（男性：34 例，年齢 54±14 歳）の難治性心原性ショックに対して PCPS を導入された患者を対象としました．この研究ではウィーニングテスト（図表 7-56）を行っており，平均血圧が 60 mmHg 以上，昇圧薬は投与していないか少量のみ，少なくとも 24 時間は脈圧のある大動脈波形が確認できている，自己肺の酸素化は問題ない，という状態の患者に対して，10～15 分間補助流量を 66％低下させ，その後 10～15 分間さらに 33％低下させるか，もしくは補助流量 1.0～1.5 L/min まで低下させるプロトコールを設定しました．もし平均血圧が 60 mmHg を下回った場合は PCPS の補助流量を 100％まで戻すという作業をしています．このウィーニングテストに合格し，LVEF 20～25％以上，VTI が 10 cm を超える場合は，10～15 分間のクランプテストで完全に回路を遮断した状態で血行動態の悪化がなければ PCPS を抜去しています．この研究では 38 例がウィーニングに成功，13 例はウィーニングが不可もしくは不成功でした．38 例のうち 20 例が抜去に成功，13 例は LVEF＜20％または VTI＜10 cm のため抜去に至りませんでした（6 例：補助人工心臓，4 例：心臓移植，3 例：死亡）．5 例は LVEF＞25％，VTI＞10 cm の基準を満たしましたが早期に死亡しています（4 例：脳死，1 例：多臓器不

図表 7-56　Aissaoui らによる PCPS のウィーイングテスト
(Intensive Care Med. 2011; 37: 1738-45[67]より作成)

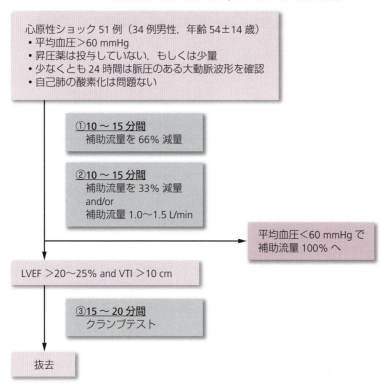

全）．このウィーニングテストに合格し，抜去が成功した 20 例と抜去できなかった 13 例の臨床所見を比較すると，図表 7-57 となりました．やはり心拍数や脈圧にも大きな差が出ています．VTI は 16 cm もあればまず問題なく抜去できるはずです．補助流量を 66％→33％→最小 (1.0～1.5 L/min) と漸減していく過程で，左室の後負荷が軽減していく過程で 1 回拍出量は増大し，その結果 VTI や LVEF，脈圧は増大していきますが，離脱ができなかった症例はその伸び幅が小さいか，むしろ下がっていくことがわかります（図表 7-58）．

　この論文の著者である Aissaoui らは 2015 年にも PCPS のウィーニングについての考え方をまとめています（図表 7-59）[68]．まず Step 1 で心不全の病因・原

図表 7-57 PCSの離脱成功・不成功の比較
(Intensive Care Med. 2011; 37: 1738-45[67]より作成)

臨床所見	離脱	非離脱
PCPS 管理日数（平均）	7±4	11±7
PCPS 管理日数（中央値）	6 (3-8)	7 (5-17)
脈圧（mmHg）	52±12	39±15
心拍数	95±16	115±19
VTI	16.4±3.6	8.5±2.3
LVEF	37±11	10±7

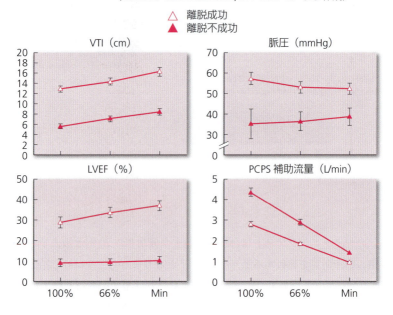

図表 7-58 PCPS ウィーニング時の推移
(Intensive Care Med. 2011; 37: 1738-45[67]より作成)

因が解決していることを確認し，Step 2 では血行動態の安定を確認します．少なくとも 24 時間はしっかりした脈圧が確認されること，少量のカテコラミンのみで平均血圧が 60 mmHg を維持できることを重要視しています．Step 3 では肺障害が重篤でないことをチェックします．PCPS の酸素濃度を 21％に設定し，P/F

図表 7-59 Aissaoui らによる PCPS の考え方
（Intensice Care Med. 2015; 41: 902-5[68] より作成）

- **Step1** 心不全の病因・原因が解決している
- **Step2** 血行動態が安定している
  - 少なくとも 24 時間はしっかりした脈圧が確認される
  - カテコラミンなし，または少量投与で平均血圧＞60 mmHg を維持できる
- **Step3** 肺障害が重篤でない
  - PCPS の酸素濃度を 21％ に設定し，P/F 比が 100 mmHg 以下の場合は PCPS（VA-ECMO）から VV-ECMO へ切り替えを検討
- **Step4** ウィーニングテスト
  - 血行動態指標とエコー所見で評価する

LVEF ≥20〜25％，VTI ≥12 cm を満たせば離脱考慮

比が 100 mmHg 以下の場合は PCPS（VA-ECMO）から VV-ECMO への切り替えを検討します．Step4 では前述のウィーニングテスト（図表 7-56）を行い，その判断ではエコー所見が重要であるとしています．この手順を踏んだのち，PCPS の補助流量を 1.0〜1.5 L/min とした状態で LVEF＞20〜25％，VTI≥12 cm であれば PCPS 抜去を考慮します．2011 年の論文報告では VTI を 10 cm，2015 年の報告では VTI を 12 cm としていますが，筆者の経験では VTI は 10 cm もあれば十分だと思います．

- 補助流量 1.0〜1.5 L/min まで低下させ，LVEF 20〜25％以上，VTI が 10 cm を超える場合は，クランプテストを行うプロトコールの報告がある．

31　PCPSの離脱：抜去

　ウィーニングを経て，いよいよ離脱です．筆者は送血管が13.5 Frや15 Frの場合は用手圧迫で止血しますが，それより大きい径のカテーテルの場合は外科的抜去を行っています．

　外科医がカットダウンしてカテーテルに到達するまでの時間は，体外回路を外し，チューブで脱血・送血カニューレを繋いで閉鎖回路にしています（図表7-60）．もしこの時点で急変すればこの閉鎖回路のチューブを外してすぐにPCPS駆動が可能です．Aissaouiらのクランプテストと同等のことをしているわけです．

　残念ながら，カニューレ抜去後1日を持たずして再度心停止・心原性ショックに陥る症例もあります．多くの場合は出血性合併症の存在によって早期離脱を行わざるを得なかった症例や低心機能の難治性致死性不整脈など，心機能回復や原因除去が不十分だった症例です．再度PCPS導入による時間稼ぎで予後の改善が図ることができる症例は2回目のPCPS導入を行いますが，適応のない場合は，

図表7-60　離脱時の工夫（閉鎖回路作成）

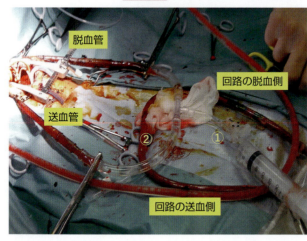

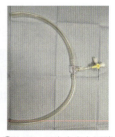

①ルアーコネクタと回路

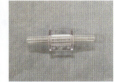

②コネクタ

1．血流停止後に送脱血カニューレコネクタ部の回路を切断
2．送脱血カニューレのコネクタと①を接続して，側枝からヘパリン生食を置換
3．切断した送脱血回路を②のコネクタと接続してシステムを循環

1回目のPCPS離脱の前に今後の方針について，十分にインフォームドコンセントを行っておく必要があります．

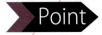
- 大きい径のカテーテルの場合は外科的抜去を行う．
- クランプテストの代わりに，脱血管と送血管を再度閉鎖回路にする方法もある．

32 自己心が回復したにもかかわらず PCPS が抜去できない時

さて，ここまでで PCPS の導入から抜去まで学んできましたが，このように順調に回復してくれる症例ばかりではなく，うまくいかない症例もたくさん経験します．

自己心の回復がない限り PCPS の抜去は非常に厳しいものとなりますが，明らかに自己心が回復していると思われるのに体血圧が低くて抜去できないことがあります．明らかに LVETc も VTI も高値となっており，他の自己心の回復指標も全てクリアできている場合は，その体血圧の低値は心拍出量低下が問題ではなく，末梢血管抵抗低下が原因の可能性があります．

まずは敗血症を考えます．PCPS 管理中は熱交換器を使用していることもあり発熱しないことも多く，また様々な侵襲が加わることで炎症反応は上昇しているでしょう．正直，PCPS 管理中の敗血症の診断は難しいですが，このような血行動態が確認された時は抗菌薬を投与せざるを得ないのが現状でしょう．

しかし，末梢血管抵抗が低下するのは敗血症だけではありません．この状況ではぜひ 3 つのことを知っていただきたいと思います．1 つ目は，心原性ショックは必ずしも末梢血管抵抗は低下しているとは限らないこと，2 つ目は，心停止後症候群（PCAS）でも末梢血管抵抗が低下することが知られていること，3 つ目は，人工心肺や PCPS の挿入という機械的刺激により高サイトカイン血症となり末梢血管抵抗低下が起こりうること，です．

心原性ショックでは通常末梢血管は収縮しますが，SHOCK 試験[72]の解析で興味深いデータがあります．心原性ショックを合併した急性心筋梗塞患者の急性期の LVEF は早期再灌流療法群で 29.1±10.6％，薬物療法群で 32.5±13.9％であ

図表 7-61　OHCA，敗血症，健常人の入院時のサイトカイン血中濃度

(Circulation. 2002; 106: 562-68[69]より作成)

サイトカイン・受容体	OHCA (n=61)	敗血症 (n=5)	健常人 (n=7)
TNF-α	16 (0-30)	16 (0-46)	0 (0-0) *
sTNFR Ⅱ	5714 (3629-8350)	4000 (7021-12656)	1458 (1589-3617) ‡
IL-1ra	13972 (1947-40319)	72897 (657-94884)	46 (0-111) ‡
IL-6	177 (53-355)	406 (390-4901) *	0 (0-0) ‡
IL-8	67 (22-183)	399 (76-529)	0 (0-0) ‡
IL-10	122 (41-250)	199 (160-1003)	0 (0-0) ‡
RANTES	7035 (3892-20369)	2021 (583-2184) †	11957 (9527-12817)

*$p<0.05$, †$p<0.01$, ‡$p<0.001$

り，必ずしもショックになった症例のLVEFが極端に低いわけではないことが知られています．さらに体血管抵抗は症例によって様々で，昇圧剤を使用しても体血管抵抗が上昇しない症例も決して少なくないことがわかっています[73]．

PCASは心停止・ROSCによって引き起こされる全身臓器の虚血・再灌流障害が全身の炎症性サイトカインを惹起することが知られており，敗血症類似病態という意味でsepsis-like syndromeと呼ばれています．実際，OHCA患者と健常人，重症敗血症患者のサイトカインを比較すると，OHCA患者は敗血症ほど高値でありませんが，高サイトカイン血症をきたしていることは間違いないようです（図表 7-61）[69]．

また集学的治療の領域においても，末梢血管抵抗が低下しているショックが必ずしも敗血症ではないことがわかっており，その鑑別に人工心肺使用時が挙げられます[74]．

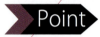

- 自己心の指標が明らかに改善しているにもかかわらず体血圧が低下する場合，末梢血管抵抗低下を考える．
- 心原性ショック，PCAS，PCPS自体でも末梢血管抵抗低下が起こりうる．

文献

1) Sasson C, Rogers MA, Dahl J, Kellermann AL. Predictors of survival from out-of-hospital cardiac arrest: a systematic review and meta-analysis. Circ Cardiovasc Qual Outcomes. 2010; 3: 63-81.
2) Neumar RW, Shuster M, Callaway CW, Gent LM, Atkins DL, Bhanji F, et al. Part 1: Executive Summary: 2015 American Heart Association Guidelines Update for Cardiopulmonary Resuscitation and Emergency Cardiovascular Care. Circulation. 2015; 132: S315-67.
3) Nadkarni VM, Larkin GL, Peberdy MA, Carey SM, Kaye W, Mancini ME, et al. First documented rhythm and clinical outcome from in-hospital cardiac arrest among children and adults. JAMA. 2006; 295: 50-7.
4) Chen YS, Lin JW, Yu HY, Ko WJ, Jerng JS, Chang WT, et al. Cardiopulmonary resuscitation with assisted extracorporeal life-support versus conventional cardiopulmonary resuscitation in adults with in-hospital cardiac arrest: an observational study and propensity analysis. Lancet. 2008; 372: 554-61.
5) Shin TG, Choi JH, Jo IJ, Sim MS, Song HG, Jeong YK, et al. Extracorporeal cardiopulmonary resuscitation in patients with inhospital cardiac arrest: A comparison with conventional cardiopulmonary resuscitation. Crit Care Med. 2011; 39: 1-7.
6) Lin JW, Wang MJ, Yu HY, Wang CH, Chang WT, Jerng JS, et al. Comparing the survival between extracorporeal rescue and conventional resuscitation in adult in-hospital cardiac arrests: propensity analysis of three-year data. Resuscitation. 2010; 81: 796-803.
7) Maekawa K, Tanno K, Hase M, Mori K, Asai Y. Extracorporeal cardiopulmonary resuscitation for patients with out-of-hospital cardiac arrest of cardiac origin: a propensity-matched study and predictor analysis. Crit Care Med. 2013; 41: 1186-96.
8) Sakamoto T, Morimura N, Nagao K, Asai Y, Yokota H, Nara S, et al. Extracorporeal cardiopulmonary resuscitation versus conventional cardiopulmonary resuscitation in adults with out-of-hospital cardiac arrest: a prospective observational study. Resuscitation. 2014; 85: 762-8.
9) Link MS, Berkow LC, Kudenchuk PJ, Halperin HR, Hess EP, Moitra VK, et al. Part 7: Adult Advanced Cardiovascular Life Support: 2015 American Heart Association Guidelines Update for Cardiopulmonary Resuscitation and Emergency Cardiovascular Care. Circulation. 2015; 132: S444-64.
10) Ibanez B, James S, Agewall S, Antunes MJ, Bucciarelli-Ducci C, Bueno H, et al. 2017 ESC Guidelines for the management of acute myocardial infarction in patients presenting with ST-segment elevation: The Task Force for the management of acute myocardial infarction in patients presenting with ST-segment elevation of the European Society of Cardiology (ESC). Eur Heart J. 2018; 39: 119-77.
11) Roffi M, Patrono C, Collet JP, Mueller C, Valgimigli M, Andreotti F, et al. 2015

ESC Guidelines for the management of acute coronary syndromes in patients presenting without persistent ST-segment elevation: Task Force for the Management of Acute Coronary Syndromes in Patients Presenting without Persistent ST-Segment Elevation of the European Society of Cardiology (ESC). Eur Heart J. 2016; 37: 267-315.
12) Ponikowski P, Voors AA, Anker SD, Bueno H, Cleland JG, Coats AJ, et al. 2016 ESC Guidelines for the diagnosis and treatment of acute and chronic heart failure: The Task Force for the diagnosis and treatment of acute and chronic heart failure of the European Society of Cardiology (ESC) Developed with the special contribution of the Heart Failure Association (HFA) of the ESC. Eur Heart J. 2016; 37: 2129-200.
13) Schmidt M, Burrell A, Roberts L, Bailey M, Sheldrake J, Rycus PT, et al. Predicting survival after ECMO for refractory cardiogenic shock: the survival after veno-arterial-ECMO (SAVE)-score. Eur Heart J. 2015; 36: 2246-56.
14) Connick M, Berg RA. Femoral venous pulsations during open-chest cardiac massage. Ann Emerg Med. 1994; 24: 1176-9.
15) Kim EY, Yang HJ, Sung YM, Cho SH, Kim JH, Kim HS, et al. Multidetector CT findings of skeletal chest injuries secondary to cardiopulmonary resuscitation. Resuscitation. 2011; 82: 1285-8.
16) Kim MJ, Park YS, Kim SW, Yoon YS, Lee KR, Lim TH, et al. Chest injury following cardiopulmonary resuscitation: a prospective computed tomography evaluation. Resuscitation. 2013; 84: 361-4.
17) Kawakami S, Noguchi T, Doi T, Tahara Y, Sanda Y, Fukuda T, et al. Internal Mammary Artery Injury Related to Chest Compressions in a Patient with Post-cardiac Arrest Syndrome. Intern Med. 2016; 55: 1299-303.
18) Nishida N, Chiba T, Ohtani M, Ikeda N, Katayama Y, Yoshioka N. Relationship between cardiopulmonary resuscitation and injuries of the cardiac conduction system: pathological features and pathogenesis of such injuries. Crit Care Med. 2006; 34: 363-7.
19) Richards JR, McGahan JP. Focused Assessment with Sonography in Trauma (FAST) in 2017: What Radiologists Can Learn. Radiology. 2017; 283: 30-48.
20) Stub D, Bernard S, Duffy SJ, Kaye DM. Post cardiac arrest syndrome: a review of therapeutic strategies. Circulation. 2011; 123: 1428-35.
21) Callaway CW, Donnino MW, Fink EL, Geocadin RG, Golan E, Kern KB, et al. Part 8: Post-Cardiac Arrest Care: 2015 American Heart Association Guidelines Update for Cardiopulmonary Resuscitation and Emergency Cardiovascular Care. Circulation. 2015; 132: S465-82.
22) Roberts BW, Kilgannon JH, Chansky ME, Mittal N, Wooden J, Trzeciak S. Association between postresuscitation partial pressure of arterial carbon dioxide and neurological outcome in patients with post-cardiac arrest syndrome. Circulation. 2013; 127: 2107-13.
23) Lee BK, Jeung KW, Lee HY, Lee SJ, Jung YH, Lee WK, et al. Association between

mean arterial blood gas tension and outcome in cardiac arrest patients treated with therapeutic hypothermia. Am J Emerg Med. 2014; 32: 55-60.
24) Schneider AG, Eastwood GM, Bellomo R, Bailey M, Lipcsey M, Pilcher D, et al. Arterial carbon dioxide tension and outcome in patients admitted to the intensive care unit after cardiac arrest. Resuscitation. 2013; 84: 927-34.
25) Vaahersalo J, Bendel S, Reinikainen M, Kurola J, Tiainen M, Raj R, et al. Arterial blood gas tensions after resuscitation from out-of-hospital cardiac arrest: associations with long-term neurologic outcome. Crit Care Med. 2014; 42: 1463-70.
26) Janz DR, Hollenbeck RD, Pollock JS, McPherson JA, Rice TW. Hyperoxia is associated with increased mortality in patients treated with mild therapeutic hypothermia after sudden cardiac arrest. Crit Care Med. 2012; 40: 3135-9.
27) Kilgannon JH, Jones AE, Shapiro NI, Angelos MG, Milcarek B, Hunter K, et al. Association between arterial hyperoxia following resuscitation from cardiac arrest and in-hospital mortality. JAMA. 2010; 303: 2165-71.
28) Elmer J, Scutella M, Pullalarevu R, Wang B, Vaghasia N, Trzeciak S, et al. The association between hyperoxia and patient outcomes after cardiac arrest: analysis of a high-resolution database. Intensive Care Med. 2015; 41: 49-57.
29) American Diabetes Association. 14. Diabetes Care in the Hospital. Diabetes Care. 2017; 40: S120-7.
30) Qaseem A, Humphrey LL, Chou R, Snow V, Shekelle P, Clinical Guidelines Committee of the American College of P. Use of intensive insulin therapy for the management of glycemic control in hospitalized patients: a clinical practice guideline from the American College of Physicians. Ann Intern Med. 2011; 154: 260-7.
31) Oksanen T, Skrifvars MB, Varpula T, Kuitunen A, Pettila V, Nurmi J, et al. Strict versus moderate glucose control after resuscitation from ventricular fibrillation. Intensive Care Med. 2007; 33: 2093-100.
32) Longstreth WT Jr, Fahrenbruch CE, Olsufka M, Walsh TR, Copass MK, Cobb LA. Randomized clinical trial of magnesium, diazepam, or both after out-of-hospital cardiac arrest. Neurology. 2002; 59: 506-14.
33) Rittenberger JC, Popescu A, Brenner RP, Guyette FX, Callaway CW. Frequency and timing of nonconvulsive status epilepticus in comatose post-cardiac arrest subjects treated with hypothermia. Neurocrit Care. 2012; 16: 114-22.
34) Tomte O, Draegni T, Mangschau A, Jacobsen D, Auestad B, Sunde K. A comparison of intravascular and surface cooling techniques in comatose cardiac arrest survivors. Crit Care Med. 2011; 39: 443-9.
35) Hofmeijer J, Tjepkema-Cloostermans MC, Blans MJ, Beishuizen A, van Putten MJ. Unstandardized treatment of electroencephalographic status epilepticus does not improve outcome of comatose patients after cardiac arrest. Front Neurol. 2014; 5: 39.
36) Crepeau AZ, Rabinstein AA, Fugate JE, Mandrekar J, Wijdicks EF, White RD, et

al. Continuous EEG in therapeutic hypothermia after cardiac arrest: prognostic and clinical value. Neurology. 2013; 80: 339-44.
37) Knight WA, Hart KW, Adeoye OM, Bonomo JB, Keegan SP, Ficker DM, et al. The incidence of seizures in patients undergoing therapeutic hypothermia after resuscitation from cardiac arrest. Epilepsy Res. 2013; 106: 396-402.
38) Brain Resuscitation Clinical Trial ISG. Randomized clinical study of thiopental loading in comatose survivors of cardiac arrest. N Engl J Med. 1986; 314: 397-403.
39) Monsalve F, Rucabado L, Ruano M, Cunat J, Lacueva V, Vinuales A. The neurologic effects of thiopental therapy after cardiac arrest. Intensive Care Med. 1987; 13: 244-8.
40) Hypothermia after Cardiac Arrest Study G. Mild therapeutic hypothermia to improve the neurologic outcome after cardiac arrest. N Engl J Med. 2002; 346: 549-56.
41) Bernard SA, Gray TW, Buist MD, Jones BM, Silvester W, Gutteridge G, et al. Treatment of comatose survivors of out-of-hospital cardiac arrest with induced hypothermia. N Engl J Med. 2002; 346: 557-63.
42) International Liaison Committee on R. 2005 International Consensus on Cardiopulmonary Resuscitation and Emergency Cardiovascular Care Science with Treatment Recommendations. Part 4: Advanced life support. Resuscitation. 2005; 67: 213-47.
43) Peberdy MA, Callaway CW, Neumar RW, Geocadin RG, Zimmerman JL, Donnino M, et al. Part 9: post-cardiac arrest care: 2010 American Heart Association Guidelines for Cardiopulmonary Resuscitation and Emergency Cardiovascular Care. Circulation. 2010; 122: S768-86.
44) Nielsen N, Wetterslev J, Cronberg T, Erlinge D, Gasche Y, Hassager C, et al. Targeted temperature management at 33 degrees C versus 36 degrees C after cardiac arrest. N Engl J Med. 2013; 369: 2197-206.
45) Gebhardt K, Guyette FX, Doshi AA, Callaway CW, Rittenberger JC, Post Cardiac Arrest S. Prevalence and effect of fever on outcome following resuscitation from cardiac arrest. Resuscitation. 2013; 84: 1062-7.
46) Suffoletto B, Peberdy MA, van der Hoek T, Callaway C. Body temperature changes are associated with outcomes following in-hospital cardiac arrest and return of spontaneous circulation. Resuscitation. 2009; 80: 1365-70.
47) Perchiazzi G, D'Onghia N, Fiore T. Targeted temperature management after cardiac arrest. N Engl J Med. 2014; 370: 1356.
48) Nordberg P, Taccone F, Svensson L, Investigators P. Targeted temperature management after cardiac arrest. N Engl J Med. 2014; 370: 1356-7.
49) Bouwes A, Robillard LB, Binnekade JM, de Pont AC, Wieske L, Hartog AW, et al. The influence of rewarming after therapeutic hypothermia on outcome after cardiac arrest. Resuscitation. 2012; 83: 996-1000.
50) Gravenstein JS, Hayes TJ. Capnography in clinical practice. Boston: Butterworth Heinemann; 1989.

51) Stock MC. Capnography for adults. Crit Care Clin. 1995; 11: 219-32.
52) Anderson CT, Breen PH. Carbon dioxide kinetics and capnography during critical care. Crit Care. 2000; 4: 207-15.
53) Morley TF, Giaimo J, Maroszan E, Bermingham J, Gordon R, Griesback R, et al. Use of capnography for assessment of the adequacy of alveolar ventilation during weaning from mechanical ventilation. Am Rev Respir Dis. 1993; 148: 339-44.
54) Hoffman RA, Ershowsky P, Krieger BP. Determination of auto-PEEP during spontaneous and controlled ventilation by monitoring changes in end-expiratory thoracic gas volume. Chest. 1989; 96: 613-6.
55) Drew K, Brayton M, Ambrose A, Bernard G. End-tidal carbon dioxide monitoring for weaning patients: a pilot study. Dimens Crit Care Nurs. 1998; 17: 127-34.
56) Callaway CW, Soar J, Aibiki M, Bottiger BW, Brooks SC, Deakin CD, et al. Part 4: Advanced Life Support: 2015 International Consensus on Cardiopulmonary Resuscitation and Emergency Cardiovascular Care Science With Treatment Recommendations. Circulation. 2015; 132: S84-145.
57) Levine RL, Wayne MA, Miller CC. End-tidal carbon dioxide and outcome of out-of-hospital cardiac arrest. N Engl J Med. 1997; 337: 301-6.
58) Szaflarski NL, Cohen NH. Use of capnography in critically ill adults. Heart Lung. 1991; 20: 363-72.
59) Laupland KB, Bands CJ. Utility of esophageal Doppler as a minimally invasive hemodynamic monitor: a review. Can J Anaesth. 2002; 49: 393-401.
60) Gardin JM, Davidson DM, Rohan MK, Butman S, Knoll M, Garcia R, et al. Relationship between age, body size, gender, and blood pressure and Doppler flow measurements in the aorta and pulmonary artery. Am Heart J. 1987; 113: 101-9.
61) Schober P, Loer SA, Schwarte LA. Perioperative hemodynamic monitoring with transesophageal Doppler technology. Anesth Analg. 2009; 109: 340-53.
62) Chytra I, Pradl R, Bosman R, Pelnar P, Kasal E, Zidkova A. Esophageal Doppler-guided fluid management decreases blood lactate levels in multiple-trauma patients: a randomized controlled trial. Crit Care. 2007; 11: R24.
63) Poeze M, Ramsay G, Greve JW, Singer M. Prediction of postoperative cardiac surgical morbidity and organ failure within 4 hours of intensive care unit admission using esophageal Doppler ultrasonography. Crit Care Med. 1999; 27: 1288-94.
64) Asaumi Y, Yasuda S, Morii I, Kakuchi H, Otsuka Y, Kawamura A, et al. Favourable clinical outcome in patients with cardiogenic shock due to fulminant myocarditis supported by percutaneous extracorporeal membrane oxygenation. Eur Heart J. 2005; 26: 2185-92.
65) Group JCSJW. Guidelines for diagnosis and treatment of myocarditis (JCS 2009): digest version. Circ J. 2011; 75: 734-43.
66) Tan C, Rubenson D, Srivastava A, Mohan R, Smith MR, Billick K, et al. Left

ventricular outflow tract velocity time integral outperforms ejection fraction and Doppler-derived cardiac output for predicting outcomes in a select advanced heart failure cohort. Cardiovasc Ultrasound. 2017; 15: 18.
67) Aissaoui N, Luyt CE, Leprince P, Trouillet JL, Leger P, Pavie A, et al. Predictors of successful extracorporeal membrane oxygenation (ECMO) weaning after assistance for refractory cardiogenic shock. Intensive Care Med. 2011; 37: 1738-45.
68) Aissaoui N, El-Banayosy A, Combes A. How to wean a patient from veno-arterial extracorporeal membrane oxygenation. Intensive Care Med. 2015; 41: 902-5.
69) Adrie C, Adib-Conquy M, Laurent I, Monchi M, Vinsonneau C, Fitting C, et al. Successful cardiopulmonary resuscitation after cardiac arrest as a "sepsis-like" syndrome. Circulation. 2002; 106: 562-8.
70) Belohlavek J, Mlcek M, Huptych M, Svoboda T, Havranek S, Ost'adal P, et al. Coronary versus carotid blood flow and coronary perfusion pressure in a pig model of prolonged cardiac arrest treated by different modes of venoarterial ECMO and intraaortic balloon counterpulsation. Crit Care. 2012; 16: R50.
71) Sawada K, Kawakami Y, Tahara T, Nakashima K, Nishihara T, Kanaya T, et al. Clinical utility of echocardiography to predict successful weaning from percutaneous veno-arterial extracorporeal membrane oxygenation in patients with cardiogenic shock or cardiac arrest. Eur Heart J. 2017; 38 suppl 1: P2780.
72) Hochman JS, Sleeper LA, Webb JG, Sanborn TA, White HD, Talley JD, et al. Early revascularization in acute myocardial infarction complicated by cardiogenic shock. SHOCK Investigators. Should We Emergently Revascularize Occluded Coronaries for Cardiogenic Shock. N Engl J Med. 1999; 341: 625-34.
73) Hochman JS. Cardiogenic shock complicating acute myocardial infarction: expanding the paradigm. Circulation. 2003; 107: 2998-3002.
74) Melo J, Peters JI. Low systemic vascular resistance: differential diagnosis and outcome. Crit Care. 1999; 3: 71-7.

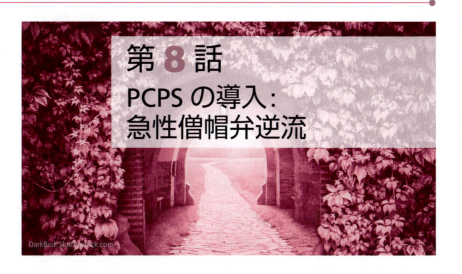

第8話 PCPSの導入：急性僧帽弁逆流

それでは，症例実況中継を通してPCPSの臨床を学んでいきましょう．

症例実況中継 ④

一撃: 一般外来から数日前発症の急性心筋梗塞・心不全合併が入院してくるみたいです．

唐辛子: 呼吸状態もそこまで悪くないと聞いています．再灌流療法の適応がないかもしれませんね．

ラヂオ頭先生: CCUも重症患者が増えてきたし，スムーズに良くなってくれたらいいなぁ．

① ER入室（12：00）

Primary Survey＋E3

ID & CC

　65歳男性．軽労作での呼吸困難．

- バイタルサイン

　血圧 99/54 mmHg，心拍数 102/min・整，呼吸数 20/min

　SpO_2 92％（室内気），体温 36.4℃

図表 8-1　ER での 12 誘導心電図

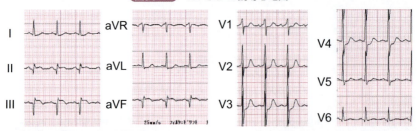

- Airway　問題なし
- Breathing　両側ラ音なし，心雑音なし
- Circulation　頸静脈怒張あり．末梢冷感なし．四肢動脈触知良好．
- Dysfunction　JCS 0
- E3　Ear　ラ音なし，心雑音なし

　　12-lead ECG（図表 8-1）

　　Quick echo　心囊液・大動脈フラップなし．僧帽弁逆流軽度．
　　　　　　　下壁は severe hypokinesis．左室駆出率 50-55%（Eyeball）

　ショックではなさそうですが，頻拍と頻呼吸がすごく気になりますね．

　心電図はⅡ，Ⅲ，aVF 誘導の Q 波を伴う ST 上昇，V1〜V6 誘導の ST 低下だな．エコーでも下壁に壁運動低下がある．

　少し時間の経った急性心筋梗塞だね．Primary PCI の適応があるか確認しよう．

　血液ガス分析，血液検査，胸部 X 線検査をオーダーします．

Secondary survey（12：10）

- バイタルサイン，ABCD 変化なし
- 4 日前に 3 時間持続する胸部症状あり，自宅で我慢していた．
　4 時間前から軽労作で呼吸困難が出現し，歩いて外来を受診した．
- 喫煙・飲酒歴なし．心疾患・突然死の家族歴なし．

- 糖尿病・脂質異常症の指摘があり内服加療を受けている．
- 内服薬：テネリグリプチン 20 mg，メトホルミン 1000 mg，ロスバスタチン 5 mg
- 身長 170 cm，体重 71.7 kg，BMI 24.8．眼球結膜に黄疸なし，眼瞼結膜に貧血なし．甲状腺腫なし．頸静脈怒張あり．ラ音なし．心尖部を最強点とする汎収縮期雑音あり．肝腫大なし，肝頸静脈逆流なし．四肢浮腫なし．四肢冷感なし．

4日前の発症と考えられますね．発症時間だけなら primary PCI の適応にはなりませんね．ショックと難治性心不全の評価が重要になります．うっ血性心不全は合併してそうですが，壁運動異常は下壁のみで，左室収縮能低下はごく軽度ですね．僧帽弁逆流も軽度です．

血液ガス分析では pH 7.466，PCO_2 31.9 mmHg，PaO_2 53.9 mmHg，HCO_3^- 22.5 mmol/L，Lac 7.50 mg/dL です．明らかな循環不全はなさそうですね．酸素 2 L/min を投与します．胸部 X 線写真は軽度の肺うっ血がありますね（図表 8-2）．

心エコーをもう一度落ち着いてやってみましょう．LVDd/Ds 53/37 mm，IVS/PW 10/9 mm，LADs 39 mm，LVEF 54%（Simpson 法），下壁は severe hypokinesis で，輝度は少し上昇していますが，壁厚は保たれています．僧帽弁逆流は軽度です．TMF は E 波が 115 cm/s，A 波が 53 cm/s，DcT が 159 ms です．VTI は 12 cm．下大静脈は 35×22 mm で呼吸性変動はありません．

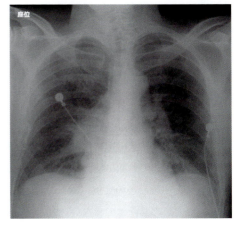

図表 8-2　ER の胸部 X 線写真

少し血圧は低めだけれど，明らかな低心拍出症候群はなさそうだね．循環血漿量も十分保持され

ているようだし，利尿薬でも血管拡張薬でもどちらでも選択肢になりそうですね．

フロセミドを少量静注して，血管拡張薬はその反応をみた上で ACE 阻害薬を内服させるのはどうでしょうか．それほど苦労しそうな心不全ではなさそうですし．

とりあえず CCU に入れそうです．移動しましょう．

② CCU 入室（12：50）

血液検査が出ましたね（図表 8-3）．

CPK は上昇しておらず，CKMB は 12 IU/L とごくわずかの上昇のみ．トロポニン T 値は大きく上昇していますが，これはどのように解釈したらよいですか？ 病歴上は 4 日前の発症ですけど．

4 日前発症で，非再灌流症例だね．心電図をみても ST は上昇したままで Q 波も出てきている．梗塞前狭心症の病歴もなく，心電図や梗塞範囲からするとトロポニン T 値のみの上昇ですむような梗塞ではない．4 日前の発症だし，CPK も CK もすでにピークアウトして正常範囲まで下がってきていると考えた方がいいだろうね．

梗塞サイズは CPK，CKMB のピーク値やプロットによる曲線下面積で推測できるけど，一般的には簡便なピーク値を使っているよ．Primary PCI を行った急性心筋梗塞患者の 69.6% が来院後 8±1 時間後にピークを迎えたという報告[1]もあるけど，再灌流までの時間や PCI 後の冠血流の状態などにも影響を受ける．

トロポニン値はより心筋特異性が高いけど，トロポニン T は発症 12〜18 時間と発症 90〜120 時間の二峰性の遊出動態を示す[2]こともあって，梗塞サイズの定量化については定まった報告はない．トロポニン値は発症早期の診断に使われるという認識を持っていた方がいいね．

発症数日後の症例に対しては LDH も注目したいね．LDH 単独で心筋梗塞の診断はできないけれど，CK，CKMB の推移と LDH を組み合わ

図表 8-3　入院時血液検査

WBC	12400/μL	Na	139 mEq/L	HbA1c	6.0%
Neut	↑79.4%	K	4.2 mEq/L	T-cho	153 mg/dL
Lymp	↓11.3%	Cl	106 mEq/L	TG	95 mg/dL
Mono	8.4%	BUN	↑23 mg/dL	HDL-cho	48 mg/dL
Eos	↓0.2%	Cre	↑1.20 mg/dL	LDL-cho	84 mg/dL
Baso	0.7%	Glu	↑150 mg/dL	UA	6.4 mg/dL
RBC	448万/μL	TP	↓6.2 g/dL		
Hgb	13.5 g/dL	ALB	↓3.4 g/dL		
Hct	40.9%	T-Bil	0.7 mg/dL		
PLT	17.0万/μL	AST	↑41 U/L		
BNP	406.6 pg/mL	ALT	36 U/L		
		LDH	↑548 U/L		
		γGTP	42 U/L		
		CPK	223 U/L		
		CKMB	↑12 U/L		
		Trop T	↑2.700 ng/mL		
		CRP	↑5.44 mg/dL		

せて使うと発症時期がある程度推測できる．LDHの上昇は心筋梗塞の発症から10時間とトロポニン値やCKMBと比較すると遅く，ピークは24～48時間後，その後も6～8日間は持続すると言われている．LDH値がCK値と比べて1/2以下であれば発症約1日以内，すでにLDH値がCK値を上回っている場合は発症数日後と推測する．

今回の症例は，CK 223 U/L，LDH 548 U/Lだね．発症4日前という病歴とも一致していると考えていいんじゃないかな．

別の患者だけど，この前勉強になる事例を経験した（図表8-4）．この患者は発症後2時間で来院した広範前壁梗塞で，直ちにprimary PCIが施行された．6時間後にCPK，MBはピークを迎えたが，12時間後の血液検査でCPK，MBは再上昇をきたした．

なんですかこれ，再梗塞？　胸痛やSTの再上昇はなかったのですか？梗塞部位だとわかりにくいかもしれませんが．

9時間後の結果がおかしいですね．6時間後と比較してすべての検査項目が減少しています．輸液ラインなどで希釈された検体ですね．

図表 8-4 事例検討　心筋マーカーの推移

	来院後の時間				
	0	3	6	9	12
AST	24	203	366	243	458
ALT	45	62	79	48	96
LDH	278	493	811	593	1188
CPK	232	3987	6420	3646	6490
CKMB	10	377	547	302	473

さすが唐辛子先生，正解．他の心筋マーカーの推移をみれば9時間後のデータがおかしいことがわかるね．LDHのピークがここにくることはおかしいので，12時間後の結果をみなくても9時間後のデータがおかしいことがわかるよ．

なるほどー．勉強になりました．おっと，診療に戻りましょう．

フロセミド10 mgを静注し，100 mLの尿量排泄が得られましたが，あまり呼吸数も変わっていませんね．

再灌流未施行例であるけれども，たかが下壁梗塞なのにしっかりとした心不全になっていることが気になるんだよな．右室梗塞はないの？　僧帽弁逆流は本当に軽度？

V4R誘導のST上昇もなく，右室拡大や壁運動低下もありません．僧帽弁逆流も軽度です．収縮期雑音も軽度ですよ．

乳頭筋不全だと逆流は偏位するから，エコーで過小評価しているかもしれないよ．もう1回エコーしてみよう．

あぁ，逆流はもう少しありますね．確かに偏位した逆流なので見落としがちですね．逆流は…中等度かな．短軸像でみると内側から外側へ逆流ジェットが吹いていますね．明らかな乳頭筋の断裂はないようですけど…（図表8-5）．

乳頭筋不全による僧帽弁逆流だ．これなら心不全になってもおかしくはないね．逆流がこれ以上悪化しないといいな．でもやっぱりよくみると僧帽弁前尖A3が逸脱しているし，乳頭筋は部分断裂しているんじゃな

図表 8-5　エコー初期評価

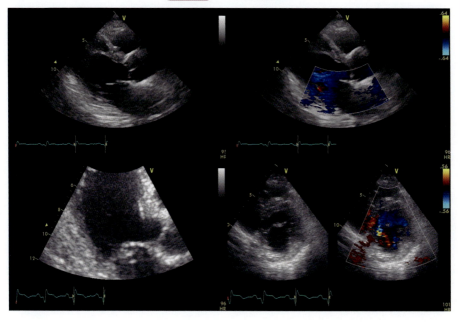

いのか．
なんか臥位になっていると息が苦しくなってきているといってますね．SpO$_2$ 90％になって呼吸数も 30/min を超えだしました！

喘鳴が聞こえますね．肺うっ血になってます．NPPV をすぐつけて！

収縮期雑音はほとんど聞こえなくなったぞ！　唐辛子先生，もう一度エコー見て．

NPPV 装着しますね．ラ音のせいで収縮期雑音が聞こえにくくなったのですかね？　むしろこの状況だと僧帽弁逆流は悪化していると思うのですが．

逆流は増えてますね．乳頭筋断裂していますよ，ここほら（図表 8-6）．

図表 8-6　エコー再評価

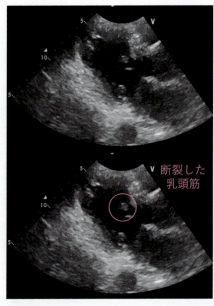
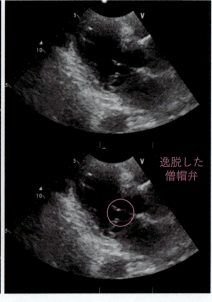

断裂した乳頭筋

逸脱した僧帽弁

急激に僧帽弁逆流が増加すると収縮期雑音は聞こえなくなるんだ．これはNPPVなんかじゃ乗り切れないぞ．バイタルサインは？

心拍数120/min，血圧80/60（72）mmHgです．カテーテル室確保しました．CE白線に声かけてます！

よしカテーテル室行くぞ！　砂漠の泉先生に連絡をして．

③ **カテーテル室入室（13：50）**

バイタルサインは変わっていないか？

心拍数130/min，収縮期血圧76 mmHgです．呼吸困難の症状が強く，せん妄状態です．気管挿管します．

CE白線: IABP用意できています！

IABPを導入して冠動脈造影後に手術だ．

 左大腿動脈からIABPを挿入します．

 右大腿動脈・静脈にもシースを入れる．冠動脈造影もこっちからやるから．

 IABP接続完了，駆動しますよ！

 心拍数120/min，血圧80/63（74）mmHgです．なんとか持ちこたえましたかね….

 砂漠の泉先生：これは一大事だな．乳頭筋切れてんのか？

 もう一度エコーをしてみます．交連部とA3が逸脱しているのでしょうか（図表8-6）．後乳頭筋断裂でしょうね．

 手術行けそうですか？　今から冠動脈造影はしますけど．

 まだ冠動脈の情報はないんだな．わかった，こっちは手術室に連絡して準備するから，冠動脈造影を頼む．

 冠動脈造影します．右冠動脈は予想通り閉塞していますね（図表8-7）．

 やっぱりIABPだけではだめそうです．心拍数150/min，収縮期血圧68 mmHgです！

 CE白線，PCPS！

 プライミングします．

 その間に左冠動脈を造影しよう．左冠動脈も主幹部含めて有意狭窄病変があるね（図表8-7）．CE白線，脱血管と送血管を出して！

 右大腿動脈と静脈のカテーテルシースを脱血管と送血管に交換します．

図表 8-7　冠動脈造影

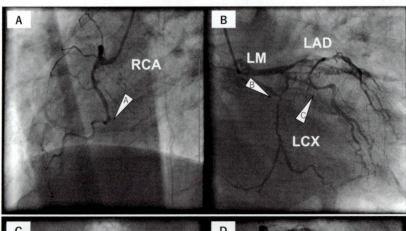
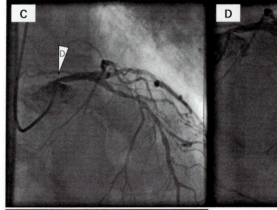
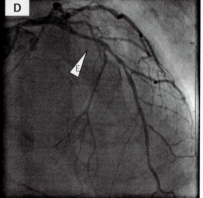
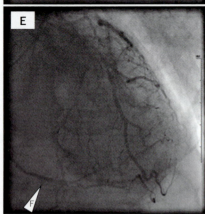

A．右冠動脈（RCA）は鋭角枝を分岐した直後で閉塞（矢頭 A）．
B．左冠動脈のびまん性に狭窄を認める．回旋枝近位部・鈍縁枝に 75%狭窄病変あり（矢頭 B，C）．
C．左冠動脈主幹部は近位部で 75%狭窄病変を認めた（矢頭 D）．
D．左冠動脈前下行枝は近位部から中間部にかけて 75%狭窄病変を認めた（矢頭 E）．遠位部の血管は graftable と考えられた．
E．中隔枝と心尖部から後下行枝へ側副血行路を認めた（矢頭 F）．

X線透視下に右房まで脱血管を進めて…よし，じゃぁクランプ鉗子の用意．脱血管の内筒を抜くよ…よし，クランプ．

プライミングできました．PCPS駆動装置を横に近づけますね．

送血管も挿入．内筒抜いてクランプ．よし，閉鎖回路こっちに渡して．

閉鎖回路を2カ所でクランプしました．クランプの間で回路を切断します．準備OKです．

じゃぁ脱送血管と回路を接続します．回路の断端をヘパリン加生理食塩水で置換してください．よし，空気混入なし．そっちは？

こっちも大丈夫です．ではクランプ解除しましょう．

では，クランプ解除！

空気混入ないです．よろしいですか？

こっちも大丈夫．よし，駆動．

駆動します．回転数上げていきますね．大丈夫，ちゃんと流量取れています．血圧は95 mmHgまで上昇しています．

砂漠の泉先生からお電話です．10分後に手術室入室可能だと．PCPS導入したことを伝えました．

IABPだけだったら無理だっただろうな．手術室の移動中に心停止したかもしれないしね．

すまん，急激に悪くなったんだな．PCPS回してくれてありがとう．冠動脈造影はどうだった？

右冠動脈後下行枝は側副血行路から描出されます．比較的灌流域も大きくて graftable かなと．4日前発症の下壁梗塞ですけど，下壁は akinesis ではないし，viability は残っていると思います．

回旋枝は鈍縁枝を繋ごうか．前下行枝，鈍縁枝，後下行枝へのバイパス術と，僧帽弁は置換術だなぁ．

どうぞよろしくお願いします．

いつも紹介ありがとう．この患者さん，歩いてきたんだね．先生たちのチームが担当でよかったよ．じゃぁ手術室で待ってるよ．

④ その後の経過

　同日緊急手術が行われました．胸骨正中切開後，肺うっ血が高度であるためにPCPSから人工心肺（CPB）へ切り替えCABG（左内胸動脈-前下行枝，大動脈-静脈グラフト-鈍縁枝-後下行枝）が施行されました．左房を切開し僧帽弁を観察するとA2-3の腱索へ付着する乳頭筋とA3-P3の腱索へ付着する乳頭筋の断裂を認め，その周囲の内膜は梗塞となっていました．心筋梗塞による乳頭筋断裂，急性僧帽弁逆流に対して僧帽弁置換術を施行しました．

1　心雑音が聞こえない？　僧帽弁逆流

　急性心筋梗塞の機械的合併症としての僧帽弁乳頭筋断裂（papillary muscle rupture）は僧帽弁逆流を引き起こします．発症後2～7日後にみられ[3]，急激に発症する逆流のため左室と左房の代償機構は働かず，慢性経過の僧帽弁逆流と比較して明らかに重篤になります．急性僧帽弁逆流では左房は拡大しておらず，左房圧は急激に上昇し，著しい肺うっ血をきたします．この小さくコンプライアンスの低い左房のために，肺動脈楔入圧波形のv波は著しく上昇します（図表8-8）．非常に重篤な逆流の場合，肺動脈圧波形にもv波が認められます（図表8-9）．肺動脈の酸素飽和度（SvO_2）が上昇することも非常にまれですがあり得ます．

　同じく拡大のない左室は，1回拍出量の大部分が低圧腔の左房へ逆流するため，効果的な前方駆出が得られません．頻拍ではほとんど代償できずに心拍出量は低下し，心原性ショックとなります．

　心室収縮期における左房圧の著しい上昇によって房室間の圧較差が減少するため，急性僧帽弁逆流の収縮期雑音は消失するか，収縮期末期には聴取できなくな

図表 8-8　急性僧帽弁逆流時の肺動脈楔入圧の v 波

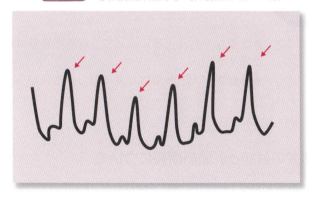

図表 8-9　急性僧帽弁逆流時の肺動脈圧波形の v 波

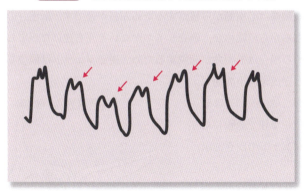

ります．左房左室間の圧較差が小さいことに加えて低い収縮期血圧も雑音が聴取されにくくなる一因であるとされており，実に中等症以上の虚血性急性僧帽弁逆流患者の 69％で心雑音が聴取されなかったという報告[4]もあります．収縮期雑音がないことは急性僧帽弁逆流の存在を否定するものではないことを知っておく必要があります．また雑音の性状は柔らかく，低ピッチとなります．Ⅲ音も聴取されますが，著しい頻拍によって雑音やⅢ音の聴取は難しくなります．

> **Point**
> - 僧帽弁乳頭筋断裂は著しい肺うっ血と心原性ショックを引き起こす.
> - 急激な左房圧上昇によって，収縮期雑音はむしろ消失する.
> - 肺動脈楔入圧波形にv波の著しい増高がみられる.

2 僧帽弁の解剖と乳頭筋断裂について

　僧帽弁疾患を考える時，左室・乳頭筋・腱索・弁・左房によって僧帽弁機能が決定されるため，弁だけに注目してはいけません（図表8-10）．図表8-11は左房から僧帽弁を眺めた左室短軸図で，surgeon's viewと呼ばれます．心エコーで観察する左室短軸像は心室側から観察するため左右が逆です．僧帽弁の解剖図を見るときはどちらからの眺めか，確認しておかないと左右逆になってしまいます．

　断裂を認める場合は僧帽弁が逸脱するため，逆流ジェットは偏位し，注意深く観察しないと逆流を過小評価してしまいます．図表8-12はそれぞれの部位が単独で逸脱した場合の逆流ジェットの向きを示しています．

　以上から，実は乳頭筋の不全断裂の場合は，心雑音も聞こえず，逆流も偏位して過小評価されがちなため，見逃される場合があります．ポイントは，梗塞サイズの大きくない急性心筋梗塞患者に心不全を合併している時はこの乳頭筋断裂を疑うことが重要なのです．この病態は非常に重篤で，放置すると24時

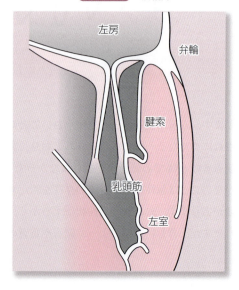

図表8-10　僧帽弁

図表 8-11 僧帽弁の構造（surgeon's view）

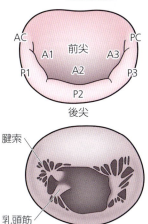
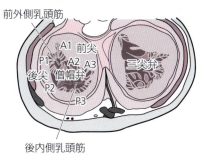

図表 8-12 僧帽弁逆流のジェット（左室短軸像僧帽弁レベル）

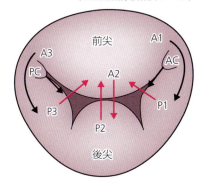

図表 8-13 乳頭筋の血管支配

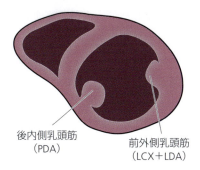

間以内に 75％が死亡します[5]．

　後内側乳頭筋の方が前外側乳頭筋よりもはるかに断裂しやすくなっており，乳頭筋断裂の 75％は後内側乳頭筋が原因です．その理由は，後内側乳頭筋は右冠動脈後下行枝もしくは回旋枝による一枝支配であり，前外側乳頭筋は前下行枝対角枝と回旋枝鈍縁枝の二枝支配であるためです（図表 8-13）．ちなみに，腱索は冠動脈の支配ではないので，虚血イベントで断裂しないとされています．

> **Point**
> - 僧帽弁機能は左室・乳頭筋・腱索・弁・左房によって決定される．
> - 乳頭筋断裂では僧帽弁が逸脱し，逆流ジェットは偏位．
> - 乳頭筋断裂の 75％は後内側乳頭筋．

3　心雑音から疑う心室中隔穿孔

　急性心筋梗塞後の乳頭筋断裂では心雑音は心尖部ではなく心基部よりの胸骨左縁で聴取され，背部へ放散することもあります．この場合，代表的な機械的合併症の一つである心室中隔穿孔の心雑音と類似することになります．

　心室中隔穿孔も非常に重篤であり，緊急の外科的介入が必要なる急性心筋梗塞の機械的合併症です．再灌流療法の確立によって発生率は 2.0％から 0.2％まで低下しましたが[6]，急性心筋梗塞発症後 24 時間〜数日後に起こり，前壁梗塞と後側壁梗塞の発生率は同等です[3]．急激に左→右シャントが形成されるため，両心系の容量負荷をきたします．実際は穿孔の大きさはさまざまで，不規則で匍行性の亀裂がみられることもあります．

　ショックと呼吸困難を呈し，肺血流量は増加しますが，乳頭筋断裂による急性僧帽弁逆流と比較すると心室中隔穿孔の方が肺うっ血の頻度は少ないとされ，古典的には「急性心筋梗塞患者で新規に心雑音を聴取した時，臥位になっているのは心室中隔穿孔，起坐呼吸になっているのは乳頭筋断裂」とも言われています．しかしショックとなって血行動態は破綻していますので外科へのコンサルテーションは直ちに行います．

　診断はエコーで心室中隔のカラーシグナルを検出し左右短絡を証明します．前壁梗塞の場合は心尖部中隔に，後側壁梗塞では基部中隔に多くみられます．肺動脈カテーテルが留置されている状況であれば，ぜひ右房ルーメンと肺動脈ルーメンから検体を採取して血液ガス分析をしてください．中隔穿孔があれば，右房から肺動脈への O_2 step up がみられます．

　外科手術のタイミングはまだまだ議論の余地があります[3]．実際は急性期に手

術を行わざるとえない状況が多いのですが，急性期の梗塞巣は心筋組織が非常に脆弱であり健常心筋との境界も不明瞭であるため，縫合部の出血やシャント残存が問題となります．とりあえず緊急避難的に一時的な修復を行い，経過みながら二期的に手術を行う場合もあります．

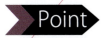
- 心室中隔穿孔は前壁梗塞と後側壁梗塞で起こる．
- 前壁梗塞は心尖部中隔に，後側壁梗塞では基部中隔に多い．

文献

1) Halkin A, Stone GW, Grines CL, Cox DA, Rutherford BD, Esente P, et al. Prognostic implications of creatine kinase elevation after primary percutaneous coronary intervention for acute myocardial infarction. J Am Coll Cardiol. 2006; 47: 951-61.
2) Katus HA, Remppis A, Looser S, Hallermeier K, Scheffold T, Kubler W. Enzyme linked immuno assay of cardiac troponin T for the detection of acute myocardial infarction in patients. J Mol Cell Cardiol. 1989; 21: 1349-53.
3) Ibanez B, James S, Agewall S, Antunes MJ, Bucciarelli-Ducci C, Bueno H, et al. 2017 ESC Guidelines for the management of acute myocardial infarction in patients presenting with ST-segment elevation: The Task Force for the management of acute myocardial infarction in patients presenting with ST-segment elevation of the European Society of Cardiology (ESC). Eur Heart J. 2018; 39: 119-77.
4) Bursi F, Enriquez-Sarano M, Nkomo VT, Jacobsen SJ, Weston SA, Meverden RA, et al. Heart failure and death after myocardial infarction in the community: the emerging role of mitral regurgitation. Circulation. 2005; 111: 295-301.
5) Kishon Y, Oh JK, Schaff HV, Mullany CJ, Tajik AJ, Gersh BJ. Mitral valve operation in postinfarction rupture of a papillary muscle: immediate results and long-term follow-up of 22 patients. Mayo Clin Proc. 1992; 67: 1023-30.
6) Crenshaw BS, Granger CB, Birnbaum Y, Pieper KS, Morris DC, Kleiman NS, et al. Risk factors, angiographic patterns, and outcomes in patients with ventricular septal defect complicating acute myocardial infarction. GUSTO-I (Global Utilization of Streptokinase and TPA for Occluded Coronary Arteries) Trial Investigators. Circulation. 2000; 101: 27-32.

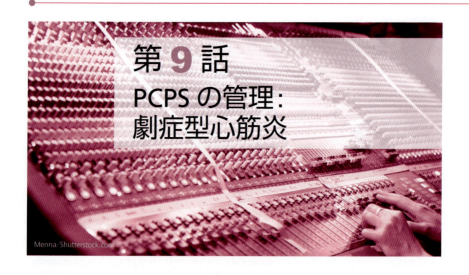

第9話
PCPSの管理：劇症型心筋炎

症例実況中継⑤

ラヂオ頭先生：搬送依頼だ．若年女性のST上昇．

唐辛子：え，何歳ですか？

20歳．クリニックからの紹介だ．

一撃：特発性冠動脈解離でしょうか？

膠原病や血管炎の合併があるかも．

あ，そっちじゃない．39℃の発熱があるって．

うぅ，そっちも重症の可能性がありますね…．

① 病着前（14：30）

Preparation

- ID & CC

  20歳女性．

  3日前からの38℃以上の持続する発熱と胸痛．

  クリニックでST上昇を指摘され，紹介搬送．

- バイタルサイン

  血圧100/50 mmHg，心拍数102/min・整，呼吸数16/min

  SpO_2 98%（室内気），体温39.1℃

- ファクシミリで伝送された，クリニックで施行された心電図（図表9-1）

- 過去の患者情報

  特に既往なし．

V1-3誘導優位のST上昇ですね．Ⅲ，aVF誘導ではT波は平坦ですが明らかな鏡面像と呼べるようなST低下はありませんね．

発熱もあることを考えれば心膜炎が本命でしょうね．高熱と頻拍がありますが，明らかなショックではなさそうです．

ST上昇の部位が変だよな．

心膜炎だったらひょっとして右心側の心膜がやられてますか？

図表 9-1　クリニックで施行された12誘導心電図

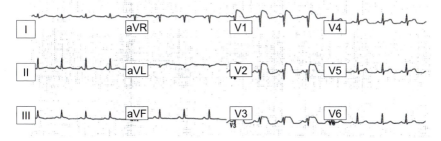

そう思わせる心電図だね．

こっちでは V3R 誘導や V4R 誘導もとってみましょう．

いいね，ぜひやってみよう．

現在のところショックではありませんが，心膜炎であるなら心筋障害の合併を考える必要がありますね．心筋心膜炎です．

心エコーで心筋性状もしっかりみておきます．心筋炎は重症化することもたくさんありますものね．

② ER 到着（15：00）

Primary survey＋E3

- 持続性の胸痛と全身倦怠感あり．
- バイタルサイン
  血圧 114/80 mmHg，心拍数 113/min・整，呼吸数 16/min
  SpO_2 97％（室内気），体温 39.0℃
- Airway　問題なし
- Breathing　両側ラ音なし，心雑音なし
- Circulation　頸静脈怒張なし．末梢冷感なし．四肢動脈触知良好．
- Dysfunction　JCS 0
- E3　Ear　ラ音なし，心雑音なし
    12-lead ECG（図表 9-2）
    Quick echo（図表 9-3）

図表 9-2　ER で施行された 12 誘導心電図

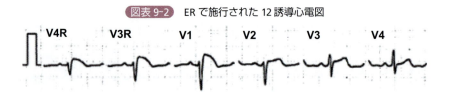

図表 9-3　ER で施行された心エコー

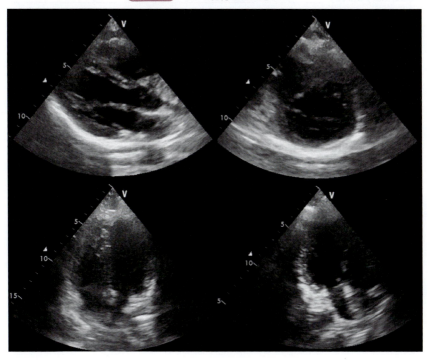

ひとまず ABCD は大丈夫だな．熱が高い．

V1 と V3R 誘導が最も ST が高いですね（図表 9-2）．

その視点で心エコーをみてみようか．

心嚢液は生理的な範囲内ですね．左室も右室もしっかり収縮しています．壁厚も厚くはみえません（図表 9-3）．エコーでは心筋炎所見は明らかではありません．

心筋マーカーの上昇の有無が気になりますね．血液ガス分析や心筋マーカーを含む血液検査と X 線検査をオーダーします．

Secondary survey

- 3日前から発熱，全身倦怠感，1日前から胸痛あり．
- 胸痛は締め付けられるような感じだが，深吸気で増悪する．
- 上気道炎症状や消化器症状の先行はない．
- 自宅で市販の解熱鎮痛薬を使用した．
- 症状が改善しないため本日クリニックを受診した．
- 4日前までは普段通りの生活ができていた．
- ABCD 著変なし．
- 飲酒歴なし，喫煙歴なし．
- 心疾患・突然死の家族歴なし，アレルギー歴なし．
- 夫・1歳の男児と3人暮らし．同様の症状の者はいない．

血液ガス分析では pH 7.45, $PaCO_2$ 35.3 mmHg, PaO_2 99.4 mmHg, HCO_3^- 23.7 mmol/L, Na 137 mEq/L, K 3.6 mEq/L, Cl 102 mEq/L, Lac 9 mg/dL です．明らかな循環不全を示唆する所見はありませんね．

胸痛を伴う心電図はすごく気になりますが，もう一度発熱の鑑別として，review of system（ROS）で頭のてっぺんからつま先までしっかり診察しましょう．

その通りだね．落ち着いて評価しよう．そしてもう一度しっかり心エコーもみておこう．

③ ER での初期評価（15：40）

ROS でも新しい症状・理学的所見は認めません．

心エコーでは LVDd/Ds 33/22 mm, IVS/PW 8/8 mm, LVEF 66%（Simpson 法），LADs 20 mm, TMF: E 89 cm/s, A 60 cm/s, Dct 160 ms, 三尖弁輪移動距離（tricuspid annular plane systolic excursion: TAPSE）21 mm, 下大静脈径 14×8 mm, 呼吸性変動を認めます．心囊液・胸水貯留はありません．

図表 9-4　来院時血液検査

WBC	5700/μL	Na	141 mEq/L	UA	3.8 mg/dL
Neut	↑72.8%	K	3.9 mEq/L	PT-INR	1.11
Lymp	↓18.3%	Cl	104 mEq/L	APTT	35秒
Mono	8.2%	BUN	9 mg/dL	D dimer	1.5 μg/mL
Eos	↓0.4%	Cre	0.61 mg/dL	TSH	0.57 U/mL
Baso	0.3%	Glu	108 mg/dL	BNP	↑19.1 pg/mL
RBC	462万/μL	TP	7.8 g/dL		
Hgb	13.8 g/dL	ALB	4.7 g/dL		
Hct	42.0%	T-Bil	0.4 mg/dL		
PLT	18.8万/μL	AST	↑84 U/L		
		ALT	15 U/L		
		LDH	↑316 U/L		
		γGTP	20 U/L		
		CPK	↑615 U/L		
		CKMB	↑46 U/L		
		Trop T	↑1.820 ng/mL		
		CRP	↑1.46 mg/dL		

胸部 X 線写真でも肺野に浸潤影やうっ血像はありません．

血液検査の結果が出たね（図表 9-4）．

心筋マーカーは上昇していますね．他は軽度の炎症反応があるくらいですね．

胸痛，発熱と炎症反応上昇に加えて，心電図変化，心筋マーカーの上昇から心膜炎・心筋炎と診断してよさそうですね．

現時点では臨床的な心不全の合併はなく，心機能も正常です．心筋炎の臨床像としては軽いのでしょうか．

うーん，確かに心機能低下ははっきりしないね．でも心筋炎の一部は重症化するから，まだまだ油断ならないと思うんだよね．それと一応，ガイドライン上は急性冠症候群を除外せよ，となっている．

今から冠動脈造影を施行することになりますね．

造影の結果，急性冠症候群が否定されたら入院病棟は一般病棟でいいですか？

いや，CCUにしよう．

急性心筋炎はどんどん悪くなる症例がいますからね．今の時点では特に経過観察しかないですけど，すぐに対応できるCCUに1日だけでもいてもらいましょう．

カテーテル室は入室可だそうです．移動します．

④ 冠動脈造影後，CCU入室（16：30）

冠動脈の狭窄病変はありませんでしたね（図表9-5）．他の臨床所見も合わせて，これで急性冠症候群は完全に除外してよいと思います．

今ふと思ったのですが，心筋生検って心筋炎の確定診断にもなり，かつステロイドなど特異的な治療が存在する心筋炎を鑑別することもできるので，冠動脈造影と一緒に実施してもよかったのではないですか？

それは良い質問だね．確かに心筋生検は心筋の炎症の有無を直接確認できるので診断にも治療方針決定にも非常に有用であるけど，心筋炎全例に行うことはないなぁ．この患者の心機能は良好で，臨床的に心不全症状・所見もないからね．今の時点では注意深く経過を観察していく，という治療方針になるからね．

心筋マーカー，心電図，そして心エコーは定期的にフォローアップしましょう．ポンプ不全のサインが出てきた時はすぐにアクションを起こさないと取り返しのつかないことになるからね．慎重に経過をみていきましょう．

⑤ 第2病日（8：00）

特に変わりなく一晩が経過しました．あれ？　唐辛子先生はまだ来ていないですね？

図表 9-5　冠動脈造影

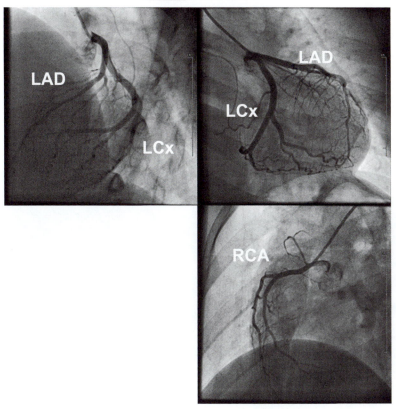

すぐ来るよ，続けて．

本日朝のバイタルサインは血圧 100/62 mmHg，心拍数 100/min，呼吸数 16/min，SpO_2 96％（室内気），体温 38.5℃です．尿量も保たれていますが，食欲はありません．まだ解熱しませんね．
心電図は大きく変わってはいません（図表 9-6）．まだ ST 上昇したままです．
心エコーしました（図表 9-7）．こちらもほとんど昨日と変化していないと考えます．心嚢液の増加や壁厚の増大は明らかではありません．

図表 9-6 第 2 病日の 12 誘導心電図

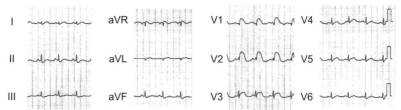

図表 9-7 第 2 病日の心エコー

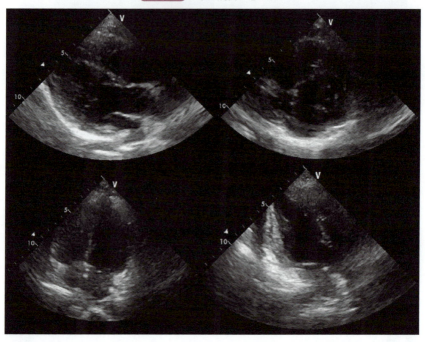

 そうだなぁ．本人の症状はどうなってる？

 胸痛は少し軽減しています．全身倦怠感は変わらず，食事もほとんど摂れていません．あ，唐辛子先生来られましたね．

すみません，ギリギリセーフですね．

アウトだけどね．

本日の血液検査は…（図表9-8）．

まず真っ先に血液検査をみようとする．悪い癖がついているな．

まだ心筋マーカーは上昇していますね．これらは入院時からずっと高値のまま推移しています（図表9-9）．臨床的には心不全症状・所見はなく，心機能低下も明らかではないので，まだ今日もこのまま経過観察ですね．

昨日から良くもなっていない，悪くもなっていないということか．心筋マーカーがずっと上昇したままってのがすごく気になるぁ．心筋障害はかなり重篤になる可能性が高いよ，急変するかもしれない．

図表 9-8　第2病日血液検査

WBC	4500/μL	Na	↓135 mEq/L
Neut	57.3%	K	3.9 mEq/L
Lymp	12.5%	Cl	102 mEq/L
Mono	↑11.1%	BUN	11 mg/dL
Eos	↓1.7%	Cre	0.65 mg/dL
Baso	0.4%	Glu	90 mg/dL
RBC	409万/μL	TP	↓6.6 g/dL
Hgb	12.5 g/dL	T-Bil	0.2 mg/dL
Hct	37.3%	AST	↑125 U/L
PLT	↓14.3万/μL	ALT	19 U/L
		LDH	↑396 U/L
		CPK	↑1022 U/L
		CKMB	↑46 U/L
		Trop T	↑2.880 ng/mL
		CRP	↑2.10 mg/dL

図表 9-9　心筋マーカーの推移

	第1病日 15：00	第1病日 18：00	第1病日 21：00	第2病日 0：00	第2病日 3：00	第2病日 6：00
CPK	615	609	747	837	926	1022
CKMB	46	42	44	43	43	46
TropT	1.820		2.530			2.880

⑥ 第2病日（13：00）

どうした？　何かあったの？

いやぁ，昼食後に嘔吐があって．入院してからほとんど食事できていないのですが，先ほど頑張って少し食事してみたらすぐ嘔吐しちゃって．ただ今は軽度の全身倦怠感が残っているくらいで，むしろ楽になったと．

低心拍出症候群が気になるね．バイタルサインは確かに変わっていないし，血液ガス分析でも pH 7.500, $PaCO_2$ 32.2 mmHg, PaO_2 70.0 mmHg, HCO_3^- 24.5 mmol/L, Lac 9.8 mg/dL と大きく変化はないか．

エコーをみてみようか．エコーも変わっていなかったらひとまず様子をみよう．

エコーも変わっていないようですね…．しっかり左室も右室も動いていますし．

他の所見が変わっていなくても嘔吐を繰り返すようだったら迷わず肺動脈カテーテルでの評価を行うこととしよう．心電図から予想すると，この患者の心機能低下は右心系から起こってくる可能性があるね．

今日，明日がヤマですかね…．乗り切れればよいですけど．

⑦ 第 3 病日（8：00）

さて，第 3 病日のプレゼンを始めます．

なんだね，君は．突然朝早くきて．

昨日は昼食後の嘔吐以降の症状の増悪はありませんでした．夕食は食欲がなく全く食べませんでしたけど．今朝から体温は 39.6℃に上昇しています．全身倦怠感は持続しています．

すごく気になる所見があって，先ほどこのような心電図になりました（図表 9-10）．

電気的交互脈じゃないか．ついに心嚢液が出てきたのか？

電気的交互脈は 20 分持続し，その後消失しています（図表 9-11）．しかしこの心電図を入院時と比較すると明らかに低電位になっています．

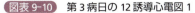

図表 9-10　第 3 病日の 12 誘導心電図 1

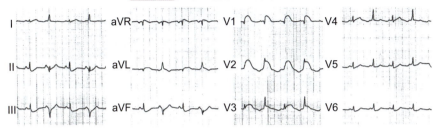

図表 9-11　第 3 病日の 12 誘導心電図 2

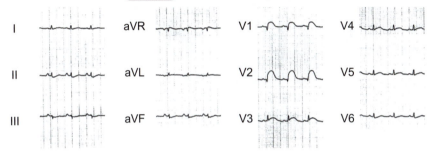

心エコーでは LVEF は 50％と昨日からごく軽度の低下ですが，右室の収縮が明らかに悪くなってきています（図表 9-12）．

ついに心機能が落ち始めたね．臨床的に心不全症状・所見が出てきている？

症状は一貫して軽度の胸痛と全身倦怠感のみです．39℃以上の発熱以外はバイタルサインにも変化はなく，尿量も維持されています．X 線写真での肺うっ血の出現もありません．血液検査では心筋マーカーのさらなる上昇はあります（図表 9-13）．AST，ALT，LDH は心筋由来か肝障害か判断が難しいところもありますが，腎傷害は明らかではありません（図表 9-14）．血液ガス分析では pH 7.418，$PaCO_2$ 30.4 mmHg，PaO_2 100 mmHg，HCO_3^- 20.9 mmol/L，Lac 18.20 mg/dL と HCO_3^- は徐々に低下，乳酸値も上昇傾向にあります．

図表 9-12　第 3 病日の心エコー

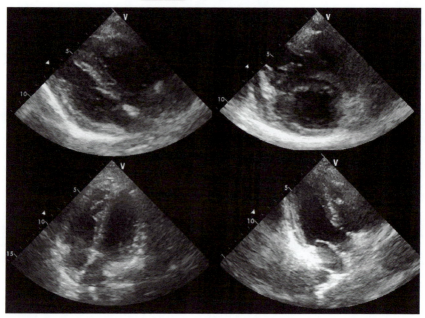

アクションを起こ
そう．カテーテル
室を準備，心筋生
検と肺動脈カテー
テル留置を行う．
場合によっては補
助循環を導入す
る．本人と家族へ病状説明を！

図表 9-13　心筋マーカーの推移 2

	第 2 病日 12：00	第 2 病日 18：00	第 2 病日 21：00	第 3 病日 6：00
CPK	1207	1486	1721	2068
CKMB	57	60	78	132
TropT				5.930

右心系がかなり悪いのもしれません．IABP 単独での管理は無理でしょうね．

劇症型心筋炎は著しく両心室の機能低下をきたすので IABP だけでは管理できないことが多いよね．しかも今回は右心系が優位に障害されている可能性もありそうだし，PCPS が必要になる可能性が高そうだね．

どうした？　一撃先生．

…患者本人がカテーテルしたくないって言ってます．

20歳の女性がカテーテルしたいなんて言うわけないだろう．しっかり必要性を説明してこい．確実に悪化の経過を辿っている心筋炎だ．これ以上のんびりしていると手遅れになるぞ．

図表 9-14　第3病日血液検査

WBC	4600/μL	Na	↓134 mEq/L
Neut	57.5%	K	4.3 mEq/L
Lymp	↓29.4%	Cl	100 mEq/L
Mono	↑12.5%	BUN	20 mg/dL
Eos	↓0.3%	Cre	0.69 mg/dL
Baso	0.3%	Glu	98 mg/dL
RBC	393万/μL	TP	↓6.4 g/dL
Hgb	↓11.8 g/dL	ALB	↓3.0 g/dL
Hct	35.8%	T-Bil	0.3 mg/dL
PLT	↓11.1万/μL	AST	↑240 U/L
		ALT	↑42 U/L
		LDH	↑765 U/L
		CPK	↑2068 U/L
		CKMB	↑132 U/L
		Trop T	↑5.930 ng/mL
		CRP	↑2.14 mg/dL

僕も一緒に病状説明してきます．

⑧ 第3病日カテーテル室（10：00）

心筋生検が終わりました．病理部に迅速での評価もお願いしてきました．

肺動脈カテーテルの所見です．血圧120/86 mmHg，心拍数108/min，肺動脈楔入圧12 mmHg，肺動脈圧18/12（16）mmHg，右室圧20 mmHg（拡張末期圧14 mmHg），右房圧12 mmHg，SaO$_2$ 98%，SvO$_2$ 52%，心係数1.78 L/min，1回拍出量係数16.5 mL/minです．

完全に低心拍出症候群の状態だな．やっぱり右心系が悪い．右房圧が高値なのに肺動脈楔入圧は高くない．

この血行動態ならIABPを入れても効果ないでしょうね．強心薬を使って，効果なければPCPSですね．

カテーテル室でドブタミン3γを開始しよう．少し様子をみてCCUへ帰室だ．ドブタミンの効果をみている間，砂漠の泉先生と話をしたい．ここに呼んでくれ．

肺動脈カテーテル所見は予想以上に悪いですね．

劇症型心筋炎だな．右心系からやられたんだろう，若年で臓器障害が出現しにくく，なかなか評価が難しかったな．昨日の嘔吐も低心拍出症候群の症状だったのかもなぁ．

でも昨日はまだしっかり左室も右室も動いていましたからね．あの時点で肺動脈カテーテルをしても低心拍出状態は認められなかったかもしれません．

砂漠の泉先生が来られました．

砂漠の泉先生：劇症型心筋炎かぁ…この心電図変化は珍しいね．右心系が悪いの？

そうですね，左室はまだ動いているんですよ．肺動脈楔入圧と右房圧はほぼ同圧ですね．

それでドブタミン使っているのか？

3γから開始していますけど，これで乗り切れるかわかりません．心筋マーカーは入院時からずっと上昇しっぱなしです．発熱も38℃以下になることはありません．

これでうまくいかなかったらPCPSかな．

そうですね，PCPSがよく効く血行動態だと思います．

ドブタミン3γを開始して30分が経過しました．心拍数は100/minと大きく変わりはないのですが，肺動脈楔入圧13 mmHg，右房圧11 mmHgの状態で，SvO_2は60％，心係数2.10 L/min，1回拍出量係数21.0 mL/minまで改善しています．倦怠感もずいぶん改善しているよ

うです.

思いのほかドブタミンで効果が出ましたね.

一旦ここで CCU へ戻りましょうか. これで乗り切れるといいですね.

ひとまず今は落ち着いたけど, まだ病勢は下り坂だ. すぐ悪くなるかもしれない. 一撃先生, 今日はずっと患者についててくれ.

また PCPS 回った時はいつでも連絡を. この患者はまだまだ先の補助循環まで適応があるだろうからね. じゃ, 今から 1 件手術があるから行ってくるよ.

⑨ 第 3 病日 CCU（15：00）

ラヂオ頭先生！ VT が出ました！ （図表 9-15）意識はありますが血圧は 80/40 mmHg です.

VT 直前までの血行動態は悪化なかった？

全身倦怠感の症状は少し改善し, SvO_2 は 55〜60％ で推移していました. ただ心拍数は低下せず, 100〜110/min の範囲を推移していました.

とりあえず鎮静して同期下カーディオバージョンをしよう.

図表 9-15　第 3 病日 CCU 帰室後の 12 誘導心電図

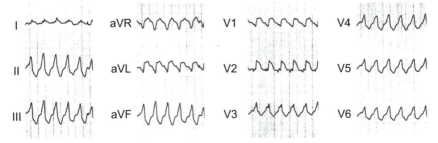

あ,自然に VT は止まりましたね.洞調律に戻りました.血圧も 100/70 mmHg まで改善しています.

血液ガス分析と,もう一度心エコーをみてみよう.しかしもうドブタミンで粘るレベルではないね.

pH 7.520, PaCO$_2$ 23.3 mmHg, PaO$_2$ 100 mmHg, HCO$_3^-$ 18.8 mmol/L, Lac 20.20 mg/dL です.呼吸数が 20/min を超えています.心エコーでは VT 直後の影響もあるかもしれませんが,左室も右室も収縮が明らかに悪くなっています.LVEF は 30%.壁厚も 10 mm 近いでしょうか.入院時と比べると少しずつ厚くなっていると思います(図表 9-16).

血圧 110/80 mmHg,心拍数 110/min で大きく変わらないものの,肺動脈楔入圧は 16 mmHg,右房圧 15 mmHg,SvO$_2$ 50.2%です.肺動脈楔入圧と右房圧はともに上昇,SvO$_2$は低下を始めています.明らかに低心

図表 9-16　第 3 病日 VT 後の心エコー

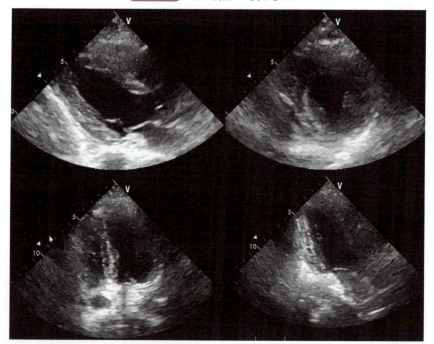

拍出が進行しています．ひとまずドブタミンを6γへ増量します．PCPSを導入しよう．ここまで左室も低下すればIABPの併用がいいだろうね．

カテーテル室の準備ができました．行きましょう！

⑩ PCPS導入後CCU（16：00）

PCPSとIABPを挿入後（図表9-17），CCUへ帰室しました．脱血管・送血管は右大腿動静脈へ挿入しました．挿入後右足の冷感が出現し足背・後脛骨動脈の触知が不良となったために，右浅大腿動脈に4Frシースを挿入し送血管からバイパスを送っています（図表9-18）．バイパス作成後には冷感は改善しています．

よし，ではPCPSの管理をチェックしていこう．管理中のチェックポイントは①PCPSの適応となった病態の原因除去，②PCPSの効果，③PCPSの合併症・トラブルだ．まずは①PCPSの適応となった病態の原因除去，はできているだろうか．

劇症型心筋炎を基礎心疾患とした心原性ショックがPCPSの適応となった病態です．劇症型心筋炎の診断については，本日心筋生検を施行

図表9-17　PCPS挿入

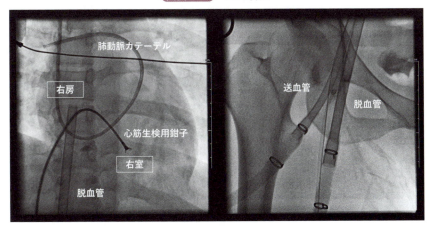

図表 9-18 浅大腿動脈バイパス作成

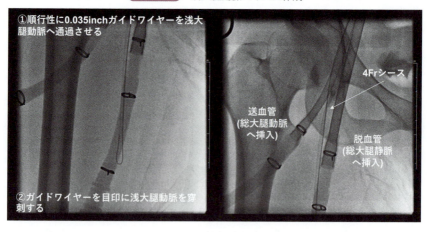

しました．心筋内はリンパ球の浸潤が多数みられ，好酸球や巨細胞はみられません．典型的なリンパ球性心筋炎の病理像と考えられます．特異的な治療はないため，現時点ですぐに根治的で効果的な治療ができるわけではありません．

そうだね．残念ながらすぐに回復する見込みはなさそうだ．PCPS と IABP で時間を稼ぎながら自己心の回復を待つことになるね．では，② PCPS の効果は十分に発揮されているだろうか．ここでは（A）心機能の回復と（B）臓器障害の改善に注目しよう．まずは（A）心機能の回復はどうだろう．

PCPS と IABP，そしてドブタミン 6γ は継続のままで管理しています．PCPS の回転数は 2940 rpm，補助流量は 3.0 L/min です．人工肺の PO_2 は 353.4 mmHg，右橈骨動脈の PaO_2 は 213.4 mmHg．$ETCO_2$ は 28 mmHg です．

mixing zone は上行大動脈付近まで近づいているな．これからもっと心機能が落ちて mixing zone が大動脈基部まで近づいてくるかもしれない．この感じだと左室駆出時間は短いだろうな．

はい，LVETc で 180 ms です．VTI も 5.3 cm．自己心の回復はまだまだです．その他，心係数は 1.1 L/min，SvO_2 は 65％です．

どの心機能回復パラメーターもまだ自己心の十分な回復を示していないね．ただ，PCPS の流量補助によってひとまず循環動態の維持が達成できていれば問題ないわけだ．臓器障害の指標はどうだろう．

呼吸数は 14/min に落ち着きました．pH 7.347，$PaCO_2$ 42.8 mmHg，HCO_3^- 22.9 mmol/L，Lac 13.7 mg/dL と乳酸値も正常範囲まで戻っています．尿量も 60 mL/h と増加しました．現時点で判断できる臓器障害はないようです．

自己心の回復は不十分だけど，PCPS によって循環維持はできているようだね．では，③ PCPS の合併症・トラブルはどうだろう．

下肢の虚血は先ほどの浅大腿動脈へのバイパスで解決しています．脱血管，送血管の刺入部も心停止せずにショックの状態で穿刺できたこともあり，出血や血腫形成はありません．現時点では輸血は行わずに補液だけで管理できています．気管挿管はしていないので，意識清明であることはしっかり確認できます．

まだ PCPS を導入したばかりだけど，PCPS の合併・トラブルは起こっていないようだね．

まだ気管挿管・人工呼吸器管理は行わないのですか？

おそらくこの経過では PCPS では救命できないかもしれない．長期的には VAD が必要な可能性があるので，ここでしっかり説明しておこう．

若年のポンプ不全で，まだ先の補助循環の選択肢もあるからね．できればしっかり病状説明や意思確認をしたかったんだ．十分にインフォームドコンセントを行って今後の見通しができたら，気管挿管して人工呼吸器管理をしましょう．

1　心筋炎と心膜炎の区別

ST 上昇，心膜摩擦音，心嚢液貯留は古典的な心膜炎の所見とされています．ま

た心筋炎では心筋マーカーの上昇（心筋トロポニン，CKMB）や新規の壁運動低下が特異的です．心膜炎と心筋炎の両者はよく合併し，心膜炎が主体で心筋炎を合併していると考えられる時は myopericarditis（心筋心膜炎），心筋炎が主体で心膜炎を合併していると考えられる時は perimyocarditis（心膜心筋炎）と表現します．

　心筋炎の病因による分類を図表 9-19 に示します．多くは感染が原因であり，ウイルス，特にコクサッキー B（エンテロウイルス），アデノウイルス，パルボウイルス B19 が多く，その他細菌やリケッチア，クラミジア，スピロヘータ，マイコプラズマ，真菌，原虫，寄生虫などが知られています．

　心筋炎の確定診断が心筋生検に依存するため，心筋生検の施行頻度で発生率が変わったり，母集団が影響を受けてしまったりすることが心筋炎の統計学的な問題点の一つであるといわれています．若年者の突然死における心筋炎の割合は 2〜42％と大きくばらつきがあります[1,2]．また慢性経過を辿るものもあり，原因が同定できていない非虚血性拡張型心筋症の 9〜16％の心筋組織に心筋炎の所見が認められたと報告されています[3,4]．このように，拡張型心筋症と診断されているものの中に，慢性心筋炎が含まれているという事実は古くから知られています．

　急性心筋炎は基本的には予後が良好な疾患ですが，一部は劇症化します．定義は定まっていませんが，補助循環を要した心筋炎はもちろん，強心薬を要する心筋炎を劇症型心筋炎とする場合もあります．そのため，2015 年の ESC の心膜疾患のガイドライン[5]では，心筋炎患者は原則入院とし，経過観察を行うことを Class I，LOE C としています．

> **Point**
> - ST 上昇，心膜摩擦音，心嚢液貯留は心膜炎の所見と考える．
> - 心膜炎が主体で心筋炎を合併していると考えられる時は myopericarditis（心筋心膜炎），心筋炎が主体で心膜炎を合併していると考えられる時は peri-myocarditis（心膜心筋炎）と呼ぶ．
> - 拡張型心筋症の病理所見で炎症が同定されるものがある．

図表 9-19　心筋炎の病因（Eur Heart J. 2013; 34: 2636-48[6]より作成）

1．感染性心筋炎	
細菌性	*Staphylococcus*, *Steptococcus*, *Pneumococcus*, *Meningococcus*, *Gonococcus*, *Salmonella*, *Corynebacterium diphtheriae*, *Haemophilus influenzae*, *Mycobacterium*（*tuberculosis*）, *Mycoplasma pneumoniae*, *Brucella*
スピロヘータ	*Borrelia*（Lyme 病）, *Leptospira*（Weil 病）
真菌	*Aspergillus*, *Actinomyces*, *Blastomyces*, *Candida*, *Coccidioides*, *Cryptococcus*, *Histoplasma*, *Mucormycoses*, *Nocardia*, *Sporothrix*
原虫	*Trypanosoma cruzi*, *Toxoplasma gondii*, *Entamoeba*, *Leichmania*
寄生虫	*Trichinella spiralis*, *Echinococcus granulosus*, *Taenia solium*
リケッチア	*Coxiella burnetii*（Q 熱）, *R. rickettsia*（ロッキー山広範熱）, *R. tsutsugamushi*
ウイルス	RNA viruses：coxsackieviruses A and B, echoviruses, polioviruses, influenza A and B viruses, respiratory syncytial virus, mumps virus, measles virus, rubella virus, hepatitis C virus, dengue virus, yellow fever virus, Chikungunya virus, Junin virus, Lassa fever virus, rabies virus, human immunodeficiency virus-1 DNA viruses：adenoviruses, parvovirus B19, cytomegalovirus, human herpes virus-6, Epstein-Barr virus, varicella-zoster virus, herpes simplex virus, variola virus, vaccinia virus
2．免疫異常が関連する心筋炎	
アレルゲン	破傷風トキソイド，ワクチン，血清病 薬剤：ペニシリン，セファクロル，コルヒチン，フロセミド，イソニアジド，リドカイン，テトラサイクリン，スルホンアミド，フェニトイン，フェニルブタゾン，メチルドパ，サイアザイド，アミトリプチリン
同種抗原	心臓移植の拒絶反応
自己抗原	リンパ球性・巨細胞性 全身性エリテマトーデス，関節リウマチ，Churg-Strauss 症候群，川崎病，炎症性腸疾患，強皮症，多発筋炎，重症筋無力症，インスリン依存型糖尿病，甲状腺中毒症，サルコイドーシス，Wegener 肉芽腫，リウマチ熱
3．中毒性	
薬物	アンフェタミン，アントラサイクリン，コカイン，シクロフォスファミド，エタノール，フルオロウラシル，リチウム，カテコラミン，ヘマチン，インターロイキン 2，トラスツズマブ，クロザピン
重金属	銅，鉄，鉛
その他	サソリ，ヘビ，クモ，蜂，一酸化炭素，吸入抗原，リン，ヒ素，アジ化ナトリウム
ホルモン	褐色細胞腫，ビタミン欠乏（beri-beri）
物理的刺激	放射線，電撃

2　心筋炎の診断に必ず心筋生検は必要か

心筋炎は組織学的特徴からリンパ球性，巨細胞性，好酸球性，肉芽腫性心筋炎に分類されます（図表 9-20）．ウイルス感染はリンパ球性が多く，薬物や物理的刺激，代謝・免疫異常では非リンパ球性が多くなります．

図表 9-20　心筋炎の組織学的分類
・リンパ球性 ・巨細胞性 ・好酸球性 ・肉芽腫性

急性期に心筋生検を施行する方が診断価値が高いのですが，外注検査になる施設も多く，なかなか急性期治療の現場に直結できないこともあるのが現状です．またサンプリングエラーの点で，心筋生検は採取部位，採取標本の個数，採取時期によって偽陰性となることもあります．検体は 1～2 mm のサイズを 3 つ以上採取することが望ましいとされています[6]．

しかし，組織学的に心筋炎の所見を認めると確定診断になるばかりでなく，ステロイドや免疫抑制療法の選択を決定することが可能なため，得られる情報は非常に大きいものがあります．

巨細胞性心筋炎は劇症化しやすく，非常に予後が不良の心筋炎です．免疫学的異常を示す全身疾患，例えば炎症性腸疾患や重症筋無力症などに合併したり，薬剤によるアレルギー機序でも巨細胞が出現したりします．心サルコイドーシスとの鑑別では，巨細胞性心筋炎はリンパ球や好酸球の浸潤が多く，壊死所見も高度である一方で，心サルコイドーシスは間質線維化が強く，類上皮細胞肉芽腫形成が多くみられます．巨細胞性心筋炎は治療は強力な免疫抑制療法が必要で，ステロイドに加えて免疫抑制剤を併用することが多いです．

また好酸球性心筋炎は重症例にはステロイドの適応になります．好酸球増多症候群（hypereosinophilic syndrome: HES）のように好酸球浸潤によって全身臓器障害を起こすものでは末梢血の好酸球数は上昇していることが多く，1500/μL 以上といわれています．

一般的に好酸球増多症は 500/μL 以上と定義されますが，好酸球増多の原因の鑑別は好酸球数に依存していることが多く，HES では好酸球数は 5000/μL を超える重症好酸球増多症のことが多くなります．しかし，好酸球性心筋炎全体でみ

てみると，末梢血の好酸球数が上昇していない症例も多く存在し，好酸球性心筋炎の診断は末梢血の好酸球数だけで判断できないことを知っておく必要があります．

以上から，治療のアクションが変わる巨細胞性心筋炎と好酸球性心筋炎の診断は臨床的には非常に重要であり，その鑑別は心筋生検に依存します．急性期に心筋生検を行う一番の意義は，この免疫抑制療法が必要な病態かどうかを判断するために行うのです．

近年のガイドラインやコンセンサスでは積極的な心筋生検による診断を推奨している傾向にあります[5,6)]が，一方で予後が良好な心筋心膜炎や，症状や左室機能低下のない心筋炎に対しては心筋生検が必要ないとも言われています[5,6)]．

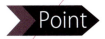

- 巨細胞性心筋炎，好酸球性心筋炎は免疫抑制療法の適応となるため，心筋生検の診断的価値が非常に高い．
- 好酸球性心筋炎では，末梢血の好酸球増多は必ずしもみられない．

3 心筋炎の心電図

心筋炎患者の心電図は異常をきたすことが多いのですが，どの所見も心筋炎に特異的ではありません．しかしST上昇については，虚血によるST上昇が凸状（convex）であることに対して，心筋炎のST上昇は凹型（concave）であり，またST上昇の範囲は広範で鏡面像がないことが多いといわれています．

また186例の心筋炎患者の心筋生検前の心電図所見に注目した報告があります[7)]．平均55.1カ月追跡し，心臓死と心臓移植を一次エンドポイントとしました．QRS幅が正常（＜120 ms）であった患者（158例）のうち15.8％がイベントを起こした一方で，QRS幅が拡大（≧120 ms）した患者（21例）のうち42.8％がイベントを起こしました（ハザード比3.43, 95％信頼区間1.78-6.01, $p<0.001$）．多変量解析においてQRS幅の拡大は有意な予後予測因子でした（ハザード比2.83, 95％信頼区間1.07-7.49, $p=0.012$）．一方でQ波や再分極障害はイベント

と相関なく，また生検病理所見との関連もありませんでした．

　ST 上昇と心筋マーカーの上昇を認めた心筋炎疑いの患者に対して，冠動脈疾患を完全に除外できない場合があります．2015 年の ESC の心膜疾患のガイドライン[5]では，心筋炎を疑う患者に対して，（臨床状況や冠危険因子の評価によるが）急性冠症候群を除外する目的で冠動脈造影を推奨することは Class I，LOE C としています．

　また今回の症例実況中継では心筋炎が劇症化していく過程で，電気的交互脈（electrical alternans）がみられました．電気的交互脈は 1 拍毎に心臓の電気活動が変化する現象で，心タンポナーデの際に出現することは古くから知られています[8]．1 拍毎に心臓の解剖学的な位置が変化するために起こる現象ですが，不応期の長さや心拍出量の変化によっても生じると考えられています．実際，この電気的交互脈は心室性不整脈のリスクになっているという報告もあります[9]．

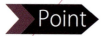

- 心筋炎において QRS 幅拡大は予後規定因子である．
- 急性冠症候群の除外のため原則冠動脈造影が必要になる．

4　免疫グロブリンとステロイド

　高用量の免疫グロブリンはこれまでも心筋炎に対しても慣習的に使用されてきました．理論的には免疫グロブリンの Fc 部分がマクロファージの抑制性 Fc 受容体と結合し免疫応答を抑制することが期待されること，ウイルス駆除そのものにも有効であると考えらえることから，ウイルス性，免疫異常関連性の心筋炎ともに有効である可能性が考えられています．

　2001 年に報告された IMAC 試験[10]では，6 カ月以内に症状が出現した拡張型心筋症患者 62 例（LVEF≤40％）に対して 2 g/kg の免疫グロブリンとプラセボを投与する群に割り付けしました．全患者に心筋生検が施行され，16％に心筋炎所見が認められました．一次エンドポイントは 6，12 カ月後の LVEF の変化としましたが，免疫グロブリンの投与によって LVEF の有意な改善は得られませんでした．

図表 9-21　心筋炎・拡張型心筋症に対する免疫抑制療法

臨床試験	年 著者	試験の型	患者数	診断	一次エンドポイント	結果
拡張型心筋症患者に対するプレドニゾロン試験	1989 Parrillo	RCT	102	"反応性"と"非反応性"DCM（n=60 vs 42）	3カ月後のLVEF，左室拡張末期径低下，運動耐容能改善	Favorable
MTT	1995 Mason	RCT	111	生検で証明された急性心筋炎	6カ月後のLVEF	Neutral
巨細胞性心筋炎の治療に関する試験	2008 Cooper	Prospective	11	巨細胞性心筋炎（自己免疫性）	1年後の生存率	Favorable
	2003 Frustaci	Prospective	41	急性心筋炎・慢性心不全	1年後のLVEF	非ウイルス・自己抗体陽性型においてFavorable
	2001 Wojnicz	RCT	84	生検でHLA高値が証明された炎症性DCM	3カ月後のLVEF	Favorable
TIMIC	2009 Frustaci	RCT	85	非ウイルス性炎症性DCM	6カ月後のLVEF	Favorable

（Eur Heart J. 2013; 34: 2636-48[6]より作成）

　これまでも質の高い研究はなく，現時点で免疫グロブリン投与を推奨するエビデンスはありません．2013年のESCグループのコンセンサス[6]においても免疫グロブリンの投与は推奨していません．

　免疫抑制療法については，ステロイド単独，アザチオプリンとステロイドの併用，もしくはシクロスポリンA，アザチオプリン，ステロイドの併用などが知られています．図表9-21はこれまで行われた心筋炎もしくは拡張型心筋症に対する免疫抑制療法の臨床試験をまとめたものです．免疫抑制療法が有効であったと考えらえる病態は主に慢性の非ウイルス性の巨細胞性心筋炎，または非ウイルス性で自己抗体陽性の自己免疫性の急性心筋炎です．一方でMMT試験[3]では病因の確定していない心筋炎に対しては有効性を示すことはできず，心筋炎に対する

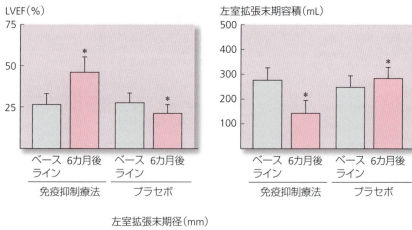

図表 9-22　TIMIC 試験
（Eur Heart J. 2009; 30: 1995-2002[11]より作成）

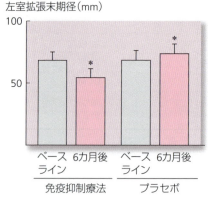

ステロイド使用に警鐘を鳴らす結果となっています．2009 年に報告された TIMIC 試験[11]は単施設の研究ですが二重盲検ランダム化試験であり，6 カ月以上の経過のある左室収縮不全（LVEF＜45％）で，心筋生検で活動性のリンパ球性心筋炎の所見が得られ，かつ非ウイルス性であることが証明された患者を対象に，プレドニゾロン（1 mg/kg/day を 4 週間，その後 0.33 mg/kg/day を 5 カ月間）とアザチオプリン（2 mg/kg/day を 6 カ月）投与する群とプラセボを投与する群を比較しました．一次エンドポイントである 6 カ月後の LVEF は免疫抑制療法群では有意に低下し，また左室拡張末期容積・径は有意に減少しました．プラセボ群

はこれらの指標はむしろ有意に増悪しています（図表9-22）．一方で免疫抑制療法による主要な副作用は認めませんでした．今後は大規模で質の高い研究が行われることが期待されています．

　現時点では，非感染性の巨細胞性心筋炎・好酸球性心筋炎・自己抗体陽性の自己免疫性の急性心筋炎がステロイドの良い適応と考えられます．

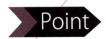
- 心筋炎において免疫グロブリンの投与は推奨されない．
- 非感染性の巨細胞性心筋炎・好酸球性心筋炎・自己抗体陽性の自己免疫性の急性心筋炎がステロイドの良い適応．

文献

1) Gore I, Saphir O. Myocarditis; a classification of 1402 cases. Am Heart J. 1947; 34: 827-30.
2) Basso C, Calabrese F, Corrado D, Thiene G. Postmortem diagnosis in sudden cardiac death victims: macroscopic, microscopic and molecular findings. Cardiovasc Res. 2001; 50: 290-300.
3) Mason JW, O'Connell JB, Herskowitz A, Rose NR, McManus BM, Billingham ME, et al. A clinical trial of immunosuppressive therapy for myocarditis. The Myocarditis Treatment Trial Investigators. N Engl J Med. 1995; 333: 269-75.
4) Felker GM, Hu W, Hare JM, Hruban RH, Baughman KL, Kasper EK. The spectrum of dilated cardiomyopathy. The Johns Hopkins experience with 1,278 patients. Medicine (Baltimore). 1999; 78: 270-83.
5) Adler Y, Charron P, Imazio M, Badano L, Baron-Esquivias G, Bogaert J, et al. 2015 ESC Guidelines for the diagnosis and management of pericardial diseases: The Task Force for the Diagnosis and Management of Pericardial Diseases of the European Society of Cardiology (ESC) Endorsed by: The European Association for Cardio-Thoracic Surgery (EACTS). Eur Heart J. 2015; 36: 2921-64.
6) Caforio AL, Pankuweit S, Arbustini E, Basso C, Gimeno-Blanes J, Felix SB, et al. Current state of knowledge on aetiology, diagnosis, management, and therapy of myocarditis: a position statement of the European Society of Cardiology Working Group on Myocardial and Pericardial Diseases. Eur Heart J. 2013; 34: 2636-48, 2648a-2648d.
7) Ukena C, Mahfoud F, Kindermann I, Kandolf R, Kindermann M, Bohm M. Prognostic electrocardiographic parameters in patients with suspected myocar-

ditis. Eur J Heart Fail. 2011; 13: 398-405.
8) Jehangir W, Osman M. Images in clinical medicine. Electrical alternans with pericardial tamponade. N Engl J Med. 2015; 373: e10.
9) Rosenbaum DS, Jackson LE, Smith JM, Garan H, Ruskin JN, Cohen RJ. Electrical alternans and vulnerability to ventricular arrhythmias. N Engl J Med. 1994; 330: 235-41.
10) McNamara DM, Holubkov R, Starling RC, Dec GW, Loh E, Torre-Amione G, et al. Controlled trial of intravenous immune globulin in recent-onset dilated cardiomyopathy. Circulation. 2001; 103: 2254-9.
11) Frustaci A, Russo MA, Chimenti C. Randomized study on the efficacy of immunosuppressive therapy in patients with virus-negative inflammatory cardiomyopathy: the TIMIC study. Eur Heart J. 2009; 30: 1995-2002.

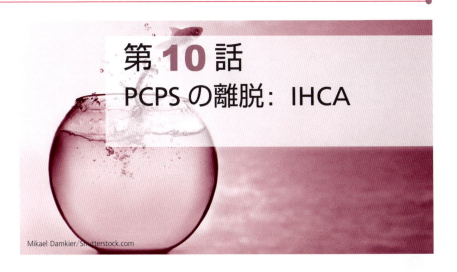

第10話
PCPS の離脱：IHCA

それでは，補助循環管理の最大の山場である PCPS の離脱の実際に症例実況中継で学んでいきたいと思います．

症例実況中継 ⑥

① 第3病日（8：00）

一撃：院内心停止の 66 歳男性．運動負荷時の ST 低下から無症候性心筋虚血が疑われ，冠動脈造影目的で入院していました．入院中のモニターで VF が確認され，看護師が訪室し，直ちに心肺蘇生が開始されました．胸骨圧迫 20 分で ROSC を得ましたがショックが遷延し，カテーテル室で PCPS が導入されました．ROSC 後の 12 誘導心電図では aVR 誘導の ST 上昇と広範の ST 低下を認め（図表 10-1），引き続き冠動脈造影を施行されています．

唐辛子：PCPS 駆動後の冠動脈造影（図表 10-2）では，右冠動脈中間部での閉塞，左冠動脈前下行枝はびまん性に 75〜90％の狭窄，回旋枝も近位部，後側壁枝に 90％の狭窄を認めました．また左冠動脈から右冠動脈へ側副血行路を認めています．

図表 10-1　ROSC 後の 12 誘導心電図

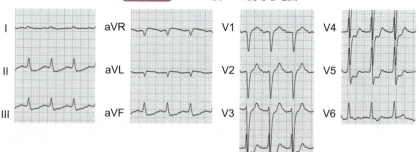

 ラヂオ頭先生：この時の意識レベルはどうだった？

 GCS E1VTM2 です．昏睡のままでした．

 PCPS を導入した後で，引き続き PCI に移行しています．心停止時間も 20 分で初期波形が VF．心停止から心肺蘇生までほとんど時間のロスがないことから脳蘇生は十分に期待できると予想されました．

 こういう状況での PCI はどこから手を付けるか悩みますね．

 ST 上昇ではないので特に右冠動脈が今回閉塞したかどうか，判断が難しいよね．PCPS 管理下で血行動態は維持されているので，PCI 自体はどこから手を付けても比較的安全に施行できる．ただし側副血行路の供給を受けている閉塞血管から PCI を行った方がより安全だから，右冠動脈から PCI するかな．

 はい，右冠動脈から PCI を開始しました．幸い，閉塞病変は硬くなく，マイクロカテーテルと第一選択タイプのガイドワイヤで病変を通過できました．薬剤溶出性ステントを 3 本留置して再灌流を得ました（図表 10-3）．

 左冠動脈も治療したのかな．いくつか治療方法の選択肢があって意見が分かれそうだけど．

図表 10-2 冠動脈造影

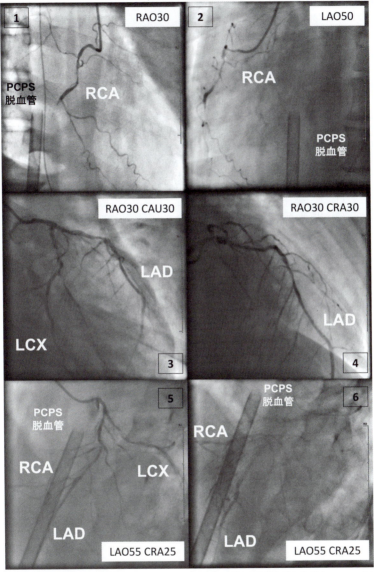

（1，2）右冠動脈は中間部で閉塞，（4，5）左冠動脈前下行枝はびまん性に 75〜90％の狭窄，（3，5）回旋枝も近位部，後側壁枝に 90％の狭窄を認める．（5，6）左冠動脈から右冠動脈へ側副血行路を認める．

図表 10-3　PCI

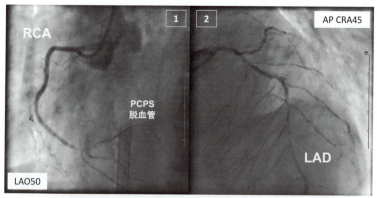

(1) 右冠動脈近位～遠位部にかけて 3 本の薬剤溶出性ステントを留置.
(2) 左冠動脈前下行枝は中間部のみ 1 本の薬剤溶出性ステントを留置.

心停止前の精査で施行されていた心エコーでは前壁と下壁に壁運動低下があり，前壁は輝度上昇を認めました．前壁は陳旧性心筋梗塞の可能性がありますが，akinesis ではなく viability は残っていると考えました．そのため，左冠動脈前下行枝への PCI も施行しました．

最も高度な狭窄があった左冠動脈前下行枝中間部（対角枝分岐部）へステント留置を行っています．前下行枝遠位部は最終造影では狭窄を残しているようにみえますが，治療前の造影や血管内超音波での観察から冠攣縮によるものと考えています．

回旋枝領域の壁運動低下は認めず，最終的に回旋枝の高度狭窄は残しました．今回は右冠動脈と前下行枝への PCI を行いました．

術後の経過はどうだろう．

PCPS，IABP，人工呼吸器，ドブタミン 5γ で CCU へ帰室しました．20 分の胸骨圧迫で多数の肋骨骨折を認めていたことから出血リスクは高く，体温管理は 36℃ としています．

CCU 入室第 1 病日は心臓の収縮は不十分で $ETCO_2$ は 19 mmHg，LVETc は 143 ms，VTI は測定不能でした．

右房圧 6 mmHg と少し低めで推移していたこともあって，右房圧 8〜10 mmHg を目標に補液や輸血を行いました．ドブタミン投与量の変更はせずに第 1 病日は経過しました．

図表 10-4　第 2 病日

補助流量 [L/min]	3.8	3.4
心係数 [L/min]	—	—
肺動脈楔入圧 [mmHg]	6	12
右房圧 [mmHg]	6	8
心拍数 [/min]	100	100
平均血圧 [mmHg]	58	62
LVETc [ms]	143	153
VTI [cm]	×	×
	Day1	2

×：測定不能

確かに LVETc や VTI は 1 回拍出量を反映するけれども，前負荷と後負荷の影響も受けるからね．循環血漿量が少ない時は循環している血液のほとんどが PCPS のバイパスに取られ，自己心・自己肺を通る血流が減る．その場合は LVETc や VTI の値は小さくなり，心機能を過小評価してしまうことになるね．では，第 2 病日はどうなっただろう．

第 2 病日，右房圧は 8 mmHg で推移しました．VTI はやはり測定できませんが，LVETc も 153 ms と前日とほぼ変わっていません（図表 10-4）．幸い，穿刺部含めて出血は多くなく，第 2 病日は赤血球輸血 2 単位のみを行いました．

さて，こういう流れで本日が第 3 病日だね．PCPS 管理のチェックポイントを順にみていこう．

はい，PCPS 管理中のチェックポイントは① PCPS の適応となった病態の原因除去，② PCPS の効果，③ PCPS の合併症・トラブルでした．まずは① PCPS の適応となった病態の原因除去についてまとめてみたいと思います．

急変の前の心機能は LVEF 35％，前壁と下壁に壁運動低下を認めていました．VF・院内心停止をきたし PCPS が導入されましたが，前下行枝と右冠動脈の病変は PCI によって血行再建が行われました．左回旋枝には残存狭窄病変がありますが，現時点では心電図上の明らかな虚血所見は認めません．前壁・下壁の壁運動はまだ改善していませんが，エコー所見から，両部位ともに viability のない梗塞瘢痕ではないと判断しま

した．前壁は輝度が上昇し陳旧性心筋梗塞巣である可能性を考えています．心筋虚血に関しては，PCI によって大幅に虚血領域を軽減できたという点で，VF・心停止の原因除去は達成したと考えます．

VF が虚血から生じたものであれば，そのように考えてよいだろう．しかし，低心機能で，かつ前壁は梗塞瘢痕が疑われている．つまり今回の VF は瘢痕由来の VT から生じたものであれば，PCI によって瘢痕がなくなるわけではないので，必ずしも原因が除去できていない，と考えざるを得ない．

確かに，病棟での心電図モニターを見直すと，急変時の VF は心室性期外収縮が頻発した後に VT となり，その後 VF に移行していると思われます．瘢痕由来の VT である可能性も十分にあり得ます．

つまり，PCI によって虚血領域は軽減でき，確かに心室性不整脈発生のリスクを減らした．しかし瘢痕由来の心室性不整脈のリスクは残存している，と考えるべきだね．

PCPS 導入後は血行動態の安定もあり，心室性期外収縮もほとんどみられなくなりました．鎮静下，抗不整脈薬の投与は行わずに VT・VF の再発は認めません．

肺動脈楔入圧が上昇した時，血清カリウム値が低下した時などは VF・VT が再発する可能性もあるから，十分に注意が必要だね．

わかりました．瘢痕由来の不整脈イベントの可能性が残るため，PCPS が抜去され神経学的転帰が良好であれば，今後 ICD の適応もありますね．

では ② PCPS の効果，はどうだろう．（A）心機能の回復と（B）臓器障害の改善に分けて考えてみよう．

まずは（A）心機能の回復について，まとめてみます．第 1 病日，第 2 病日とほとんど自己心の回復が認められませんでしたが，本日は少し自己心の回復があるのではないかと考えています．心エコーをみてみると，LVETc は 189 ms，VTI は 5.9 cm と第 2 病日から明らかに改善しています（図表 10-5）．肺動脈楔入圧や右房圧は大きく変わっていませんが，これまで測定できなかった心係数も 1.0 L/min と数字が表示されるよ

うになりました．右橈骨動脈の PaO₂ は 94 mmHg であり，送血管の PaO₂ が 280 mmHg であることを考えると自己心・自己肺由来の血流が右上肢を灌流していると判断します．

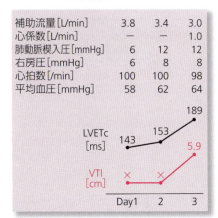

図表 10-5　第3病日

	Day1	2	3
補助流量 [L/min]	3.8	3.4	3.0
心係数 [L/min]	—	—	1.0
肺動脈楔入圧 [mmHg]	6	12	12
右房圧 [mmHg]	6	8	8
心拍数 [/min]	100	100	98
平均血圧 [mmHg]	58	62	64
LVETc [ms]	143	153	189
VTI [cm]	×	×	5.9

そうだね，少しずつ自己心の回復が認められているようだね．

(B) 臓器障害についても，乳酸値は第2病日に正常化して以降，再上昇はなく経過しています．20分の心停止の影響もあって急性腎傷害がみられましたが，第2病日をピークにクレアチニン値も改善しており，尿量も十分維持されています．PCPS 導入後，臓器障害も改善しています．

③ PCPS の合併症・トラブルはどうかな．

特に合併症は生じていません．人工肺のガス交換も問題なくできています．

よし，まだ自己心の回復は十分ではないし，一方で PCPS 継続のデメリットも生じていない．本日はこのままで経過をみていこう．

② 第4病日（8：00）

さて，自己心はどこまで回復したかな？　またいつもの手順でいきましょう．

はい，① PCPS の適応となった病態の原因除去，についてプレゼンします．第3病日以降も VF・VT の再発はありません．壁運動に関しては，前壁は severe hypokinesis のままですが，下壁は severe hypokinesis から hypokinesis まで改善し，PCI の効果があったとも考えられます．

図表 10-6 第 4 病日 ①

補助流量[L/min]	3.8	3.4	3.0	2.5
心係数[L/min]	−	−	1.0	1.6
肺動脈楔入圧[mmHg]	6	12	12	10
右房圧[mmHg]	6	8	8	6
心拍数[/min]	100	100	98	94
平均血圧[mmHg]	58	62	64	70

LVETc [ms]: 143, 153, 189, 220
VTI [cm]: ×, ×, 5.9, 8.5
Day 1 2 3 4①

それは良い結果だね．自己心の指標にも期待できそうだ．

② PCPS の効果について，まずは（A）自己心の回復の評価をまとめます．本日の LVETc は 220 ms，VTI は 8.5 cm と第 3 病日よりさらに改善しています（図表 10-6）．ここまで PCPS の補助流量は 3.0〜3.8 L/min を推移していましたが，PCPS の回転数を変えていないにもかかわらず，補助流量は 2.5 L/min とさらに低下しました．これは自己心由来の心拍出量が増加したため，その血流が PCPS のポンプにとっての後負荷上昇となったために補助流量が低下したと考えられます．

PCPS は遠心ポンプなのでその現象は起こり得るね．ただそれを説明するためには，あくまでも自己心と PCPS の後負荷である血圧が変わっていないこと，右房圧が一定で PCPS の脱血不良のサインがみられていないことも前提になるね．

ようやく LVETc が 200 ms を超えてきたね．VTI もまずまずだ．自己心の回復としては，LVETc が 200 ms を超えたのでウィーニングできるレベルに到達したね．では，（B）臓器障害の改善はどうかな？

はい，第 3 病日と変わらず問題ありません．③ PCPS のトラブル・合併症もありません．

よし,ではウィーニングの条件がそろったので,今日は PCPS のウィーニングに取り掛かろう.補助流量が現在 2.5 L/min なので,2.0 L/min まで低下させ,バイタルサインが大きく変わらなければ 1 時間後に評価をしよう.

はい,では PCPS の補助流量を 2.0 L/min とします.

③ 第 4 病日（9:30）

補助流量を 2.0 L/min へ減らして 1 時間が経過しました（図表 10-7）.心拍数と平均血圧は大きく変化せずに経過しています.肺動脈楔入圧は 12 mmHg,右房圧は 6 mmHg です.LVETc は 264 ms,VTI は 9.5 cm とさらに増大しています.心係数も増大しています.PCPS の補助流量の減少,すなわち自己心の後負荷の減少に伴い,自己心の 1 回拍出量は増大していると考えられます.

よしよし,順調だね.じゃぁこの状態で循環不全の指標は出現していないかな.血液ガス分析の結果はどうだった？

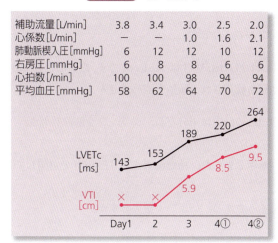

図表 10-7　第 4 病日 ②

アシドーシスの進行，乳酸値の上昇はありません．

補助流量 2.5 L/min から 2.0 L/min へのウィーニングは成功と考えてよいね．では，次はクランプテストだ．CE 白線，クランプの用意を．

CE 白線：ACT は 200 秒とコントロール良好です．はい，こちらはいつでもクランプできます．

じゃぁ一気に補助流量ゼロにしてみよう．はい，クランプして．

クランプしました！　タイマースタートします．

心拍数と肺動脈楔入圧をしっかりみて．自己心の心機能は改善しているとはいえ，2.0 L/min の流量補助がなくなるわけだからそれなりに血行動態に影響を与える可能性がある．その場合は心拍数と肺動脈楔入圧が真っ先に変化するから，そこに注目しよう．

クランプして 1 分です．

心拍数は 90〜100/min と変わりませんね．肺動脈楔入圧は 13 mmHg，右房圧は 6 mmHg です．こちらも大きな変化はありません．平均血圧も 60 mmHg 以上を維持できています．

クランプして 2 分です．

LVETc は 293 ms，VTI は 11.1 cm です．数値はともに増大しています．平均血圧も維持され，頻拍も認めません．

よし自己心の回復は十分だね．クランプを解除しよう．

はい，解除しました．補助流量を 2.0 L/min で再開します．

大丈夫そうですね．いよいよ抜去ですか．

そうだね，抜去しよう．砂漠の泉先生を呼んでくれ．

④ その後の経過

砂漠の泉先生のチームにより，外科的に PCPS の抜去を行いました．以降も心室性不整脈の出現はなく，第 5 病日には IABP を抜去．また自発覚醒トライアルの際に神経学的後遺症のないことを確認しました．第 6 病日に抜管に成功し経過は良好です．

1　PCPS の離脱に重要なこころがけ

　PCPS 管理中は，自己心の回復の正確な評価が最も重要になります．1 回拍出量を反映する LVETc と VTI がその中でも精度の高い指標となりますが，前負荷・後負荷の影響も受け，また患者によってはエコー像がきれいに描出できない場合もあります．また肺動脈カテーテル指標，右橈骨動脈の PaO_2，$ETCO_2$，SvO_2 なども自己心回復の指標として有効ではありますが，影響を受ける因子や病態が多く，どれも精度が高い指標ではありません．

　PCPS 管理に限らず，複数の指標が存在するにもかかわらず，絶対的に高い精度を持った指標がないことは臨床の現場ではよく遭遇します．今回の症例実況中継では幸い，すべての指標が同じような結果となり判断に悩むことはありませんでしたが，複数の指標がすべて同じ結果とならないことも当然あり得ます．そのため，ある一つの指標だけをみながら臨床的判断を行うと間違うことがあります．精度が高くない指標を用いる場合は，複数の指標を同じタイミングで測定し，同じ結果を導いているかを確認することが重要です．筆者たちはこのことを「各指標が同じ方向を向いている」とよく表現しています．各指標の特性を十分に理解し，違う方向を向いた指標がなぜそのような結果になったのか，そこを追求することで見えてくる管理上の問題点もあります．

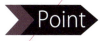 ● PCPS の自己心の回復指標は「同じ方向を向いている」ことが重要．

第 11 話
VAD を知る

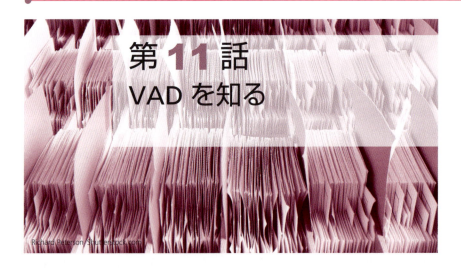

　IABP や PCPS を使用してもすべての患者が救命できるとは限りません．この場合，補助人工心臓（ventricular assist device：VAD）が次の一手になりうることがあります．しかし VAD は他の補助循環装置と比較して適応が厳格であり，実施可能な施設も限られます．本書では VAD の特徴を理解し，どのような症例に VAD が必要となるか，その点を中心にまとめておきたいと思います．

1　INTERMACS とは何か

　VAD の関連の話になると，INTERMACS という言葉が出てくるようになります．大事な用語ですので，最初にまとめておきたいと思います．INTERMACS (Interagency Registry for Mechanically Assisted Circulatory Support) は米国で設立された重症心不全に使用される補助循環（VAD）に関するレジストリで，INTERMACS profile によって VAD 装着前のポンプ不全の重症度を分類しています（図表 11-1）[1,2]．Level 1 が最も重症です．NYHA Ⅳの患者をさらに細かく分類しているところに意義があります．

　INTERMACS level 1 は重度の心原性ショックであり，カテコラミンの増量や補助循環の使用にもかかわらず重度の臓器障害と組織低灌流を呈し，血行動態が不安定な"Crush and burn"の状態です．この場合は VAD より PCPS や VV-

図表 11-1 INTERMACS profile（J Heart Lung Transplant. 2008; 27: 1065-72[1]）および Eur Heart J. 2016; 37: 2129-200[2]より作成）

1	Critical cardiogenic shock	"Crash and burn"	NYHA Ⅳ
2	Progressive decline	"Sliding on inotropes"	NYHA Ⅳ
3	Stable but inotrope dependent	"Dependent stability"	NYHA Ⅳ
4	Resting symptoms	"Frequent flyer"	NYHA Ⅳ
5	Exertion intolerant	"Housebound"	NYHA Ⅳ
6	Exertion limited	"Walking wounded"	NYHA Ⅲ
7	Advanced NYHA Ⅲ	"Placeholder"	NYHA Ⅲ

ECMO，後述の Impella など緊急的に確立が可能な補助循環装置が用いられます．これらの装置を導入した後も，VAD 適応決定までの時間的猶予が短く，早急な VAD 適応の判断に迫られます．VAD 装着後の1年生存率も 52.6％と低率です．

INTERMACS level 2 は強心薬を使用しても進行性に衰弱する病態で，強心薬の投与でかろうじて血圧は維持されているものの，腎機能や栄養状態，うっ血所見の増悪を認めるもので，"Sliding on inotropes" と呼ばれています．こちらも PCPS や VV-ECMO の適応となり，また直接 VAD を装着することも可能です．VAD に限らず，PCPS などの補助循環装置は合併症も多く，可能な限り導入は避けたいと思ってしまうのが医療者側の陥りやすい感覚だとは思いますが，この "Sliding on inotropes" の患者に適切に補助循環を導入することが重要です．どうしてもこの状態の患者に強心薬で粘ってしまう状況をよくみかけます．VAD 装着後の1年生存率は 63.1％とやはり低い結果です．

INTERMACS level 3 は安定した強心薬依存状態で，低用量から中等量の強心薬投与によって血行動態は安定しているものの，強心薬を中止すると低血圧や症状の増悪，腎機能増悪をきたす病態で，"Dependent stability" と呼ばれています．VAD の良い適応であり，level 3 の VAD 装着後の1年生存率は level 1 と 2 と比較して大幅に改善し，78.4％となります．

INTERMACS level 4 は安静時の症状を認めるもので，強心薬の一時的な中止は可能であるがしばしば症状は再燃し体液貯留をきたすもので，"Frequent flyer" と呼ばれています．こちらも VAD の良い適応であり，VAD 装着後の1年生存率は 78.7％でした．

INTERMACS level 5 は運動不耐容の状態で，安静時は安定しているものの，活動性は制限され，体液貯留や腎機能増悪などを認める病態で，"Housebound"と呼ばれます．Level 6 は軽労作が可能なもので，"Walking wounded"，Level 7 は重症の NYHA Ⅲ が該当し，"Placeholder" と呼ばれます．VAD 装着後の 1 年生存率は level 5〜7 では 93.0% となります．

VAD（もしくは心臓移植）を治療のゴールに考えた場合，PCPS や Impella などは臓器障害が改善するまでの一時的な循環補助であり，これらの使用は数日から数週間を目安とされています[2]．

VAD 装着後の生存率は INTERMACS level 1 や 2 では低く，より血行動態が安定し臓器障害が少ない状態で VAD を装着することも重要であることが最近は認識されています．

- VAD 装着前のポンプ不全の重症度分類に INTERMACS profile がある．
- INTERMACS level 1 と 2 は VAD 装着後の予後も悪い．

2 BTDBTBBTCBTTBTRDT

さて，VAD の適応を考える時には，この暗号のようなアルファベットの羅列を知っておく必要があります．VAD の適応となる状況は様々で，また VAD を適応した後の治療のゴールも多様ですが，VAD という特殊な治療の選択を行う時にはその適応は明確でなくてはなりません．

BTD は bridge to decision の略で，血行動態を安定化させ臓器障害を改善させる目的で PCPS などの短期型の補助循環を使用し，蘇生後脳症など VAD や移植の適応外となる病態を除外することです．状況によっては短期型の補助循環に限らず VAD も該当します．また短期型の補助循環から長期管理が可能な VAD への移行は BTB（bridge to bridge）と呼ばれます．

BTC は bridge to candidacy の略で，現時点で心臓移植の適応のない患者の臓器障害を改善させ，移植適応条件を満たすために補助循環（この場合は通常

VAD) を用いることを指します．これは VAD の植込みを決定する時点では移植適応判定が決定できないことがあり，例えば肝機能・腎機能障害などが典型的です．BTC は移植適応の判断を保留して VAD を植え込むことであり，米国では BTC の割合が 40％と非常に高くなっています[3]．

BTT は bridge to transplantation の略で，心臓移植まで生命維持のために VAD を適応することを指します．つまり BTT は心臓移植の適応に矛盾しない状態であることが条件になります．

BTR は bridge to recovery の略で，心機能が改善するまでの期間，生命維持のために VAD を使用することであり，典型的には若年の劇症型心筋炎や周産期心筋症といった可逆性の病態が適応となります[4,5]．

DT は destination therapy で，心臓移植の適応のない患者に VAD を長期使用目的に挿入することを指します．わが国では DT 目的での VAD の適応はありません．

- VAD の適応は米国では BTC が約 40％を占める．
- わが国では DT 目的での VAD の適応はない．

3　VAD の分類

VAD にはわが国では 1980 年代から臨床使用されてきた体外設置型 VAD と 2011 年に保険償還された植込型 VAD がありますが，両者は適応が異なります．当初の VAD は拍動流型ポンプと冷蔵庫ほど大きな駆動装置が必要であったため，体外設置型にせざるを得ない状況でした．やがて定常流ポンプが開発され，流入路・流出路に弁が不要となったことで拍動流型ポンプと比較して小型化が可能となりました．しかし当時は定常流ポンプによる無拍動下での長期生存は不可能と考えられていましたが，その後の開発努力により，現在の植込型 VAD の主流は定常流ポンプとなっています．

ここでの最も重要なポイントは，VAD の適応によって体外設置型 VAD と植込型 VAD の適応が異なるということです．植込型 VAD の保険適応は BTT のみであり，それ以外（INTERMACS level 1，BTR，BTD，BTC）は体外設置型

図表 11-2 VAD の適応

VAD の種類	適応	
植込型 VAD	BTT	INTERMACS level 2-3 体外設置型 VAD からの移行（BTB）
体外設置型 VAD	BTT, BTR, BTD, BTC	INTERMACS level 1

VAD となります（図表 11-2）．したがって，心原性ショックによる緊急時のVAD 装着では必然的に体外設置型 VAD が選択されます．繰り返しになりますが，DT 目的での VAD 装着はわが国では保険適応として認められていません．

体外設置型 VAD は大きな駆動装置が体外へ繋がりますので，当然入院管理となります．VAD の管理中に自己心の回復が得られると VAD から離脱でき（BTR），自己心の回復が得られなかった場合は心臓移植の適応を検討しなければなりません（BTD, BTC, BTT）．欧米と異なり移植ドナーの少ないわが国では，VAD は原則 BTR か BTT を意識して適応とするため，装着前から明らかに心臓移植の適応から外れる患者はその離脱の可能性が高いと判断できる病態でなければ VAD の適応はできません．VAD を装着したけれども VAD に依存し心臓移植もできず，長期入院を強いられるという事態になってしまうからです．これは適切な心臓移植診療の浸透においても医療経済の面でも重要なポイントになります．

一方で植込型 VAD のわが国の適応は BTT のみで，主に INTERMACS level 2〜3 の状態の患者に適応されます．また INTERMACS level 1 の患者に体外設置型 VAD を装着し，その後心臓移植適応の承認を得ることができれば体外設置型 VAD から植込型 VAD への切り替え（BTB）を行うことができます．植込型 VAD のメリットの一つとして在宅での管理が可能という点であり，患者・家族への教育を行い綿密なモニタリングができる環境を整えた上での外来管理を行います．

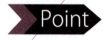

- 植込型 VAD の保険適応は BTT のみ．

4 わが国で移植適応患者を登録する

　わが国の心臓移植の適応基準を図表 11-3 に示します．この基準を満たすものがすなわちわが国での BTT の適応となります．また疾患・病態の適応ももちろんのこと，本人ならびに家族の十分な理解と協力が得られることが移植診療には大きなポイントとなります．簡単に移植適応を考えると，① 運動耐容能の低下した非可逆性の心機能障害を有すること，② 心臓移植に耐えられる身体的環境にあること，③ 心臓移植に耐えられる社会的環境にあるか，をチェックすることになります．このチェックポイントは図表 11-4 のように日本循環器学会のガイドラインでも呈示されています．

　ドナーの少ないわが国の現状では，心臓移植適応患者（レシピエント）の選定は日本循環器学会や日本臓器移植ネットワークなどの組織によって厳格な管理が行われており，レシピエント候補患者は二段階の審査を経て評価されることになります．レシピエント候補者は，10 施設の移植実施施設への適応検討会を経て，日本循環器学会心臓移植委員会心臓移植適応検討小委員会での適応評価を受けた上で日本臓器移植ネットワークへ登録されます．心臓移植非実施施設の場合は同施内の移植適応検討委員会を組織して検討を行い，移植実施施設へコンサルテーションを行い同意を得た上で，日本循環器学会心臓移植委員会心臓移植適応検討小委員会に適応検討の申請を行います．

　このように移植登録の手順は煩雑であり，登録完了までに多大な時間を要することが問題でした．2015 年 5 月からは心臓移植実施数 50 例以上で，かつ適切にレシピエント候補者の評価を行っていると評価された施設は，同施設内の適応検討会の承認のみで日本臓器移植ネットワークへの登録が可能になりました．現時点では東京大学，大阪大学，国立循環器病研究センターがその施設に該当します．登録後には日本循環器学会心臓移植委員会の報告と移植実施後の事後検証が必要となります．

図表 11-3 わが国の心臓移植の適応（日本循環器学会ホームページ．http://www.j-circ.or.jp/hearttp/HTRecCriteria.html より）

- 心臓移植の適応は以下の事項を考慮して決定する．
  - 移植以外に患者の命を助ける有効な治療手段はないのか？
  - 移植治療を行わない場合，どの位の余命があると思われるか？
  - 移植手術後の定期的（時に緊急時）検査とそれに基づく免疫抑制療法に心理的・身体的に十分耐え得るか？
  - 患者本人が移植の必要性を認識し，これを積極的に希望すると共に家族の協力が期待できるか？
  などである
- 適応となる疾患
  心臓移植の適応となる疾患は従来の治療法では救命ないし延命の期待が持てない以下の重症心疾患とする．
  - 拡張型心筋症，および拡張相の肥大型心筋症
  - 虚血性心筋疾患
  - その他（日本循環器学会および日本小児循環器学会の心臓移植適応検討会で承認する心臓疾患）
- 適応条件
  - 不治の末期的状態にあり，以下のいずれかの条件を満たす場合
    - 長時間または繰り返し入院治療を必要とする心不全
    - β 遮断薬および ACE 阻害薬を含む従来の治療法では NYHA 3 度ないし 4 度から改善しない心不全
    - 現存するいかなる治療法でも無効な致死的重症不整脈を有する症例
  - 年齢は 65 歳未満が望ましい
  - 本人および家族の心臓移植に対する十分な理解と協力が得られること

- 除外条件
  - 絶対的除外条件
    - 肝臓，腎臓の不可逆的機能障害
    - 活動性感染症（サイトメガロウイルス感染症を含む）
    - 肺高血圧症（肺血管抵抗が血管拡張薬を使用しても 6 Wood 単位以上）
    - 薬物依存症（アルコール性心筋疾患を含む）
    - 悪性腫瘍
    - HIV（human immunodeficiency virus）抗体陽性
- 相対的除外条件
  - 腎機能障害，肝機能障害
  - 活動性消化性潰瘍
  - インスリン依存型糖尿病
  - 精神神経症（自分の病気，病態に対する不安を取り除く努力をしても，何ら改善がみられない場合に除外条件となることがある）
  - 肺梗塞症の既往，肺血管閉塞病変
  - 膠原病などの全身性疾患
- 適応の決定
  当面は，各施設内検討会および日本循環器学会心臓移植委員会適応検討小委員会の 2 段階審査を経て公式に適応を決定する．心臓移植は適応決定後，本人および家族のインフォームドコンセントを経て，移植患者待機リストに載った者を対象とする．

  医学的緊急性については，合併する臓器障害を十分に考慮する．

  付記事項
  - 上記適応症疾患および適応条件は，内科的および外科的治療の進歩によって改訂されるものとする．

図表 11-4　心臓移植適応判定のためのチェックリスト
〔日本循環器学会　心臓移植に関する提言（2016 年版）より抜粋〕

基本項目
　□年齢は 65 歳未満である

① 心臓移植が必要な心機能，心不全状態か
　1．下記のいずれかに該当している
　　　□長期間入院または繰り返し入院が必要
　　　□現時点で十分な治療を行っても，NYHA Ⅲ度より改善しない
　　　□現時点で十分な治療を行っても無効な，致死的重症不整脈を呈する
　2．十分な診断と治療が行われているか
　　1）薬物治療
　　　□心筋保護薬は現在投与可能な最大量が使用されている
　　　　　□β遮断薬
　　　　　□ACE 阻害薬（使用できない場合は ARB）
　　　　　□ミネラルコルチコイド受容体拮抗薬
　　　□症状を取り除くための最大限の努力がなされている
　　　　　□利尿薬
　　　　　□血管拡張薬
　　　　　□強心薬，ジギタリス
　　　□現在の薬物治療介入手段（経口，静脈内投与）は正しく選択されている
　　　□上記治療にて（　　　　　）ヵ月以上経過を観察しているが十分な改善が認められない
　　2）非薬物治療
　　　□安静，塩分制限，体重コントロールなど生活習慣への介入は十分なされている
　　　□ペースメーカ治療（CRT，ICD など）の適応が考慮されているか，または施行されている
　　　□アブレーション治療の適応が考慮されている，または施行されている
　　　□弁膜・心膜疾患への介入適応が考慮されている，または施行されている
　　　□虚血治療の適応が考慮されている，または施行されている
　　　□他の非薬物治療〔酸素療法，持続的気道陽圧法（CPAP），リハビリテーション，体外限外濾過法（ECUM）など〕の適応が考慮，または施行されている
　　3）基礎疾患への検索
　　　□治療により可逆的な心疾患は，十分に除外されている
　　　□非虚血性症例には，心筋生検が行われ，正しく評価されている
　　　□移植適応がない心疾患（アミロイドーシス，ある種の筋ジストロフィ症，他臓器に不可逆の障害をきたしている膠原病など）が除外されている

（次頁につづく）

図表 11-4 つづき

② 心臓移植に耐えられる身体的環境にあるか
　　☐ 本人に移植のルールについて十分理解できる能力がある
　　　　☐ 薬剤を決められた通り飲むことができる
　　　　☐ 検査を決められた通り受けることができる
　　　　☐ 以前に服薬などのコンプライアンスについて問題を起こしたことがない
　　☐ 本人が一人で薬剤を管理・服用できる
　　☐ 精神神経疾患が認められない
　　☐ 肝機能障害は心不全が原因で，かつ可逆的である
　　☐ 腎機能障害は心不全が原因で，かつ可逆的である
　　☐ 肺血管抵抗は 6 Wood 単位未満
　　☐ 活動性の感染症がない〔感染による炎症の場合 C 反応性蛋白（CRP）の目安はおおよそ 2.0 mg/dL 以下〕
　　☐ 肝炎ウイルス陰性（過去の感染既往は除く）
　　☐ ヒト免疫不全ウイルス（HIV）陰性
　　☐ アルコールを含む薬物依存症がない
　　☐ 悪性腫瘍の存在が除外されている
　　　　☐ 全身単純 CT にて腫瘍を疑わせる所見がない（可能であれば造影）
　　　　☐ 腹部超音波検査にて腫瘍を疑わせる所見がない
　　　　☐ 便潜血陰性（陽性の場合は基本的には内視鏡検査に異常がない）
　　　　☐ 尿潜血陰性（陽性の場合は基本的には膀胱鏡など画像検査に異常がない）
　　　　☐ 婦人科的検査陰性
　　☐ 糖尿病がコントロールされている
　　　　☐ おおよそ HbA1c（NGSP）7％前後にコントロールされている
　　　　☐ 進行した網膜症，腎症，神経症が存在しない
　　☐ 呼吸機能はスパイロメトリー，CT にて評価され，大きな問題がない
　　☐ 他の全身疾患（膠原病，ミトコンドリア脳筋症，全身性サルコイドーシスなど）が併発していない
　　☐ 禁酒，禁煙を維持できる（必要に応じて宣言書を用意）
　　☐ 肥満（BMI≧25）がない

③ 心臓移植に耐えられる社会的環境にあるか
　　☐ 最低 1 名（できれば 2 名以上）の，成人の肉親・配偶者がサポートする意思がある
　　☐ 家族は移植について理解している
　　☐ 経済的にサポートできる環境にある
　　　　☐ 本人は現在仕事に就いている，または，以前は就いていた
　　　　☐ 本人は移植後，就労の意欲がある
　　　　☐ 家族は経済的に十分サポートできる

> **Point**
> - レシピエントの選定は日本循環器学会や日本臓器移植ネットワークなどの組織によって厳格な管理が行われている．
> - レシピエント候補者は，原則，10施設の移植実施施設での適応検討会を経て，日本循環器学会心臓移植委員会心臓移植適応検討小委員会での適応評価を受けた上で日本臓器移植ネットワークへ登録される．

5 J-MACSでわが国の現状を知る

　INTERMACSと同様に，わが国でもJ-MACS（Japanese registry for Mechanically Assisted Circulatory Support）と呼ばれるVADの市販後データのレジストリが設立されました．J-MACSの集計データはウェブ上で閲覧することが可能です（http://www.pmda.go.jp/safety/surveillance-analysis/0009.html）．

　2010年6月に登録を開始し，2016年12月7日までに入力された716例のうち，初回のVAD使用経験であった19歳以上の514例のデータでの集計では，植込型VADは429例（84％），体外設置型VADは85例（17％）でした．体外設置型VADについてはJ-MACS level 1（J-MACSのlevelはINTERMACSのlevelと同等）は53％，level 2は45％，level 3は2％であり，植込型VADについてはlevel 1が5％，level 2は48％，level 3は44％となっています．

> **Point**
> - わが国においてINTERMACSに相当するものがJ-MACS．

6 体外設置型VADを知る

　VADは補助形式によって，左心をサポートする左心補助人工心臓（left ventricular assist device：LVAD），右心をサポートする右心補助人工心臓（right ventricular assist device：RVAD），両心をサポートする両心補助人工心臓

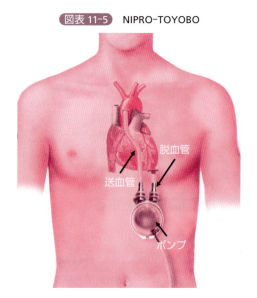

図表 11-5　NIPRO-TOYOBO

（biventricular assist device：BiVAD もしくは BVAD）に分類されます．

　LVAD は左房もしくは左室から脱血し，体外のポンプから送血管を通して上行大動脈に送血することが一般的です．左房脱血より左室脱血の方がポンプ流量は増大し，また左室に血栓が形成されにくいことから，基本的には左室脱血を選択します．しかし，心室脱血ができない場合は左房脱血を選択します．例えば急性心筋梗塞で左室壁が脆弱な場合，急性の劇症型心筋炎，拘束型心筋症などで左室腔が小さい場合が該当します．

　ここでは，筆者の勤務している施設（国循）で開発された体外設置型 VAD である NIPRO-TOYOBO 型（図表 11-5）について説明したいと思います．LVAD の場合，左室心尖部より脱血し体外の血液ポンプへ送られ，送血管は腹壁を通じ上行大動脈へ挿入されています（心尖部脱血-上行大動脈送血）．状況に応じて，左房脱血や右房脱血用のカテーテルもあります．PCPS と異なり，左室は強力にアンローディングされ，さらに上行大動脈へ順行性に送血されるため生理的な血行動態になります．一方で LVAD は左心系のみをサポートし右心系の負荷軽減（アンローディング）はできないため，高度の右室機能低下例では LVAD 単独の管理では右心不全が進行してしまいます．

図表 11-6　NIPRO 補助人工心臓・血液ポンプとカテーテル

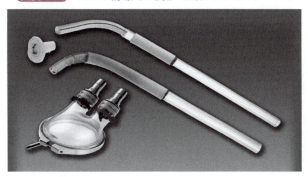

図表 11-7　ダイアフラム型血液ポンプ

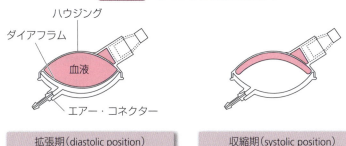

拡張期（diastolic position）　　　収縮期（systolic position）

　NIPRO-TOYOBO 型 VAD の血液ポンプ（図表 11-6）は拍動流型で，ダイアフラムと呼ばれる血液室と空気室に分けられた構造になっています．ダイアフラムとハウジングの中の腔に血液が入るようになっており，エアーコネクターに接続された駆動チューブから陽陰圧がかかり，ダイアフラムが動くことで血液が吸引・駆出されます（図表 11-7）．流入・流出路側には機械弁がついています．1 回拍出量は最大で約 70 mL 程度になります．

　駆動装置は VCT-50x とモバート NCVC があります（図表 11-8）．VCT-50x は重量が 90 kg もあり，空気と吸引の配管で外部の陽陰圧源へ繋がっています．この管が外れると内蔵のコンプレッサーによる駆動に切り替わります．一方でモバート NCVC は重量が 13 kg と軽量であり，オイルポンプで陽陰圧を作るため，空気と吸引の配管が不要です．

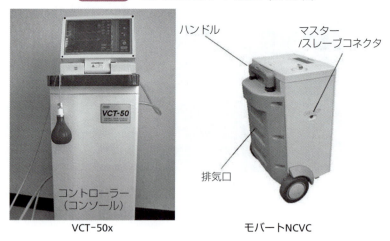

図表 11-8　VCT-50x とモバート NCVC（NIPRO 社）

VCT-50x　　　　　モバートNCVC

　VAD の駆動装置で設定できるパラメータは，駆動陽圧，駆動陰圧，拍動数，% Systole の 4 項目です．駆動陽圧は患者の収縮期血圧＋100 mmHg，駆動陰圧は $-40 \sim -50$ mmHg で設定することが一般的です．ポンプによる補助流量を最大にするためには，1 回拍出量が最大，すなわちダイアフラムが full-filling から partial-empty の範囲で動く状態で拍動数が最も大きくなるように設定します．ダイアフラムの動きによって full-filling, partial-filling, partial-empty, full-empty の 4 つの状態に分けられます．Full-filling は拡張期にダイアフラムが完全に膨らんでいる状態，full-empty はダイアフラムが完全に押し切られ，上部のハウジングにダイアフラムが当たっている状態で，いわゆる「底打ち」の状態です（図表 11-9）．このような観察は体外に血液ポンプが存在している体外設置型 VAD で可能なことでもあります．

　VAD の場合も抗凝固療法が必要で，加えて抗血小板薬のアスピリンも必要です．機種によって違いはありますが，ワルファリンを投与し概ね PT-INR 2.5-3.0 で管理します．機械弁と同等，患者によってはそれ以上の管理が必要になります．VAD の合併症の一つとして塞栓症がありますが，体外設置型 VAD では血液ポンプが体外にあるため，血栓形成の有無のチェックが可能になります．ポンプにライトを当てて血栓をチェックしますが，可動性のある赤色血栓が形成さ

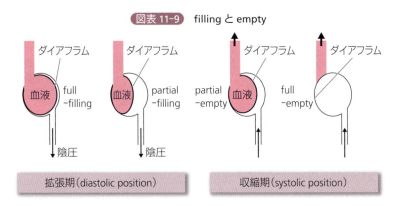

図表 11-9　filling と empty

れた場合はポンプ交換を考慮する必要があります．ポンプ交換は使用開始から 30 日以内での交換は保険請求ができず，その場合は一時的に遠心ポンプ（いわゆる PCPS・ECMO 回路）でブリッジすることもありますが，集中治療室での管理が必要であり，安静度は制限されます．

　長期管理の点，また外来診療が可能という点では植込型 VAD の方が好ましいのですが，体格が小さい場合，BiVAD となる場合は体外設置型 VAD が必要となります．体外設置型 VAD の場合は入院管理となりますが，心臓リハビリテーションや入浴などは可能です．

　VAD の慢性期合併症として，脳合併症（脳梗塞・脳出血），感染症（ドライブライン感染，ポケット感染，菌血症），消化管出血，右心不全，大動脈弁逆流，不整脈，ポンプ機能不全があります．

Point
- VAD は補助形式によって LVAD，RVAD，BiVAD に分類される．
- LVAD は左室の強力なアンローディングと上行大動脈へ順行性に送血という生理的な血行動態が特徴．
- LVAD 単独では右心系のサポートは全くない．LVAD 装着後の右心不全が問題となる．
- VAD 管理ではアスピリンとワルファリンが必要．

7　VAD患者で右心に注目することの重要性

　LVADによる脱血によって左室はアンローディングされますが，患者によっては左室容量が大幅に減少してしまうことで左室内腔が虚脱し，サッキング現象を起こすことがあります．

図表 11-10	左心系の前負荷が低い時に考えること

- 循環血漿量の減少
- 右心不全
- 肺血管抵抗の上昇

　これは左心系の前負荷が減少していることで生じますが，鑑別は①循環血漿量の減少，②右心不全，③肺血管抵抗の上昇があげられます（図表 11-10）．

　循環血漿量の低下のみが原因の場合は補液を行うことで左心系の前負荷が上昇し改善が得られますが，右心不全や肺血管抵抗の上昇が合併している場合はVAD管理が難しくなります．LVAD単独では右心系のサポートが全くないため，右室機能が低下している場合は左心系の前負荷を高く保つことができません．サッキングによって左室中隔の左室側への偏位が起こり，三尖弁逆流や右心不全を増悪させ，さらに右心不全を増悪させます．心室とカテーテルの機械的接触によって心室性不整脈を引き起こす可能性もあります．

　PCPSによって右心系の強力なアンローディングを行っている状態からのLVADへの移行の際は，PCPSによる右房脱血によって自己心と自己肺を灌流する血液が少なく，術前の右心機能や肺血管抵抗の評価がさらに困難となります．通常はPCPSのおかげで右心不全所見は一見改善しているようにみえるため，LVAD装着後に右心不全が顕在化することになります．基礎心疾患や補助循環が導入される前の情報に基づいて予測しなければなりません．

　結果的に，LVAD単独では右心不全のコントロールができない場合は，右心の補助が必要になります．短期的な補助によって回復が見込める場合は，遠心ポンプによるRVAD（いわゆるPCPS・ECMO回路）を装着します．RVADは多くの場合，脱血は右房，送血は肺動脈や右室流出路などが候補になります．長期化することが予想される場合はNIPRO-TOYOBO型体外設置型VADをRVADとして装着します．

　右心不全の合併はVAD管理の予後にも影響を及ぼし，さらにRVADを要す

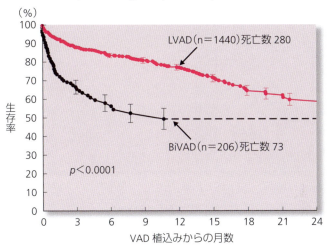

図表 11-11　BiVAD と LVAD の生存率の比較
（J Heart Lung Transplant. 2011; 30: 862-9[6]より作成）

る症例は INTERMACS level も 1～2 の重症例が多いことが知られています．2006～2009 年の INTERMACS のデータベースの解析[6]では，1440 例の LVAD と 206 例の BiVAD を比較したところ，BiVAD 患者は INTERMACS level 1 または 2 からの装着が 93％であり，LVAD 患者の 73％と比較して有意に多い結果でした（$p<0.0001$）．6 カ月生存率は LVAD 患者で 86％である一方で BiVAD 患者は 56％と有意に低い結果でした（$p<0.0001$，図表 11-11）．VAD の合併症に関しても，BiVAD は LVAD と比較して感染，出血，脳卒中，デバイストラブルが有意に多く（図表 11-12），BiVAD 患者は明らかに予後不良であることがわかりました．

　一方で，BiVAD が必要な患者には適切なタイミングで BiVAD を装着する必要があることも知られています．1995～2007 年の期間にペンシルベニア大学で VAD 装着を行った 266 例の後向きの検討[7]では，99 例（37％）に BiVAD が必要となりました．そのうち，術前に BiVAD 装着を予定した上で計画的に BiVAD 装着を行った planned BiVAD（P-BiVAD）群 71 例と，LVAD 装着後に右心不全のため RVAD を追加した delayed BiVAD（D-BiVAD）群 28 例を比較しました．D-BiVAD 群は LVAD 装着後に人工心肺から離脱できずに RVAD を追

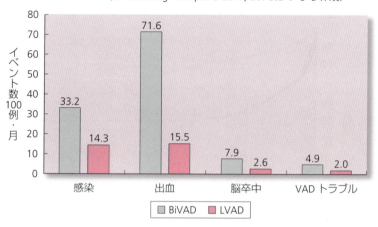

図表 11-12 BiVAD と LVAD の合併症の比較
（J Heart Lung Transplant. 2011; 30: 862-9[6)]より作成）

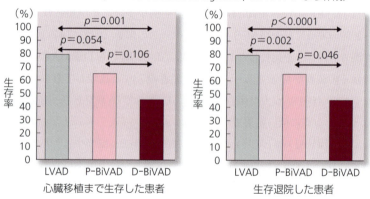

図表 11-13 P-BiVAD と D-BiVAD の比較
（J Thorac Cardiovasc Surg. 2009; 137: 971-7[7)]より作成）

加した，同一手術内での予期しない RVAD 追加が 14 例と，LVAD 装着術後に右心不全がコントロールできずに中央値 2 日後に RVAD を追加した 14 例が含まれています．"Delayed" でありながらも 50％ は同一手術内での RVAD 装着となっています．結果として，LVAD 単独例は BiVAD 群より予後は良好であり，生存退院においては P-BiVAD 群は D-BiVAD 群より予後が良好でした（51 vs 29％，$p<0.05$，図表 11-13）．1 年後の Kaplan-Meier 生存曲線においても同様

図表 11-14　P-BiVAD と D-BiVAD の比較
(J Thorac Cardiovasc Surg. 2009; 137: 971-7[7)]より作成)

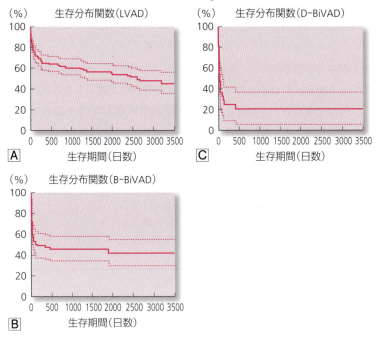

に結果が得られました（LVAD vs P-BiVAD, $p=0.014$, LVAD vs D-BiVAD, $p<0.0001$, P-BiVAD vs D-BiVAD, $p=0.019$, 図表11-14）．後向きの小規模研究ではありますが，RVAD を適切なタイミングで導入し臓器障害を増悪させないことの重要性を示唆する研究です．

　LVAD の長期管理において，右心不全の合併の有無は予後を規定する因子になります．上記の報告以外にも，LVAD 患者に右心不全が合併するとリハビリテーションの遅延，輸血量の増加，臓器障害の遷延が起こることが知られています[8,9]．LVAD 装着前に RVAD の必要性を検証しておくことが重要です．

> **Point**
> - LVAD 装着後，右心機能低下例は右心不全が顕性化する．
> - RVAD 装着例は予後が不良であるが必要な症例には遅延なく装着する必要がある．

8　VAD 装着前に右心不全のリスクを評価する

では，LVAD 装着前に右心不全のリスクをどのように推測したら良いのでしょうか．いくつかの報告をみていきたいと思います．

1996〜2006 年の期間にミシガン大学で LVAD を装着した患者の前向き登録データベースから，右心不全のリスクスコアの有効性を検証した報告[10]があります．この研究では右心不全の定義を，LVAD 装着術後 14 日間を超える強心薬の使用，48 時間を超える一酸化窒素の吸入，右心系の補助循環の使用，退院時の強心薬使用としました．データベースの各因子から多変量解析と ROC 曲線を用いて RVFRS（RV failure risk score）を作成しています．RVFRS は術前の 4 つの項目，

図表 11-15　RVFRS（RV failure risk score）
（J Am Coll Cardiol. 2008; 51: 2163-72[10]より作成）

昇圧剤の使用	4
AST≧80 IU/L	2
ビリルビン≧2.0 mg/dL	2.5
クレアチニン≧2.5 mg/dL	3

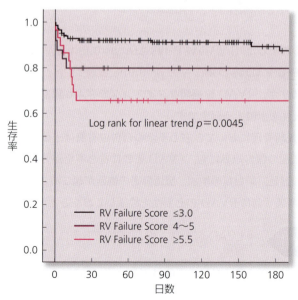

図表 11-16　RVFRS（RV failure risk score）の予後
（J Am Coll Cardiol. 2008; 51: 2163-72[10]より作成）

Log rank for linear trend $p=0.0045$

― RV Failure Score ≤3.0
― RV Failure Score 4〜5
― RV Failure Score ≥5.5

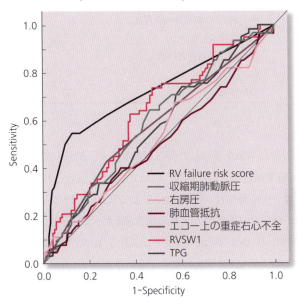

図表 11-17 RVFRS（RV failure risk score）の ROC 曲線
(J Am Coll Cardiol 2008; 51: 2163-72[10]より作成)

昇圧薬の使用（4点），AST≧80 IU/L（2点），ビリルビン値≧2.0 mg/dL（2.5点），クレアチニン値≧2.3 mg/dL（3点）の合計点で算出します（図表11-15）．RVFRSで右心不全を予測するオッズ比（95%信頼区間）はRVFRS≦3.0で0.49（0.37-0.64），4.0-5.0で2.8（1.4-5.9），≧5.5で7.6（3.4-17.1）であり，180日後の生存率はそれぞれ90±3，80±8，66±9%でした（$p=0.00045$，図表11-16）．その他の右心不全を反映すると考えらえる指標（収縮期肺動脈圧，右房圧，肺血管抵抗，エコー上の重症右心不全，RVSWI，TPG）と比較したROC曲線においてもRVFRSは右心不全を推測する最も優れた指標でした（図表11-17）．ちなみに，RVSWIはRV stroke work indexの略で，RVSWI=1回拍出係数×（平均肺動脈圧－平均右房圧）×0.0136で算出され，古くから右心不全の指標として知れています[11]．またTPGはtranspulmonary pressure gradientの略で，TPG=平均肺動脈圧－平均肺動脈楔入圧で算出します．TPGが12 mmHgを超える場合には肺動脈そのものに起因する肺動脈性肺高血圧症の要素があることを

図表 11-18 TRV score（Circ J 2012; 76: 2785-91[13]）より作成）

中心静脈圧/肺動脈楔入圧比≧0.5	11
体表面積≦1.40 m²	7
持続的血液濾過透析法	6
BNP≧1200 pg/mL	8
LVDd≦62 mm	13

示唆します．

　その他にも，右心不全を予測した報告があります．2005～2008年の期間に登録され，BTT目的で植込型LVAD（HeartMate Ⅱ）を装着された米国36施設484例の解析[12]では，中心静脈圧/肺動脈楔入圧比＞0.63（オッズ比2.3，95%信頼区間1.2-4.3，p＝0.009），術前の人工呼吸器管理（オッズ比5.5，95%信頼区間2.3-13.2，p＜0.001），BUN＞39 mg/dL（オッズ比2.1，95%信頼区間1.1-4.1，p＝0.02）が独立したLVAD装着後の右心不全の予測因子でした．

　またわが国からの報告[13]では，BiVADが必要となったLVAD患者の術前指標の検討し，Todai RV failure score（TRV）を作成しています（図表11-18）．中心静脈圧/肺動脈楔入圧比≧0.5（11点），体表面積≦1.40 m²（7点），持続的血液濾過透析法（6点），BNP≧1200 pg/mL（8点），LVDd≦62 mm（13点）の5項目を合計し，TRV scoreを20とした時のBiVADが必要となるリスクは感度80%，特異度80%でした．

　これらのスコアリングももちろん重要ですが，日常診療から右心系の機能に注目して診療を行うことが重要です．VAD患者でなくとも，右心不全の合併の有無は臨床的にも重要であり予後との関連も指摘されています[14]．右心不全があると薬剤への反応も異なってくるため，補助循環患者に限らず肺動脈カテーテル所見や臓器障害の程度から右心不全合併の有無を予測しておくことが重要です．

Point
- VAD装着前の右心不全推測のスコアとしてRVFRSなどがある．
- 補助循環患者でなくとも右心機能に注目することが重要．

9　VAD 前の臓器障害は可逆性？

　活動性の感染症，重度の腎機能・肺機能・肝機能低下や，心停止や心原性ショック後の神経学的転帰が不明の患者においては，通常 BTT や DT の適応とはなりませんが，BTC の適応は考慮される場合があります．循環不全による肝腎機能の低下，すなわち臓器障害が可逆性であることの真の証明は循環不全を改善させることでしか証明できないからです．これまでも実際に多くの症例が VAD の適応後に臓器障害が改善したことが報告されてきました[15]．

　しかし急性経過で臓器障害が出現した場合や併存疾患がない場合の臓器障害はある程度改善の見込みがあると推測されますが，実際は判断に悩むことも多くあります．糖尿病や高血圧症の合併などによる慢性的で不可逆的な臓器障害が合併した場合や，心不全・心原性ショックの経過が長く循環不全によって生じた臓器障害であっても可逆性である確証がない場合などです．前述の通り，心臓移植登録には厳格な基準が設けられているため，臓器障害についてはその領域の専門医へのコンサルテーションを行い，その見解をもって判断しているところが現状です．

　LVAD 装着後 6 カ月の時点で肝障害（総ビリルビン値＞1.5 mg/dL）と腎傷害（クレアチニン値＞1.5 mg/dL）の有無を VAD 装着前のデータを用いて推測したスコアの有効性を示した研究がわが国から報告されています[16]．総ビリルビンスコア（TB score）は 0.15×年齢＋1.1×術前総ビリルビン値で算出し，クレアチニンスコア（Cre score）は 0.2×年齢＋3.6×術前クレアチニン値で算出します（図表 11-19）．この計算式は 69 例の LVAD 患者（定常流ポンプ：18 例，拍動流ポンプ：51 例）のデータからオッズ比に基づいて係数を決定しています．ROC 曲線による解析では，TB score のカットオフ値は 11.0 で，感度 0.833，特異度 0.847，area under curve（AUC）は 0.794 でした．また Cre score のカットオフ値は 14.1 で，感度 0.917，特異度 0.772，AUC 0.839 でした．臓器障害の可逆性の指標として参考にできると思います．

図表 11-19　TB score と Cre score

TB score＝0.15×年齢＋1.1×術前 TB 値
Cre score＝0.2×年齢＋3.6×術前 Cre 値

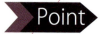
- VAD 装着前の臓器障害の可逆性の評価は難しいことがある.
- TB score がその判断の参考となる.

📖 文献

1) Kirklin JK, Naftel DC, Stevenson LW, Kormos RL, Pagani FD, Miller MA, et al. INTERMACS database for durable devices for circulatory support: first annual report. J Heart Lung Transplant. 2008; 27: 1065-72.
2) Ponikowski P, Voors AA, Anker SD, Bueno H, Cleland JG, Coats AJ, et al. 2016 ESC Guidelines for the diagnosis and treatment of acute and chronic heart failure: The Task Force for the diagnosis and treatment of acute and chronic heart failure of the European Society of Cardiology (ESC) Developed with the special contribution of the Heart Failure Association (HFA) of the ESC. Eur Heart J. 2016; 37: 2129-200.
3) Kirklin JK, Naftel DC, Kormos RL, Stevenson LW, Pagani FD, Miller MA, et al. The Fourth INTERMACS Annual Report: 4,000 implants and counting. J Heart Lung Transplant. 2012; 31: 117-26.
4) Dandel M, Knosalla C, Hetzer R. Contribution of ventricular assist devices to the recovery of failing hearts: a review and the Berlin Heart Center Experience. Eur J Heart Fail. 2014; 16: 248-63.
5) Birks EJ, Tansley PD, Hardy J, George RS, Bowles CT, Burke M, et al. Left ventricular assist device and drug therapy for the reversal of heart failure. N Engl J Med. 2006; 355: 1873-84.
6) Cleveland JC Jr, Naftel DC, Reece TB, Murray M, Antaki J, Pagani FD, et al. Survival after biventricular assist device implantation: an analysis of the Interagency Registry for Mechanically Assisted Circulatory Support database. J Heart Lung Transplant. 2011; 30: 862-9.
7) Fitzpatrick JR, 3rd, Frederick JR, Hiesinger W, Hsu VM, McCormick RC, Kozin ED, et al. Early planned institution of biventricular mechanical circulatory support results in improved outcomes compared with delayed conversion of a left ventricular assist device to a biventricular assist device. J Thorac Cardiovasc Surg. 2009; 137: 971-7.
8) Kavarana MN, Pessin-Minsley MS, Urtecho J, Catanese KA, Flannery M, Oz MC, et al. Right ventricular dysfunction and organ failure in left ventricular assist device recipients: a continuing problem. Ann Thorac Surg. 2002; 73: 745-50.
9) Farrar DJ, Hill JD, Pennington DG, McBride LR, Holman WL, Kormos RL, et al. Preoperative and postoperative comparison of patients with univentricular and biventricular support with the thoratec ventricular assist device as a bridge to cardiac transplantation. J Thorac Cardiovasc Surg. 1997; 113: 202-9.

10) Matthews JC, Koelling TM, Pagani FD, Aaronson KD. The right ventricular failure risk score a pre-operative tool for assessing the risk of right ventricular failure in left ventricular assist device candidates. J Am Coll Cardiol. 2008; 51: 2163-72.
11) Berisha S, Kastrati A, Goda A, Popa Y. Optimal value of filling pressure in the right side of the heart in acute right ventricular infarction. Br Heart J. 1990; 63: 98-102.
12) Kormos RL, Teuteberg JJ, Pagani FD, Russell SD, John R, Miller LW, et al. Right ventricular failure in patients with the HeartMate II continuous-flow left ventricular assist device: incidence, risk factors, and effect on outcomes. J Thorac Cardiovasc Surg. 2010; 139: 1316-24.
13) Shiga T, Kinugawa K, Imamura T, Kato N, Endo M, Inaba T, et al. Combination evaluation of preoperative risk indices predicts requirement of biventricular assist device. Circ J. 2012; 76: 2785-91.
14) Haddad F, Doyle R, Murphy DJ, Hunt SA. Right ventricular function in cardiovascular disease, part II: pathophysiology, clinical importance, and management of right ventricular failure. Circulation. 2008; 117: 1717-31.
15) Russell SD, Rogers JG, Milano CA, Dyke DB, Pagani FD, Aranda JM, et al. Renal and hepatic function improve in advanced heart failure patients during continuous-flow support with the HeartMate II left ventricular assist device. Circulation. 2009; 120: 2352-7.
16) Imamura T, Kinugawa K, Shiga T, Endo M, Kato N, Inaba T, et al. Preoperative levels of bilirubin or creatinine adjusted by age can predict their reversibility after implantation of left ventricular assist device. Circ J. 2013; 77: 96-104.

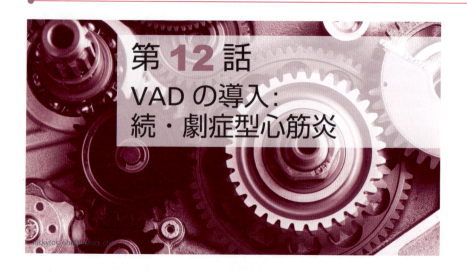

第12話
VADの導入：
続・劇症型心筋炎

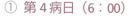
症例実況中継⑦（⑤の続き）

① 第4病日（6：00）

一撃：劇症型心筋炎の20歳女性．入院4日目になります．第3病日にPCPSとIABPを駆動させました．

唐辛子：一晩は何もなく迎えられたね．現在の状態はどうだろう．

ラヂオ頭先生：では、いつも通り、3つのチェックポイントをみていこう．

①PCPSの適応となった病態の原因除去、②PCPSの効果、③PCPSの合併症・トラブルですね．では、まず①PCPSの適応となった病態の原因除去を考えたいと思います．劇症型心筋炎・リンパ球性心筋炎でこれまでの血液検査の結果からも自己免疫学的な異常は認めていません．現時点ではステロイドのよい適応とは考えておらず、投与していません．

心筋炎の病勢はどうだろうか．心電図や心エコーで改善の兆しが認められる？

PCPSの熱交換器は36.0℃設定ですが、深部温は38.0℃です．血液検査での炎症所見もほぼ変わりません．

図表 12-1 第4病日の 12 誘導心電図

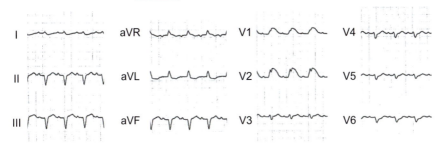

本日の心電図（図表 12-1）です．QRS 幅が経時的に拡大していますね．

心筋性状や心機能はどうかな？

本日のエコー（図表 12-2）では，LVDd/Ds 41/35 mm，LVEF 15%（Simpson 法），IVS/PW 9/9 mm，LADs 25 mm です．壁厚は変わりませんが，左室収縮はさらに低下しています．PCPS で右房脱血をしているので少しわかりにくいですが，右室も拡大し収縮力は落ちたままです．心嚢液はごく少量認めます．

まだまだ時間がかかりそうだね．じゃぁ ② の PCPS の効果をみてみよう．(A) 心機能の回復と (B) 臓器障害の改善についてプレゼンしてみよう．

では，まずは (A) 心機能の回復について．現在は PCPS，IABP，人工呼吸器管理中です．血管作動薬はドブタミン 6γ を継続しています．PCPS の回転数は 3010 rpm，補助流量は 3.4 L/min です．昨日から 3.0〜3.4 L/min で循環補助を行ってきました．体血圧は 120/78 mmHg，心拍数は 108/min です．人工肺の PO_2 は 396.9 mmHg，右橈骨動脈の PaO_2 は 206.4 mmHg です．LVET は 144 ms（図表 12-3），VTI は 4.7 cm です．心係数は 0.9 L/min，SvO_2 は 68% です．

昨日より自己心の収縮がさらに落ちている分，LVETc と VTI も低下しているなぁ．自己心のパフォーマンスが落ちた分，PCPS の循環補助に頼らなければならない．この状態で循環不全は起きてないかな？

図表 12-2　第 4 病日の心エコー

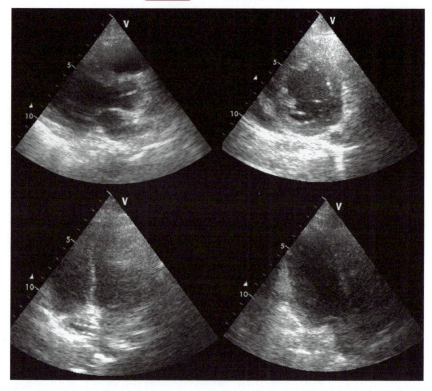

（B）臓器障害についてはどうだろう？

血液ガス分析では pH 7.369, PCO_2 43.7 mmHg, HCO_3^- 24.6 mmol/L, Lac 15.30 mg/dL と循環不全の増悪を疑わせる所見はありません．本日の血液検査でも臓器障害はみられません（図表 12-4）．

自己心の心機能は低下している一方で，今の PCPS の補助流量で循環動態は維持できていると考えられるね．今のままで PCPS の管理を継続したいけど，その弊害となり得る ③ PCPS の合併症・トラブルはどうだろう？

現時点では明らかな合併症・トラブルはありません．

図表 12-3　LVET

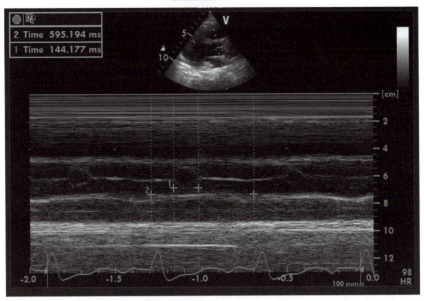

図表 12-4　第 4 病日血液検査

WBC	11300/μL	Na	↓ 134 mEq/L
Neut	70.0%	K	4.9 mEq/L
Lymp	↓ 25.4%	Cl	102 mEq/L
Mono	4.4%	BUN	21 mg/dL
Eos	0.0%	Cre	0.60 mg/dL
Baso	0.2%	Glu	98 mg/dL
RBC	↓ 356 万/μL	TP	↓ 6.0 g/dL
Hgb	↓ 10.8 g/dL	ALB	↓ 2.8 g/dL
Hct	↓ 32.7%	T-Bil	1.0 mg/dL
PLT	↓ 13.6 万/μL	AST	↑ 319 U/L
		ALT	↑ 51 U/L
		LDH	↑ 1171 U/L
		CPK	↑ 2916 U/L
		CKMB	↑ 140 U/L
		Trop T	↑ 6.120 ng/mL
		CRP	↑ 3.23 mg/dL

今後の方針はどうする？　そのことを議論しようと思って，砂漠の泉先生にも来てもらった．

砂漠の泉先生：内科チームとしての見通しを教えてくれ．

PCPS 管理を続けるうちに，心機能の改善が得られれば PCPS は離脱可能だと思います．しかし PCPS では左室のアンローディングが理論的には最適ではなく，また出血など合併症のリスクを考えると長期管理には適さない補助循環装置ではあります．

若年患者で，入院前の ADL は自立しています．劇症型心筋炎とそれに付随した一過性の臓器障害以外の併存疾患は指摘できません．家族のサポートも良好です．

つまり，補助人工心臓（VAD）の適応を考えても良いと思います．

心筋炎は多くは可逆性で，十分に回復し社会復帰まで見込める病態であり，VAD の適応は bridge to recovery です．仮に VAD から離脱できなくとも，心臓移植への適応も十分に考えられる患者背景です．

昨日の気管挿管を行う前のインフォームドコンセントでは PCPS の長期管理が予想される場合の次の治療の選択肢としての VAD を提示しました．本人の病状の理解は良好で，今後ポンプ不全が改善せずに VAD が必要となった場合，VAD 植込術に同意をしています．

今の問題はいつ VAD を植え込むタイミングとするか，だな．VAD を装着しようと思えばいつだって可能ではあるんだ．ただ内科サイドとしても必要のない VAD を装着したいとは思わないだろう．

PCPS を駆動して 2 日目です．今後心機能低下や伝導障害など心筋炎の病勢が進行する場合は長期の補助循環管理となるため，その時点で VAD をお願いしたいと思います．この状態のまま安定してしまうと正直 VAD への移行のタイミングは悩みます．左室のアンローディングはできるメリットがある一方，LVAD 単独の場合は右室の補助がなくなってしまいます．この患者は RVAD がおそらく必須であるため，Bi-VAD の管理が必要でしょう．また bridge to recovery で VAD を適応

しても改善が見込めず，bridge to decision となったとしても，心臓移植の適応となる可能性が高いので，その点では VAD をためらう必要がありません．問題は右心のサポートですね．

この患者はビリルビン値もクレアチニン値も上昇していません．その点では右心不全の臓器障害はそこまでひどくないようにも思えるのですが….

それは PCPS によって強力に右心系のアンローディングが達成されているからね．PCPS が装着された状態から VAD に移行する際の臓器障害の判断は特に右心系は予想しにくくなるね．ただ，この患者のこれまでの臨床経過から判断しても明らかに右心系優位に心機能は低下してきた経緯があり，LVAD 単独の管理であれば右心不全が顕性化することが予想できるね．

その通りだね．この患者は間違いなく BiVAD だね．LVAD 単独じゃ無理だろう．PCPS は長期管理には適さないし，明日まで心機能の改善の兆しが全くなかったら VAD を考えよう．

そうですね，賛成です．

もちろん，今日でも変化があったらいつでも連絡してくれ．

はい，ありがとうございます．

② 第 4 病日（16：00）

全身倦怠感が少し悪化している気がします．再度 39℃台まで発熱して，心筋炎の病勢悪化ではないかと懸念しています．PCPS など，カテーテルが複数留置されていますので血液培養の提出など，熱源の検索と対応は同時に行っています．

この時点で血液ガス分析の値はまだ動いていません．しかし心電図では朝と比較しても QRS 幅はさらに広くなっています（図表 12-5）．

図表 12-5 第4病日の 12 誘導心電図 2

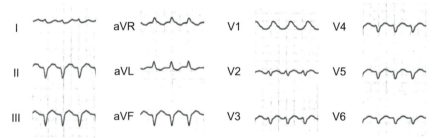

図表 12-6 第4病日の 12 誘導心電図 3

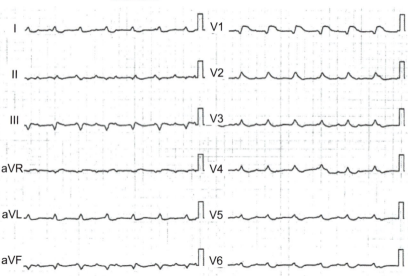

まだまだ心筋炎の病勢は下り坂だね．15：00 の CKMB が 165 IU/L とまだ緩やかに上昇傾向だ．明日には確実に VAD をお願いすることになりそうだな．

あら，脈が遅くなりましたね．これまで心拍数は 100/min 以上だったのに，突然一過性に徐脈になりました．あ，またほら．

ブロックが出たしたね，おそらく．12誘導心電図をとろう．もう限界だろう，明日まで持たないよ．再度砂漠の泉先生を呼ぼう．

完全房室ブロックですね（図表 12-6）．ついに伝導障害が出現しましたね．

今の時点での循環不全はどうだ？

血液ガス分析では pH 7.481, $PaCO_2$ 28.8 mmHg, HCO_3^- 21.9 mmol/L, Lac 19.50 mg/dL です．再び乳酸値は上昇傾向に転じています．

伝導障害が出たんだな．乳酸値が上昇していくのは時間の問題のような気もするけど，どう？ そろそろタイミングかな．

そうですね，ここで VAD をお願いします．家族へ連絡します．

わかった．こちらも手術室の準備をしておくよ．

INTERMACS level 1，PCPS からの BiVAD ですね．BTR 目的での VAD 適応です．残念ですが，内科的にはほとんど歯が立たなかった．

若年であることが一番の強みだなぁ．うまくいってくれればいいけど．

③ その後の経過

同日 VAD 装着術が施行されました．体外設置型 LVAD として NIPRO-TOYOBO と，RVAD として遠心ポンプ（いわゆる PCPS・ECMO 回路）が装着されました．しかし術後は VT を頻繁に認め，左室・右室ともに心機能の改善に乏しかったため，BiVAD 装着術後第 10 病日に長期管理目的に RVAD を NIPRO-TOYOBO へ変更しました．両心とも NIPRO-TOYOBO での管理となりました．最初の BiVAD 装着後第 17 病日からようやく心機能の改善が認められるようになりました．その後離脱テストを経て，最初の BiVAD 装着術後第 69 病日に一期的に BiVAD を離脱，ドブタミン 5γ での管理への移行に成功しました．その後ドブタミンは漸減中止することができ，心臓リハビリテーションを行いました．最終的に NYHA IIs，肺動脈楔入圧 8 mmHg，右房圧 10 mmHg，

SvO$_2$ 65.0%，心係数 1.82 L/min の状態で退院となりました．BTR として導入した VAD は無事離脱できましたが，今後心機能低下が再度出現する可能性もあり，その際は心臓移植登録が必要となります．

1 実際のところ，BTR は可能なのか

　本書で補助循環（IABP・PCPS）の効果・離脱の判定に繰り返してきた ① 原因の除去，② 補助循環の効果が発揮されていること（心機能回復・臓器障害改善），③ 合併症の有無のチェックは VAD にも Impella にも当てはまります．しかし VAD は長期管理を見据えた補助循環装置であるため，短期決着型の IABP や PCPS と比較して大幅に時間的な余裕があります．さらにもう一つ，現在のわが国の移植事情からは VAD の適応の多くは移植診療を前提にしていますので，④ 移植適応・準備ができているか，という項目も加わります．

　もちろん，VAD の導入によって心機能が回復し，臓器障害が改善した上で VAD から離脱できれば一番良いのですが，実際は細胞レベルでの回復以上に，心筋障害の病因や心疾患罹患歴，VAD 植込術前の心筋線維化の量などに依存していることが知られています[1-4]．VAD 植込後に離脱できた患者の基礎疾患としては急性の劇症型心筋炎と周産期心筋症が多く，虚血性・非虚血性問わず慢性経過の心筋症の離脱成功率は低い傾向にあります[1-3]．このことを示唆するデータの多くは国際的にも権威のある論文で報告されているにもかかわらず，非常に症例数が少ないことからもわかる通り，まだまだ国際的にも経験豊富な施設が限られ，その施設の BTR の判断基準が異なることが現状です．これまでの報告でも離脱率は 10% 以下の報告であり，1995～2011 年までの BTT もしくは DT 目的の VAD 長期管理患者 1038 例の実績のあるベルリンの施設でも 96 例（9.2%）であり，INTERMACS レジストリにおいては 1.2% と非常に低い結果です[5]．

　もし VAD を離脱できず，移植適応も取れず，となるとわが国ではまだ保険適応のない DT という概念になりますが，海外の報告では徐々に DT の良好な成績が出てきています．移植適応にならなかった VAD 患者の 1 年生存率は 80%，2 年生存率は 70% であり，さらには糖尿病，腎機能低下，心原性ショックのない 70 歳以上の VAD 患者の 2 年生存率は 85% にも及びました[6,7]．ひょっとすると，心

臓移植をせずに人工心臓で一生を終える方が予後は良い，なんて時代が来るのかもしれません．

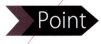
- BTR は 10%以下．
- DT の悪くない成績が出てきている．

2　VAD の離脱基準はあるのか

わが国でも植込型 VAD の経験を積んでいくうちに，体外設置型 VAD しかなかった時代の BTR の考え方とは少し異なってきた現状はありますが，可逆性の病態に関しては適切なタイミングで VAD を離脱することの重要性は今でも変わりません．

筆者が勤務している施設（国循）での VAD の離脱指標を図表 12-7 に示します．

図表 12-7　国立循環器病研究センターの VAD 離脱指標

1. 安定した全身状態
2. 正常な臓器機能（肝臓，腎臓）
3. 感染（－）
4. 低補助量で安定した血行動態
5. 自己心機能〔Minimal LVAD support（60 pumps/min）下で〕
   心エコー：左室拡張末期径（LVDd＜55 mm）
   　　　　　 ％FS＞20％
   心拍数＜100 bpm
   ドブタミン負荷テスト
   　　　　　 CI＞2.5（L/min/m^2）
   　　　　　 output，％FS の改善
   　　　　　 LVDd，PCWP の増加なし
   　　　　　 不整脈の出現なし，症状なし

＊重篤な感染症や血栓症のため，自己心機能の回復が十分でなくとも離脱を検討しなくてはならない症例もあり，上記はあくまで参考指標である．

図表 12-8 LVAD離脱基準（Berlin基準）(Eur J Heart Fail. 2014; 16: 248-63[8])より作成）

検査	LVAD離脱前の最終オフポンプテスト（安静・強心薬なし）
心エコー	LV拡張末期径≦55 mm LVEF≧45% 1回拍出量が最終オフポンプテスト中も安定 収縮期壁運動最大速度（Sm）≧8 cm/s 大動脈弁・僧帽弁逆流が2度以下 RVOT径＜35 mm，右室拡張末期短軸/長軸比＜0.6 肺動脈弁・三尖弁逆流が2度以下
右心カテーテル	心係数＞2.6 L/min 肺動脈楔入圧＜13 mmHg 平均右房圧＜10 mmHg
心電図	洞調律 心拍数＜90/min オフポンプテストで心拍数が25%以上上昇しない 平均血圧≧65 mmHg

　VADの合併症やトラブルがなく，純粋に心機能回復を待って離脱できる状況での指標ですが，カテーテル室でドブタミン負荷試験を行った結果も重要視していることが特徴です．離脱できた症例の多くは急性心筋炎の症例であり，離脱できた後は少なくともドブタミン投与で十分対応できるかどうかの反応をチェックしているのですが，やはり心拍数や肺動脈楔入圧の変化はここでも当然重要な指標となります．

　海外からの報告では，前述のVADの経験の豊富なベルリンの施設がBTRについての総説や基準（Berlin基準）を示しています[1,8]．このBerlin基準（図表12-8）ではオフポンプテストを行った時の指標を離脱指標としているのですが，強心薬なしという点がポイントです．この状態でLVEFが45%以上，左室径や形態がほぼ正常範囲で安定しており，肺動脈カテーテル指標が大きく変化しないことを必須条件としています．

　またHarefieldの指標[2]と呼ばれる離脱プロトコールは，Berlin基準より心エコー指標は少なく，その代わりに6分間歩行やpeak VO$_2$といった運動耐容能の

指標が含まれていますが,彼らもまた LVEF が 45% 以下の症例は離脱しないとしています[3,9].

PCPS や VAD に限ったことではありませんが,このようにアウトプットされる離脱指標は明らかに離脱可能だと思われるカットオフ値が多い印象があります.ドナーの状況など移植事情も大きく離脱基準に関わってくると考えられ,筆者の施設(国循)の離脱基準では LVEF を 45% というカットオフ値で区切ってはおらず,%FS(左室内径短縮率)を 20% としていることから LVEF に換算して 45% 以下であることは許容しています.むしろ VAD 装着後の β 遮断薬や ACE 阻害薬などの適切な薬物療法によって左室径が十分に短縮しているかどうか(左室拡張末期径<55 mm)を重要視しています.またエコー指標は,VAD に関しては他の補助循環装置より評価が難しい点もあります.開胸術後であるため,各指標が癒着の影響を受けやすいからです.筆者が信頼を置くとある心エコーエキスパートの意見では,VAD 患者の左室機能に関しては見た目(eyeball)の LVEF と左室径くらいしか正確に評価できない,とも言っていることもそれにつながります.したがって心拍数や肺動脈カテーテルでの圧変化を重要視することは理にかなっていると思っています.やはりどの状況においても重要な血行動態指標というのは変わらないことを感じていただけると幸いです.

- 海外では LVEF 45% 以上への回復を VAD 離脱の基準としている.
- VAD 導入後に適切な薬物療法を行った上での左室拡張末期径 55 mm 未満への縮小も重要な指標である.

文献

1) Dandel M, Weng Y, Siniawski H, Potapov E, Lehmkuhl HB, Hetzer R. Long-term results in patients with idiopathic dilated cardiomyopathy after weaning from left ventricular assist devices. Circulation. 2005; 112: I37-45.
2) Birks EJ, Tansley PD, Hardy J, George RS, Bowles CT, Burke M, et al. Left ventricular assist device and drug therapy for the reversal of heart failure. N Engl J Med. 2006; 355: 1873-84.

3) Dandel M, Weng Y, Siniawski H, Stepanenko A, Krabatsch T, Potapov E, et al. Heart failure reversal by ventricular unloading in patients with chronic cardiomyopathy: criteria for weaning from ventricular assist devices. Eur Heart J. 2011; 32: 1148-60.
4) Simon MA, Kormos RL, Murali S, Nair P, Heffernan M, Gorcsan J, et al. Myocardial recovery using ventricular assist devices: prevalence, clinical characteristics, and outcomes. Circulation. 2005; 112: I32-6.
5) Kirklin JK, Naftel DC, Kormos RL, Stevenson LW, Pagani FD, Miller MA, et al. Fifth INTERMACS annual report: risk factor analysis from more than 6,000 mechanical circulatory support patients. J Heart Lung Transplant. 2013; 32: 141-56.
6) Kirklin JK, Naftel DC, Pagani FD, Kormos RL, Stevenson LW, Blume ED, et al. Sixth INTERMACS annual report: a 10,000-patient database. J Heart Lung Transplant. 2014; 33: 555-64.
7) Westaby S. Cardiac transplant or rotary blood pump: contemporary evidence. J Thorac Cardiovasc Surg. 2013; 145: 24-31.
8) Dandel M, Knosalla C, Hetzer R. Contribution of ventricular assist devices to the recovery of failing hearts: a review and the Berlin Heart Center Experience. Eur J Heart Fail. 2014; 16: 248-63.
9) Dandel M, Weng Y, Siniawski H, Potapov E, Krabatsch T, Lehmkuhl HB, et al. Pre-explant stability of unloading-promoted cardiac improvement predicts outcome after weaning from ventricular assist devices. Circulation. 2012; 126: S9-19.

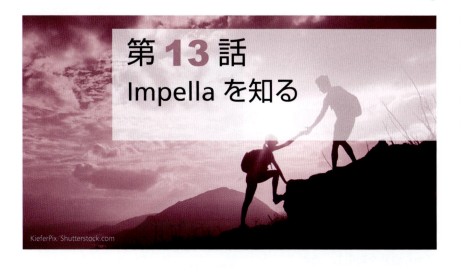

第13話
Impellaを知る

ついにわが国でも Impella 2.5/5.0 が使用できるようになりました．欧州では 2004 年，米国では 2008 年からすでに承認されていたデバイスが，ようやく日本に入ってきました．IABP や PCPS とはまた大きくコンセプトが異なる補助循環装置であり，今後の補助循環の考え方やマネージメントを大きく変える可能性があります．

Impella の特徴をしっかり理解した上で，既存の IABP や PCPS とどのように異なり，どのように使い分けるのか，その点をイメージしていただけますと幸いです．

1 Impella の特徴を知る

Impella（ABIOMED 社）は左心室から直接脱血し，大動脈へ順行性に送血する心内式軸流ポンプカテーテルで，イメージとしてはピッグテールカテーテルに軸流ポンプがついたものを左室内に留置した状態で循環補助を行う装置です（図表 13-1）．

カテーテルの構造に注目しましょう（図表 13-2）．カテーテル先端は左室を傷つけないように先端の性状は柔らかく，ブタのしっぽのように丸まっています．この形状のカテーテルは循環器内科医も左室造影などでよく使用するピッグテー

ルカテーテルと形状が似ています．この先端から近位へ向かっていくと吸入部と呼ばれる左室内の血液を吸引する口があります．この吸入部は左室内に位置していなければなりません．

吐出部には羽根車（impeller）のような形をしたインペラがあり，このインペラが回転することで吸入部から血液を吸引し，その血液はカニュラを通って吐出部から出ていきます（図表 13-3）．後述の Impella 制御装置によってインペラの回転速度を制御します．補助流量はインペラの回転速度に依存することになり，早い回転数ほど多くの補助流量を出すことができます．

左室内の吸入部から吸引した血液は大動脈内の吐出部へ排出されるため，Impella 補助の血行動態は左室脱血-上行大動脈送血の順行性血流となります．軸流ポンプなので自己心とは同期せず，定常流です．左室から強力に脱血し上行大動脈へ送血するため，生理的であり，そして何より左室の強力なアンローディン

図表 13-1　**Impella の概要**
（ABIOMED 社より提供）

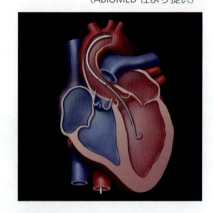

図表 13-2　**Impella の構造**
（ABIOMED 社より提供）

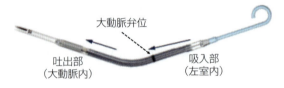

図表 13-3　**インペラ**（ABIOMED 社より提供）

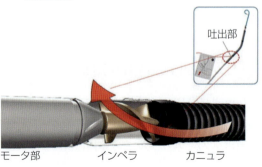

図表 13-4　Impella の種類

	2.5	CP	5.0/LD	RP
アクセス	経皮的	経皮的	カットダウン	経皮的
補助流量（L/min）	2.5	4.3	5.0	4.0
モーターサイズ（Fr）	12	14	21	22
シースサイズ（Fr）	13	14	—	23

グが可能になります．この「左室の強力なアンローディング」が Impella 特有の，そして最も期待されるコンセプトです．

　アクセスルートは大腿動脈 1 カ所になります．カテーテルを逆行性に運び，左室内へ留置します．最も小さい Impella 2.5 でもモーターサイズは 12 Fr，シースサイズは 13 Fr ですから，事実上，大腿動脈には 13 Fr のカテーテルが占拠することになります．当然，下肢の屈曲はできません．またこれだけ大きいカテーテルとなると，上肢をアクセスサイトとして使用することはできません．

　Impella には Impella 2.5，CP，5.0/LD，RP のラインナップがあります（図表 13-4）．わが国で使用できる Impella は 2.5 と 5.0 のみです．Impella 2.5，CP は経皮的に，すなわち内科医がカテーテル手技で挿入が可能ですが，Impella 5.0 は外科的なカットダウン・人工血管が必要です．ここでもハートチームの連携が欠かせません．Impella LD は開胸時に使用し，Impella RP は右心用のデバイスです．

- Impella は左室脱血-上行大動脈送血の順行性血流で循環補助を行う．
- わが国で使用できるのは Impella 2.5 と 5.0 のみである．
- Impella 2.5 は経皮的に挿入可能である．

2　左室を強力にアンローディングする

　Impella は左室脱血-上行大動脈送血という，PCPS で成し得なかった順行性

の強力な循環補助が可能であるため，PCPSの送血の際に最も遠かった冠動脈と脳への血流は，Impellaでは最も近い位置にくることになります．もちろん，Impellaには人工肺はついていませんのでガス交換能は自己肺に依存することになります．またPCPSの右房脱血と異なり，Impellaは左室を直接，かつ強力にアンローディングできます．Impellaは左室拡張末期圧・容積をしっかり下げることができる点では，大腿送血による逆行性血流が左室の後負荷となるPCPSとは大きく異なります．

　IABPは圧補助であり，あくまでも自己心に依存した補助循環装置であるため，Impellaほど強力な循環補助はできません．IABPもImpellaもアクセスサイトが大腿動脈という点では同じですが，IABPは7〜8 Fr，Impellaは13 Fr以上という点では下肢虚血のデメリットはImpellaの方がリスクを負います．

　Impellaによる血行動態への影響は大きく3つあります（図表13-5）．①順行性血流増大，②平均血圧上昇，③左室拡張末期圧・容積低下です．この3つの作用によってcardiac power outputの増大による臓器灌流の改善，心筋酸素供給量増大と心筋酸素需要量低下による心筋回復に十分なアンローディングを達成できます．

　さて，突然cardiac power outputという用語が出てきました．Impellaを語

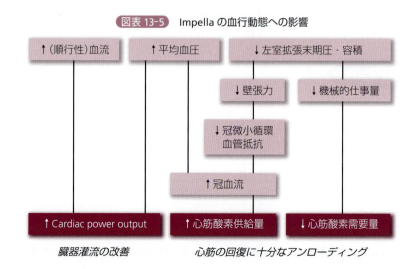

図表13-5　Impellaの血行動態への影響

る時によく出てきますが，以前から存在していた概念です．ここでいうpowerとは圧と血流を複合したものを指し，cardiac power (output) は同時に測定された心拍出量と平均血圧の積で表されます (図表13-6). 心臓は圧と血流を作り出すものであり，この両者で構成されるこの指標は心臓のポンプ能を表すとされています[1,2]．Cardiac power output は心原性ショック[2,3]や慢性心不全[4]の独立した予後指標として報告されています．

図表13-6 Cardiac power output

Cardiac power (output) ＝ 心拍出量 × 平均血圧 ÷ 451

- Impella は ① 順行性血流増大，② 平均血圧上昇，③ 左室拡張末期圧・容積低下の作用がある．
- 最終的に cardiac power output の増大による臓器灌流の改善，心筋酸素供給量増大と心筋酸素需要量低下による心筋回復に十分なアンローディングを達成できる．

3　［手技実践！］Impella 2.5 を導入する

　ここでは経皮的に挿入する Impella 2.5 について説明したいと思います．Impella の導入は清潔野の術者側と非清潔野の介助者側に分かれて準備します．

　非清潔野の介助者は Impella 制御装置 (図表13-7) のセットアップを行います．Impella 駆動中は，ポンプカテーテルのモータの中に血液が侵入しないように，パージ液と呼ばれる液体で圧バリアを形成する必要があります．パージ (purge) は空にする，除去する，という意味です．パージ液といっても特殊な液体ではなく，5%ブドウ糖液にヘパリン50 U/mL を添加したものです．Impella 使用中は抗凝固療法が必要ですが，その抗凝固療法はこのパージ液によって行うことになります．

　パージ液の流量と圧も Impella 制御装置のパージシステムによって自動で管理されるため，介助者はパージ用セット (図表13-8) をプライミングしなければなりません．Impella 制御装置の下の部分にパージ液をセットするホルダがあり

図表 13-7　Impella 制御装置（ABIOMED 社より提供）

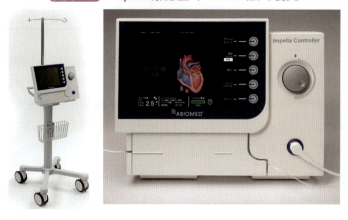

図表 13-8　パージ用セット（ABIOMED 社より提供）

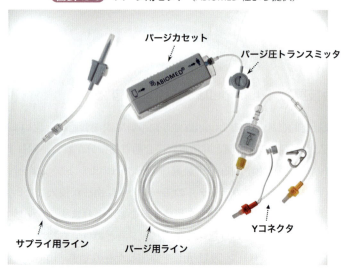

ます．ブドウ糖液バッグにパージ用セットのスパイク針を刺した上でパージカセット，パージ圧トランスミッタ，パージ用ラインを制御装置に装着します（図表 13-9）．Impella 制御装置は自動的にプライミングを開始します．

　この間，清潔野の術者はポンプカテーテルの準備を行います．Impella 2.5 ポ

図表 13-9 パージ用セットを Impella 制御装置に装着
（ABIOMED 社より提供）

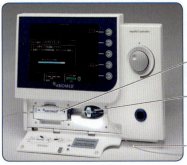

1. パージカセットをパージカセットホルダにきちんと装着する
2. パージ圧トランスミッタをスロットに入れ、カチッと音がするまで固定する
3. パージ用ラインを伸ばしてパージカセット扉を閉じる

図表 13-10 Impella 2.5 ポンプカテーテルの全容（ABIOMED 社より提供）

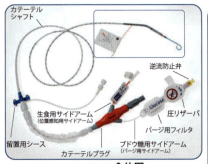

IMPELLA 2.5 全体図

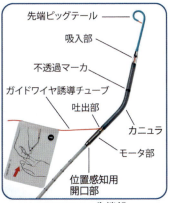

IMPELLA 2.5 先端部

ンプカテーテルの全容は図表 13-10 のようになっています．ポンプカテーテルと接続ケーブル（図表 13-11）をつなぎ，接続ケーブルを Impella 制御装置へ接続します．プライミングの終わったパージ用ラインの黄ルアコネクタをブドウ糖サイドアーム（パージ用サイドアーム）に，赤ルアコネクタを生食用サイドアーム（位置感知用サイドアーム）に接続します（図表 13-12）．Impella 制御装置がポンプカテーテルのパージ用チューブのプライミングを開始します．プライミングが終了すると Impella 制御装置の画面が切り替わり，位置感知用チューブのプライ

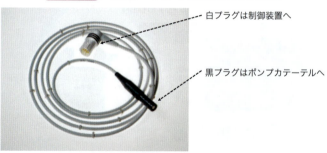

図表 13-11　接続ケーブル（ABIOMED 社より提供）

白プラグは制御装置へ
黒プラグはポンプカテーテルへ

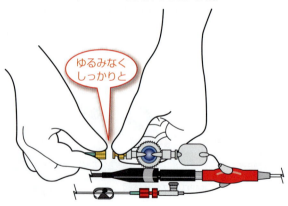

図表 13-12　パージ用ラインの黄ルアコネクタと赤ルアコネクタをポンプカテーテルに接続する
（ABIOMED 社資料をもとに作成）

ゆるみなくしっかりと

ミングを行うように指示されます．ポンプカテーテルのフラッシュ弁（図表 13-10）を摘まみ，位置感知用チューブのプライミングを行うと，吐出部からパージ液が浸出するようになります．プライミングが終わると次画面に移行し，パージ液情報を入力すると挿入準備は完了です．この時点の Impella システムは図表 13-13 のようになっており，初期設定と呼んでいます．

　さて，清潔野の術者はこの Impella のシステムが完成するまでにアクセスルートの確立をやっておかねばなりません．13 Fr のピールアウェイ式イントロデューサを付属の 0.035 inch のガイドワイヤを用いて挿入します．このカテーテルはピールアウェイ式ですから，Impella 挿入手技が終われば引き裂いて外します．短時間の使用を前提に作られているため，通常我々が使用している一般的なシースイントロデューサと比べて十分なコーディングがされておらず，血栓が

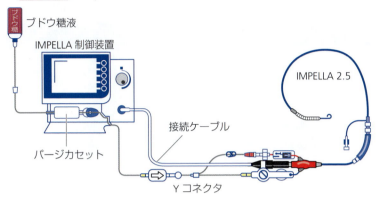

図表 13-13　Impella システムの初期設定（ABIOMED 社資料をもとに作成）

できやすくなっています．そのため，ここで ACT が 250 秒以上になっていることを確認して，内筒のダイレーターを抜去します．

　続いて，Impella ポンプカテーテルの挿入に移りますが，いきなり "bulky（＝かさばった，ゴワゴワした）" な Impella ポンプカテーテルは左室の中には入りません．まずは一般的な左室造影用のピッグテールカテーテルを左室内へ誘導します．左室内での位置調整はこのピッグテールカテーテルが最も操作しやすいため，この時点でカテーテルを左室心尖部よりの安定した位置に調整しておくことがうまく Impella ポンプカテーテルを運ぶコツです．このピッグテールカテーテルを左室の心尖部側の安定した位置に運ぶことができたら，付属の 0.018 inch の留置用ガイドワイヤ（先端が形状付けできる）に置き換え，ピッグテールカテーテルは抜去します．

　ここからようやく，Impella ポンプカテーテルを挿入する段階になります．ガイドワイヤ誘導チューブを用いて留置用ガイドワイヤを Impella 2.5 ポンプカテーテルに挿入します（図表 13-14）．このガイドワイヤ誘導チューブは一旦ポンプカテーテルから引き抜くと元に戻すことはできません．ガイドワイヤ誘導チューブを用いずにガイドワイヤをポンプカテーテルへ挿入する時（図表 13-15）は，吐出部からガイドワイヤが出た後，シャフトの長軸マーカとガイドワイヤが同一直線上に沿うように吐出部からのガイドワイヤの出口を調整します．長軸マーカとガイドワイヤが一直線上に沿わない状態でポンプカテーテルを挿入する

図表 13-14　ガイドワイヤ誘導チューブを用いて留置用ガイドワイヤを Impella ポンプカテーテルへ挿入する（ABIOMED 社より提供）

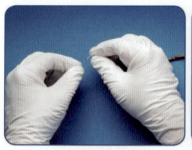
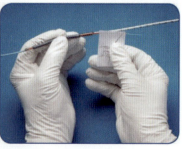

図表 13-15　ガイドワイヤ誘導チューブを用いない時
（ABIOMED 社より提供）

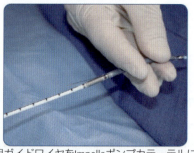

留置用ガイドワイヤをImpellaポンプカテーテルに挿入する際，吸入部や吐出部を破損しないように注意深く操作する．吐出部からガイドワイヤが出た後，シャフトの長軸マーカとガイドワイヤが同一直線上に沿うように吐出部からのガイドワイヤの出口を調整する．

ことは困難です．透視下でポンプカテーテルを心室内へ進め，適切な位置へ留置します．適切な位置に留置されたら留置用ガイドワイヤを抜去します．

　ポンプカテーテルの適切な位置は，①透視と②制御装置の位置波形で確認します（図表 13-16）．①透視ではポンプカテーテルの不透過マーカが大動脈弁位にあること，さらに先端ピッグテールや吸入部が僧帽弁や乳頭筋に絡んだり接触したりしていないことを確認します．②制御装置の位置波形については，モニターの位置波形はカテーテルの位置感知用開口部で得られた圧波形を反映していま

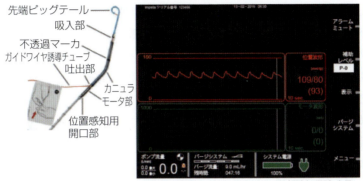

図表 13-16 制御装置位置波形（ABIOMED 社より提供）

モニターの位置波形はカテーテルの位置感知用開口部で得られた圧波形を反映する．適切なカテーテルの位置は不透過マーカが大動脈弁位にあることであり，したがって位置波形は大動脈圧でなければならない．

す．したがって，カテーテルが適切な位置にある場合，すなわち不透過マーカが大動脈弁位にある時は，位置波形は大動脈圧波形になります．

さぁ，いよいよ駆動です．再度，確実に留置用のガイドワイヤが抜去されていることを確認します．Impella 制御装置の

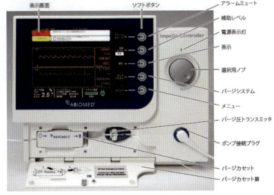

図表 13-17 制御装置詳細（ABIOMED 社より提供）

補助レベルソフトボタンを押し（図表 13-17），補助レベルアイコンを表示させ，選択用ノブを回して補助レベルを P0 からまずは P2 へ上げていきます（図表 13-18）．補助レベルは数値が大きくなると回転数が大きくなり，補助流量が大きくなります（図表 13-19）．

補助レベルを上げていくとポンプカテーテルが心室内へ引き込まれていきます．そのため，可能な限り P9 まで補助レベルを上げた上で最終の位置確認・調整を行います．カテーテルが心室内へ引き込まれると不整脈のリスクや吐出部が心

室内に位置してしまう恐れがあります．このカテーテルの引き込みを減らすためには，大動脈でのカテーテルのたわみを可能な限りなくすことが重要です．補助レベルを P9 とし，透視下でカテーテルが大動脈弓部の小弯に位置し，カテーテルのたわみがないように調整します．といってもカテーテルシャフトは透視下では見えませんので，実際はカテーテルを少し引き抜いていき，カテーテル先端が動き出すところが最もたわみがとれている位置と判断することになります．

　ポンプカテーテルが左室に入ってから駆動までの間は，吸入部と吐出部を通じて上行大動脈と左室はシャントができている状態になります．血行動態学的には大動脈弁閉鎖不全症を生じた状態に等しく，そのためポンプカテーテルを左室に挿入してから位置調整をして駆動するまでを素早く行う必要があります．

　位置確認ができたら，補助レベルを設定します．続いて，ピールアウェイ式イントロデューサを完全に血管挿入部から引き抜いた上で引き裂きます（ピールア

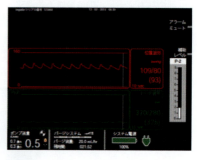

図表 13-18　補助レベルの選択
（ABIOMED 社から提供）

図表 13-19　Impella の補助レベル別の回転数と流量

補助レベル	Impella 2.5		Impella 5.0	
	回転数（rpm）	流量（L/min）	回転数（rpm）	流量（L/min）
P9	51000	2.1〜2.6	33000	4.2〜5.3
P8	50000	1.9〜2.5	30000	3.4〜4.7
P7	47000	1.6〜2.2	28000	2.6〜4.4
P6	45000	1.4〜2.0	26000	1.8〜4.0
P5	43000	1.2〜1.8	24000	1.4〜3.7
P4	40000	0.9〜1.5	22000	0.9〜3.4
P3	38000	0.7〜1.3	20000	0.5〜3.1
P2	35000	0.4〜1.0	17000	0.5〜2.6
P1	25000	0.0〜0.5	10000	0.0〜1.4
0	0	0	0	0

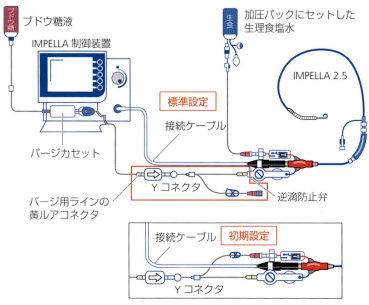

図表 13-20　初期設定から標準設定へ（ABIOMED 社資料から作成）

ウェイ）．ポンプカテーテルには最初から留置用シースが取り付けられた状態で入っています（図表 13-10）．その留置用シースの側管を十分に生理食塩水でフラッシュし，滑りやすくしてから留置用シースをポンプカテーテルに沿わせて挿入します．留置用シースとポンプカテーテルのギャップはほとんどなく，この留置用シースの側管は採血や薬剤投与には使用できません．

　さて，無事 Impella が駆動したら，速やかに初期設定から標準設定への切り替えを行います（図表 13-20）．初期設定があるのは Impella システムの準備を速やかに行うためであり，初期設定ではパージ液を Y コネクタを介してブドウ糖用サイドアームと生食用サイドアーム（位置感知用サイドアーム）の両方に供給しています．Impella システムが起動すれば生食用サイドアームには加圧バッグで 300 ～ 350 mmHg に加圧した生理食塩水を接続し，これを標準設定と呼んでいます．

4 Impella 2.5 の管理

　Impella の循環補助様式は他の補助循環と比較しても非常にシンプルであり，わかりやすいものになっています．Impella の管理中はこの本で一貫して行ってきた補助循環のチェックポイント，すなわち ① Impella の適応となった病態の原因除去，② Impella の効果，③ Impella の合併症・トラブルがないか，をチェックしていきます（図表 13-21）．① については他の補助循環と同様であるため，割愛したいと思います．

　② Impella の効果については，（A）心機能の回復と（B）臓器障害の改善を評価します．（B）臓器障害の改善についても他の補助循環と同様であるため，ここでは（A）心機能の回復について触れたいと思います．左室脱血-上行大動脈送血であるため，血行動態は LVAD に非常に近いものになります．十分に左室がアンローディングされ，cardiac power output の改善が得られていれば心拍数や

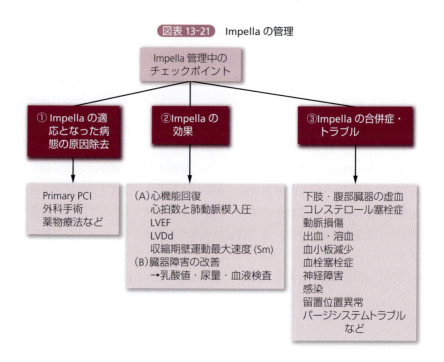

図表 13-21　Impella の管理

肺動脈楔入圧の改善が得られます．

心内シャントがなければ肺動脈カテーテルで持続モニタリングされる心拍出量・心係数（熱希釈法）は上行大動脈を通過するものと同等です．したがって，肺動脈カテーテルでモニタリングされる心拍出量は自己心の心拍出量と Impella の心拍出量を合わせたものになります．自己心由来の心拍出量だけを評価したい場合は，（肺動脈カテーテルで測定した心拍出量）−（Impella のポンプ流量）の計算式で推測できます．Impella のポンプ流量は Impella 制御装置の画面左下に出ています（図表 13-22）．左室が強力にアンローディングされるため，Impella 開始前後の心拍出量の変化のイメージは図表 13-23 のようになります．

左室のエコー指標については，VTI は使えません．左室から上行大動脈にかけてカテーテルが入っているためです．Impella の離脱については，血行動態が VAD に類似しているという点で前述の Berlin 基準[5]が参考になります（p.374 図表 12-8）．ここではその他の左室のエコー指標として収縮期壁運動最大速度（Sm）を採用していましたが，Impella でも同様に使用可能です．筆者の施設（国循）ではルーティンで計測していませんが，開胸術などで癒着の影響があると正確な評価ができませんが，一患者内でのトレンドをみることは可能と思われます．このエコー指標を PCPS の離脱基準に取り入れた報告[6]もあります．

また Impella も LVAD と同様，右心系のサポートは行っていません．わが国では Impella RP は使用できませんので，右心不全が顕著な症例は Impella 単独

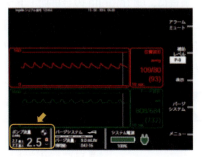

図表 13-22　Impella のポンプ流量
（ABIOMED 社より提供）

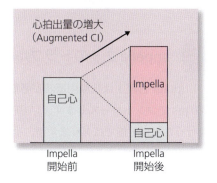

図表 13-23　Impella 開始前後の心拍出量の変化

での管理ができない可能性を知っておく必要があります．

最後に，③Impellaの合併症・トラブルがないかをチェックします．Impella 2.5でも13Frの大きさがあるため，下肢虚血に関してはIABPよりリスクが高くなります．Impella特有のトラブルについては，次の項で説明したいと思います．

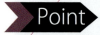
- 管理中は，①Impellaの適応となった病態の原因除去，②Impellaの効果，③Impellaの合併症・トラブルがないか，をチェックする．
- 自己心由来の心拍出量は，（肺動脈カテーテルで測定した心拍出量）－（Impellaのポンプ流量）で推測する．

5　Impella 2.5のトラブルと対処

　Impella管理中は抗凝固療法が必要です．ヘパリンを使用し，ACTを160～180 msでコントロールします．IABPでは1：1の際はヘパリンを使用せず管理を行うことは可能ではありますが，Impellaではヘパリンを含まないパージ液使用の安全性は検証されていません．原則抗凝固療法が必須であると考えます．

　またImpella特有のアラームとしてサクションがあり，管理中のアラームはサクションが圧倒的に多くなります．左室がアンローディングされると左室拡張末期容積が減少します．左室径の短縮によって左室が狭小化するとImpellaが左室壁や構造物に接触し，吸入部から十分な血液が吸引できなくなり，これをサクションと呼んでいます．可能であれば補液によって体液量を増加させることで対応することが推奨されており，Impella管理中は右房圧10 mmHg程度の維持が好ましいとされていますが，Impellaからのウィーニング時は不必要な循環血漿量の増大は離脱時のポンプ不全増悪の一因となりえますので，丁寧なモニタリングが必要です．

　サクションの鑑別として，①循環血漿量の減少，②右心不全の出現を必ず除外する必要があります（図表13-24）．この2つを除外できれば，後は左室壁や左室

内の構造物とカテーテルの接触の問題です．サクションアラームが鳴った場合，それがカテーテル室であればX線透視下でカテーテルの位置確認ができますが，集中治療室の場合はそれができません．この場合は心エコーで行います．経胸壁心エコーの場合，傍胸骨左縁長軸像で大動脈弁・左室壁・僧帽弁・腱索・乳頭筋とカテーテルの位置関係を確認します．

ポンプカテーテルの吸入部は大動脈弁から3.5 cm

図表 13-24　サクションの鑑別

- 循環血漿量の減少
- 右心不全の出現
- カテーテル位置の問題

図表 13-25　カテーテル形状
（ABIOMED社資料より作成）

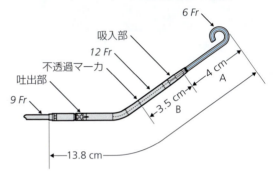

左室側に位置するように留置します（図表 13-25 の B）．また不透過マーカ（大動脈弁位）からカテーテル先端までは 7.5 cm（図表 13-25 の A＋B）あるため，左室長軸方向がこの長さに満たないとサクションアラームが鳴る確率が大きくなります．筆者も左室腔が小さい患者に Impella 2.5 を導入してもサクションが頻繁に起こり，補助レベルを十分に上げることができなかった経験があります．左室腔の小さい患者には Impella は適さない可能性があります．原則，吸入部が 4 cm 以上左室側へ入っている場合は左室内にカテーテルが入りすぎていると判断します．図表 13-26 に Impella 2.5 の適切な位置を示していますが，実際のエコーではここまでカテーテルを鮮明に描出できません．吐出部は通常確認できず，吸入部先端を確認することになります．カテーテルはエコーでは 2 本の太い輝度の高い線として観察でき，その先の輝度の高い構造物が吸入部先端になります（図表 13-27）．

またカラードップラーエコーも有効です．カテーテルが適切な位置にある場合は乱流を示す高密度モザイク模様が吐出部付近に描出されます．しかしモザイク

図表 13-26 エコーでの Impella の位置（ABIOMED 社より提供）

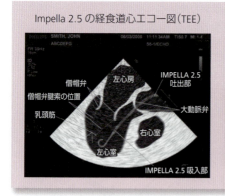

図表 13-27 エコーでの吸入部先端

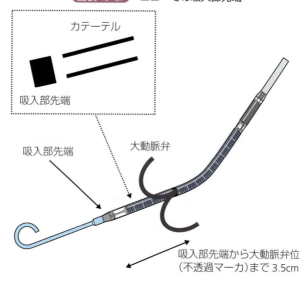

　模様が大動脈弁下に観察される場合はカテーテルが深く入りすぎているか，乳頭筋に絡まっていることが考えられます（図表 13-28）。
　このようにカテーテルの位置はエコーでも確認できますが，通常は Impella の制御装置で位置をモニタリングしています．このモニタリングが Impella 2.5 と

Impella 5.0 で大きく異なるため，ここでは Impella 2.5 の説明をしておきたいと思います．Impella 2.5 が正しい位置にある時の Impella 制御装置の画面を図表 13-29 に示します．2つの波形が表示されており，上段は位置波形，下段はモータ波形です．

上段の位置波形はカテーテル上の位置感知用開口部で得られた圧を，カテーテルプラグに内蔵された圧トランスデューサに伝達し波形で表示したものです．正しい位置にあれば位置感知用開口部は上行大動脈にあるため，大動脈圧波形が得られます．圧を表示しているため，単位は mmHg です．

下段はモータ波形が表示されています．モータ消費電流を波形で表しており，単位は mA です．Impella は選択

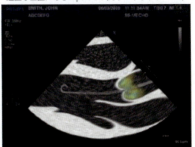

図表 13-28　カラードップラー

適正な位置にあるImpella 2.5（カラードップラーTTE）

不適正な位置にあるImpella 2.5（カラードップラーTTE）

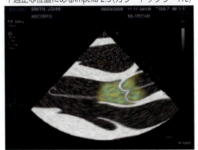

図表 13-29　Impella 2.5 の適切な位置（ABIOMED 社資料より作成）

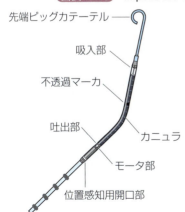

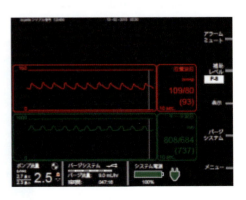

した補助レベルによって一定の回転数を維持するように制御されています．収縮期には大動脈と心室の圧差がなくなり抵抗が減少するため多くの電流が流れますが，拡張期は大動脈と心室の圧差が大きくなり抵抗が増大するため流れる電流が少なくなります．そのため，収縮期は山，拡張期は谷のパルス状の波形になります．上段が大動脈圧波形，下段がパルス状の波形という組み合わせが最適な位置を示しています．

カテーテルが心室内に深く入り込んで，位置感知用開口部までも左室内へ入ってしまった場合（図表13-30）は上段の位置波形は左室圧波形になります．一方でモータ波形は吸入部も吐出部も完全に左室内に入るため両者の圧差がなくなり，流れる電流も一定になるため，フラットな波形になります．上段が左室圧波形，下段がフラットな波形の場合はポンプ位置：心室内アラームが鳴ります．

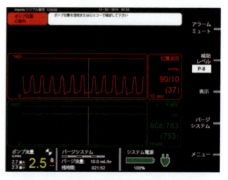

図表 13-30　Impella 2.5 の心室内アラーム
（ABIOMED 社から提供）

カテーテルが大動脈側へ大きく引き抜けてしまった場合は，上段の位置波形は大動脈圧波形のままですが，下段のモータ波形は吐出部と吸入部の圧差がなくなるためフラットな波形になります．上段が大動脈圧波形，下段がフラットな波形の場合はポンプ位置：不良アラームが鳴ります（図表13-31）．なぜポンプ位置：大動脈内アラームと呼ばないのでしょうか．それはこの場合，もう1つのパターンが想定されるからです．Impella 2.5 はカテーテルの先端側から，吸入部，吐出部，位置感

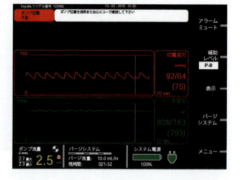

図表 13-31　Impella 2.5 のポンプ位置不良アラーム
（ABIOMED 社より提供）

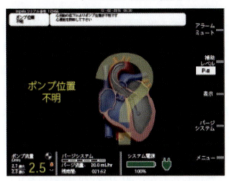

図表 13-32　Impella 2.5 のポンプ位置不明
（ABIOMED 社より提供）

知用開口部の順となっているため，位置感知用開口部のみ大動脈内，吸入部，吐出部が左室内に位置している時はこの波形の組み合わせになります．

　その他，上段の位置波形は大動脈圧波形，下段のモータ波形はパルス状の波形であるにも関わらず，そのパルス状の波形にスパイクが混入することがあります．これはカテーテルが少し深く，吐出部が大動脈弁に近いときに起こります．

　位置調整を行う時は，補助レベルと P2 まで下げた状態で行います．適切な位置に調整した後でまた補助レベルを上げていきます．また補助レベルが P2 未満となるとポンプ位置モニタリングは不能となります．同様の理由でポンプ不全が進行し心拍出量が極度に低下した場合，位置波形・モータ波形ともに振幅が減衰します．この場合はポンプ位置：不明のアラームが鳴ります（図表 13-32）．

> **Point**
> - Impella 管理中は ACT を 160～180 ms でコントロール．
> - Impella 管理中はサクションアラームが多い．
> - サクションアラームでは循環血漿量減少，右心不全の出現を除外．
> - Impella 2.5 では上段の位置波形は大動脈圧波形，下段のモータ波形はパルス状の波形が適切な留置位置．

6　Impella のエビデンス

ここからは Impella に関する報告をみていきたいと思います．

ISAR-SHOCK 試験[7]は 2008 年に報告されたドイツ 2 施設の前向き無作為化試験で，急性心筋梗塞による心原性ショック患者 26 例をに対する Impella 2.5 と IABP の有効性を比較検証しました．一次エンドポイントは補助開始 30 分後の心係数としました．二次エンドポイントは乳酸アシドーシス，溶血，30 日後の死亡率としました．

結果は 25 例が循環補助を受け（Impella 2.5：12 例，IABP：13 例），1 例は補助循環装置導入前に死亡しました．30 分後の心係数の変化は Impella 2.5 群で 0.49 ± 0.46 L/min/m^2 であり，IABP 群の 0.11 ± 0.31 L/min/m^2 と比較して有意に増加しました（$p=0.02$）．Cardiac power output index については両群とも緩やかに改善が得られました（図表 13-33）．Impella 2.5 群の cardiac power output index は IABP 群より増大しましたが，有意差を認めたのは開始 30 分後の時点のみでした．また Impella 2.5 群の自己心由来の cardiac power output

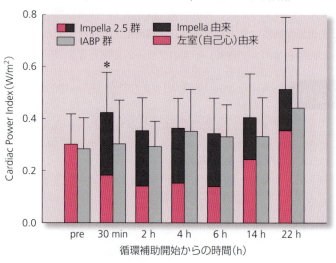

図表 13-33　ISAR-SHOCK 試験での cardiac power output の変化
（J Am Coll Cardiol. 2008; 52: 1584-8[7]より作成）

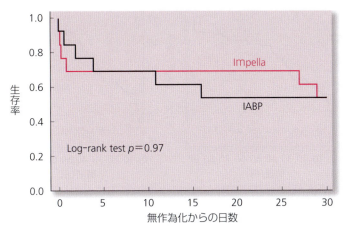

図表 13-34　ISAR-SHOCK 試験での 30 日生存率
(J Am Coll Cardiol. 2008; 52: 1584-8[7]より作成)

indexはIABP群のものより低くなりました．乳酸値はImpella群の方が低値でしたが有意差はなく，溶血はImpella群で有意に多くなりました．30日生存率は両群で差はありませんでした（図表13-34）．

　PROTECT II試験[8]は2012年に報告された欧米112施設で行われた前向き無作為化試験で，ハイリスクPCIに対するIABPとImpella 2.5の有効性を検証しました．三枝病変もしくは非保護の左冠動脈主幹部病変を有する低心機能（LVEF≦35％）患者452例を，待機的PCI中のサポートとしてIABPを使用する群（226例）とImpella 2.5を使用する群（226例）にランダム化しました．心原性ショックの患者は含まれていません．一次エンドポイントは30日後の総死亡，Q波または非Q波梗塞，脳卒中，再血行再建術，心臓血管手術，急性腎傷害，重度の手技中の低血圧，心肺蘇生またはカーディオバージョンの必要な心室性不整脈，大動脈閉鎖不全症，PCI不成功の複合エンドポイントとしました．

　結果は，一次エンドポイントはintention-to-treat解析でIABP群は40.1％とImpella群で35.1％と有意差はなく（$p=0.227$），per protocol解析でもIABP群は42.2％，Impella群で34.3％と有意差はありませんでした（$p=0.092$）．しかし，90日後まで追跡するとImpella群はIABP群と比較して心血管イベントが有意に低い傾向がありました（intention-to-treat解析: 40.6 vs

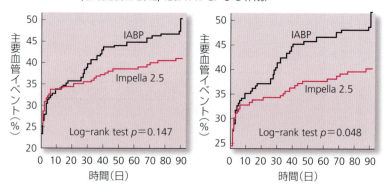

図表 13-35　PROTECT II試験: 90日後の心血管イベント (Kaplan-Meier 曲線)
（Circulation. 2012; 126: 1717-27[8]）より作成

49.3%, $p=0.066$, per protocol 解析: 40.0 vs 51.0%, $p=0.023$, 図表 13-35). また術中の cardiac power output の低下の最大値は Impella 群の方が IABP 群よりも有意に小さくなりました（-0.04 ± 0.24 vs -0.14 ± 0.27, $p=0.001$). ハイリスク PCI では IABP より Impella の方が血行動態への安定化は優れていることがわかりました.

　USpella registry からの 2014 年の報告[9]では, 米国 38 施設の心原性ショックを合併し, PCI と Impella 2.5 による循環補助を行った急性心筋梗塞患者 154 例を対象とし, 一次エンドポイントを生存退院, 二次エンドポイントを患者の血行動態指標と院内合併症の評価としました. この研究では, PCI と Impella 2.5 導入のタイミングで 2 群に分け比較しました (Impella 先行群 vs PCI 先行群). つまり, Impella によるアンローディングを先行させるか, PCI による再灌流を成功させるか, を比較した研究になります.

　この判断は現場の医師によって判断されたため, 両群の背景には多少の違いがあります. Impella 先行群 (63 例, 40.9%) の方が, PCI 先行群 (91 例, 59.1%) と比較して有意に STEMI が少なく (55.6 vs 87.9%, $p<0.0001$), 治療した病変数 (2.33 ± 1.40 vs 1.77 ± 1.02, $p=0.006$), 治療した病変枝数 (1.57 ± 0.67 vs 1.30 ± 0.57, $p=0.01$) は有意に多い結果でした. Door-to-balloon time は Impella 先行群は 112 (79-112) 分であり, PCI 先行群の 52 (34-81) 分と比較して有意に延長していたにもかかわらず, 生存退院は Impellla 先行群で有意に高

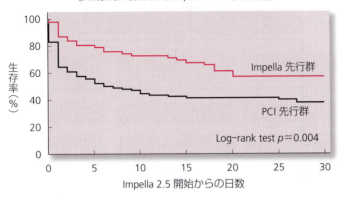

図表 13-36 USpella registry における Impella 先行群と PCI 先行群の 30 日生存率の比較（Kaplan-Meier 生存曲線）
（J Interven Cardiol. 2014; 27: 1-11[9]より作成）

くなりました（65.1 vs 40.7％，p=0.003）．Kaplan-Meier 生存曲線における 30 日後の生存率についても同様の結果でした（57.4 vs 38.2％，log-rank test p=0.004，図表 13-36）．多変量解析においても，PCI に先立って Impella 2.5 を開始することは院内生存率を改善させる独立した因子であることがわかりました（オッズ比 0.37，95％信頼区間 0.17-0.19，p=0.01）．

なお，このレジストリでは Impella 以外にも IABP の使用を認めており，PCI 先行群（91 例）の中には IABP を導入後に PCI を行い，その後 Impella への補助へ切り替えた 53 例と，補助循環を使用せずに PCI を行い，その後 Impella の補助を開始した 38 例に分けられました．しかしこのいずれよりも PCI に先立って Impella を開始した Impella 先行群の方が，生存退院率が高い結果となりました（図表 13-37）．

同様の結果は，cVAD registry からも 2016 年に報告[10]されました．この研究では心原性ショックを合併した急性心筋梗塞患者に対して Impella 2.5 を導入された患者 180 例の性差を検討しました（男性 131 例，女性 49 例）．結果は PCI より Impella 2.5 での循環補助を先行させる方が死亡率が低く，とりわけ女性では Impella 先行群の生存率が 68.8％，PCI 先行群で 24.2％とその結果が際立っていました（p=0.0005）．男性の生存率は Impella 先行群で 54.2％，PCI 先行群で 40.3％でした（p=0.1，p-interaction=0.07）．

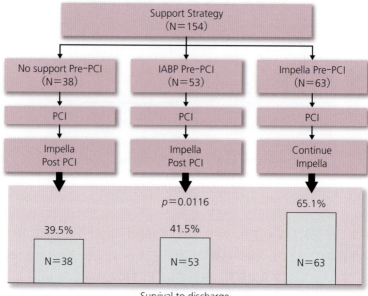

図表 13-37 USpella registry における生存退院率の比較
(J Interven Cardiol. 2014; 27: 1-11[9]より)

PCI 先行群（91 例）の中には IABP を導入後に PCI を行い，その後 Impella への補助へ切り替えた 53 例（図中央）と，補助循環を使用せずに PCI を行いその後 Impella の補助を開始した 38 例（図左側）に分けられる．しかし PCI に先立って Impella を開始した Impella 先行群（図右側）の方が生存退院率が高い結果となった（下段）．

2016 年のドイツの単施設からの報告[11]では，心原性ショックを合併した急性冠症候群患者 68 例（74％ が STEMI）に対して，59％ が最初の冠動脈造影中に Impella 2.5 を開始，すなわち再灌流よりアンローディングを優先していました．Impella を導入した患者のコホートにおいて，Impella 2.5 の導入の遅れは死亡率増悪の独立した因子であることがわかりました（ハザード比 2.157, $p=0.04$）．

2011 年に報告された MACH II 試験[12]では，これまで示されてきた Impella 短期効果に加えて，Impella の長期成績が報告されました．2006 年に 3 日間の Impella 2.5 のサポートを受けた 10 例の前壁心筋梗塞患者と，通常の治療を受けた 10 例の患者を比較しました．平均 3 年の追跡期間において，大動脈弁の異常は認めず，LVEF は Impella 使用患者で有意にベースラインから有意に改善してい

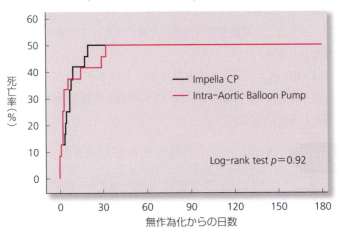

図表 13-38　IMPRESS in Severe shock 試験における生存率の比較（Kaplan-Meier 曲線）
(J Am Coll Cardiol. 2017; 69: 278-87[14])より作成）

ました（23.6±8.9% vs 6.7±7.0%，$p=0.008$）．

　2013 年に報告された RECOVER I 試験[13]では，開胸手術の人工心肺離脱後のショックに対する Impella 5.0/LD の使用の安全性と有効性が示されました．

　そして，ISAR-SHOCK 試験（心原性ショック），PROTECT II 試験（ハイリスク PCI）に続く前向き無作為化試験である IMPRESS in Severe shock 試験[14]の結果が 2017 年に報告されました．心原性ショックを合併した急性心筋梗塞患者 48 例を対象とし，Impella CP（24 例）と IABP（24 例）の有効性を比較検証しました．一次エンドポイントは 30 日後の総死亡としました．

　結果は，30 日後の総死亡は Impella CP 使用患者で 46%，IABP 使用患者で 50% であり，Impella CP 使用患者のハザード比は 0.96，95% 信頼区間 0.42-2.18 でした（$p=0.92$）．6 カ月後の追跡においても両群は 50% と有意差はありませんでした（ハザード比 1.04，95% 信頼区間 0.47-2.32，$p=0.923$，図表 13-38）．Impella CP の有効性を示すことはできませんでしたが，この試験では両群ともカテコラミンもしくは強心薬の使用率が高率（Impella 100%，IABP 92%）で，全例で人工呼吸器が装着されました．また無作為化前の心停止も Impella 使用患者では 100%，IABP 使用患者でも 83% であり，入院時の乳酸値も Impella 使用

患者で7.5±3.2 mmol/L，IABP使用患者では8.9±6.6 mmol/Lと高く，非常に重症のショック患者が登録されたことがわかります．またPCIに先行して補助循環を駆動させた患者はImpella使用患者で5/24（21％），IABP使用患者で3/24（13％）と少なく，補助循環の効果が発揮できないほど臓器障害が進行していた可能性もあります．

これまでIABPはエビデンスを確立することはできず，ルーティン使用がClass Ⅲとなりましたが，Impellaについての研究も今後大規模な無作為化試験の結果が待たれるところです．

> **Point**
> - Impellaの有効性を検証した試験には，ISAR-SHOCK試験（Impella 2.5：心原性ショック），PROTECT Ⅱ試験（Impella 2.5：ハイリスクPCI），IMPRESS in Severe shock試験（Impella CP：心原性ショック）がある．
> - Impellaはcardiac power outputの上昇と，PCIに先行してImpellaを導入することの有効性が示されている．
> - さらに大規模・長期追跡の成績が待たれる．

7 Detroit Cardiogenic Shock Initiative

2017年に報告されたDetroit Cardiogenic Shock Initiative（Detroit CSI）というImpellaを用いた心原性ショックのプロトコールがあります（図表13-39）[15]．

2016〜2017年の期間，デトロイト都市部の4つの施設において心原性ショックを合併した急性心筋梗塞患者41例をDetroit CSIに準じてマネージメントを行いました．Impellaの95％はImpella CPが用いられています．このプロトコールではdoor-to-support timeが83±58分で達成され，71％の患者が最初の24時間で強心薬や昇圧薬の投与量を減量することができました．Cardiac power outputは0.57から0.95へと67％の改善を得ることができ（$p>0.001$），Impellaを離脱できた患者は85％で，同地域の過去のデータと比較しても有意に改

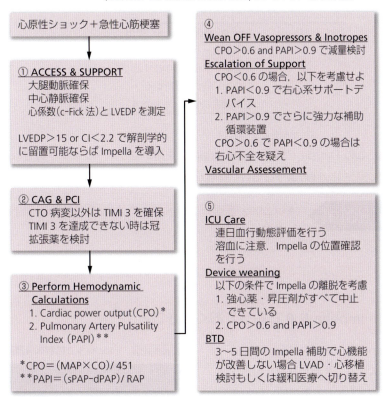

図表 13-39 Detroit Cardiogenic Shock Initiative（Detroit CSI）
（Catheter Cardiovasc Interv. 2018; 91: 454-61[15]より作成）

善していました（85 vs 51％，$p<0.001$）．生存退院は 76％でした．

　このプロトコールでは IABP 留置例は除外されており，すべての心原性ショックを合併した急性心筋梗塞患者がこのプロトコールに従ってマネージメントされたわけではありませんが，Impella を使用した患者の離脱までのイメージはしやすいと思います．また右心系機能指標として pulmonary artery pulsatility index（PAPI）を用いており，PAPI<0.9 を右心系サポート追加の指標としました．PAPI は（収縮期肺動脈圧－拡張期肺動脈圧）÷右房圧で計算される数値で，急性下壁心筋梗塞の際の右心機能評価として報告された比較的新しい指標[16]であり，LVAD 患者の右心機能評価での有効性[17]も報告されています．

図表 13-40　Detroit Cardiogenic Shock Initiative（Detroit CSI）における質の評価（Catheter Cardiovasc Interv. 2018; 91: 454-61[15]より作成）

- Door-to-support time＜90 分
- TIMI 3 flow を達成する
- 昇圧薬や強心薬を中止する
- CPO＞0.6 W を維持する
- 生存退院 80%以上を目指す

またこの Detroit CSI ではこの Impella を用いたマネージメントの質の評価として図表 13-40 のような項目を提唱しています．

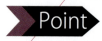

- Impella 管理のプロトコールとして Detroit CSI がある．

8　Impella 5.0 で知っておくべきこと

Impella 5.0 は内科医が経皮的に挿入することができませんが，Impella 2.5 の循環補助では不十分と考えられる患者に対しては内科の患者であっても外科医に依頼して Impella 5.0 を挿入します．

実は Impella 2.5 と 5.0 では Impella 制御装置における位置モニタリングの仕組みが大きく異なります．図表 13-41 は正しい位置

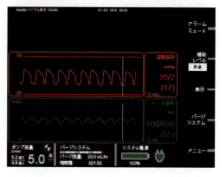

図表 13-41　Impella 5.0 の制御装置画面

にカテーテルが留置されている時の画面を示します．一見同じように見えるのですが，よく見ると上段の位置波形が圧波形ではなくパルス状の波形になっています．Impella 5.0 は Impella 2.5 とカテーテルの構造が異なります（図表 13-42）．

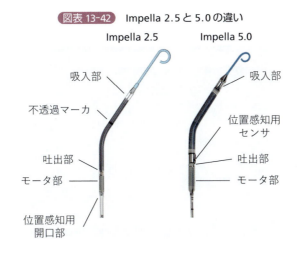

図表 13-42　Impella 2.5 と 5.0 の違い

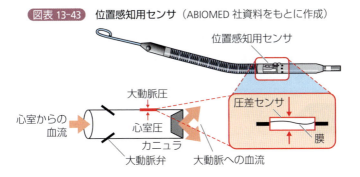

図表 13-43　位置感知用センサ（ABIOMED 社資料をもとに作成）

　まずは大動脈弁位における不透過マーカがありません．さらに Impella 2.5 はカテーテル先端から吸入部，吐出部，位置感知用開口部の順で並んでいるのに対して，Impella 5.0 は吸入部，位置感知用センサ，吐出部の順になっています．位置感知は圧トランスデューサを繋がず，カテーテルに取り付けられた位置感知用センサで行います．

　この位置感知用センサは膜状になっており，片面がカテーテルの外側に，もう片面は内側に向いており，カテーテル内外の圧を感知します（図表 13-43）．適切な位置にカテーテルがある場合は位置感知用センサの内側は左室圧，外側は大動脈圧を感知し，心周期によって膜の両側の圧差が変化することで制御装置にはパ

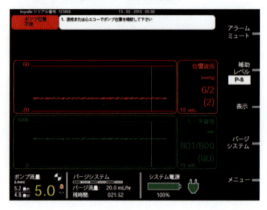

図表 13-44　Impella 5.0 のポンプ位置不良アラーム
（ABIOMED 社より提供）

ルス状の位置波形が表示されます．

　吸入部と吐出部がともに大動脈内，もしくはともに心室内にある場合は上段の位置波形，下段のモータ波形はともにフラットな波形となり，ポンプ位置：不良アラームが鳴ります（図表 13-44）．

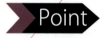
- Impella 5.0 は 2.5 とカテーテルの構造が異なり，また位置感知をセンサで行うため，位置波形はパルス状の波形になる．

9　知っておきたい Impella の欠点

　Impella の登場によって，IABP や PCPS との使い分けはどうなるのでしょうか．それは本書で重きを置いて説明してきた補助循環の血行動態への影響とその補助循環が抱える欠点を考えると答えは出てきます．

　自己心に依存する圧補助の IABP より圧倒的に Impella の方が循環補助は強力ですが，7〜8 Fr の IABP と 13 Fr 以上の Impella を比較すると IABP の方が下肢虚血のリスクは低く，また下肢や大動脈が屈曲している症例では Impella は挿入できない可能性が出てきます．重症大動脈狭窄症では Impella は左室内へ挿

入できず，この場合も IABP となるでしょう．まだまだ IABP が完全になくなるわけではありません．

また PCPS との比較では，Impella は PCPS で十分に実現できなかった左室のアンローディングを強力に行うことができます．しかし Impella は右心補助がないため，強力な右心系のアンローディングが可能な PCPS が必要な時が必ずあります．さらに，心停止時は Impella では無効です．この場合も PCPS でなければ循環補助ができません．

そしてもう一つ知っておいてほしい点があります．Impella の保険償還価格は 259 万円と非常に高額です．欧米では Impella 2.5 と 5.0 の価格が異なるようですが，それでもわが国と大差ないようです．この高額機器をどのように臨床に活かしていくか，それはこれらかの我々現場の人間のセンスにかかっていると言えるでしょう．

- Impella の欠点は，カテーテル径の大きさ，右心系サポートがない，心停止で使用できない，高額，である．

文献

1) Cotter G, Williams SG, Vered Z, Tan LB. Role of cardiac power in heart failure. Curr Opin Cardiol. 2003; 18: 215-22.
2) Fincke R, Hochman JS, Lowe AM, Menon V, Slater JN, Webb JG, et al. Cardiac power is the strongest hemodynamic correlate of mortality in cardiogenic shock: a report from the SHOCK trial registry. J Am Coll Cardiol. 2004; 44: 340-8.
3) Tan LB, Littler WA. Measurement of cardiac reserve in cardiogenic shock: implications for prognosis and management. Br Heart J. 1990; 64: 121-8.
4) Cohen-Solal A, Tabet JY, Logeart D, Bourgoin P, Tokmakova M, Dahan M. A non-invasively determined surrogate of cardiac power ('circulatory power') at peak exercise is a powerful prognostic factor in chronic heart failure. Eur Heart J. 2002; 23: 806-14.
5) Dandel M, Knosalla C, Hetzer R. Contribution of ventricular assist devices to the recovery of failing hearts: a review and the Berlin Heart Center Experience. Eur J Heart Fail. 2014; 16: 248-63.
6) Aissaoui N, El-Banayosy A, Combes A. How to wean a patient from veno-arterial extracorporeal membrane oxygenation. Intensive Care Med. 2015; 41: 902-5.

7) Seyfarth M, Sibbing D, Bauer I, Frohlich G, Bott-Flugel L, Byrne R, et al. A randomized clinical trial to evaluate the safety and efficacy of a percutaneous left ventricular assist device versus intra-aortic balloon pumping for treatment of cardiogenic shock caused by myocardial infarction. J Am Coll Cardiol. 2008; 52: 1584-8.
8) O'Neill WW, Kleiman NS, Moses J, Henriques JP, Dixon S, Massaro J, et al. A prospective, randomized clinical trial of hemodynamic support with Impella 2.5 versus intra-aortic balloon pump in patients undergoing high-risk percutaneous coronary intervention: the PROTECT II study. Circulation. 2012; 126: 1717-27.
9) O'Neill WW, Schreiber T, Wohns DH, Rihal C, Naidu SS, Civitello AB, et al. The current use of Impella 2.5 in acute myocardial infarction complicated by cardiogenic shock: results from the USpella Registry. J Interv Cardiol. 2014; 27: 1-11.
10) Joseph SM, Brisco MA, Colvin M, Grady KL, Walsh MN, Cook JL, et al. Women with cardiogenic shock derive greater benefit from early mechanical circulatory support: an update from the cVAD registry. J Interv Cardiol. 2016; 29: 248-56.
11) Schroeter MR, Kohler H, Wachter A, Bleckmann A, Hasenfuss G, Schillinger W. Use of the Impella device for acute coronary syndrome complicated by cardiogenic shock- experience from a single heart center with analysis of long-term mortality. J Invasive Cardiol. 2016; 28: 467-72.
12) Engstrom AE, Sjauw KD, Baan J, Remmelink M, Claessen BE, Kikkert WJ, et al. Long-term safety and sustained left ventricular recovery: long-term results of percutaneous left ventricular support with Impella LP2.5 in ST-elevation myocardial infarction. EuroIntervention. 2011; 6: 860-5.
13) Griffith BP, Anderson MB, Samuels LE, Pae WE Jr, Naka Y, Frazier OH. The RECOVER I : a multicenter prospective study of Impella 5.0/LD for postcardiotomy circulatory support. J Thorac Cardiovasc Surg. 2013; 145: 548-54.
14) Ouweneel DM, Eriksen E, Sjauw KD, van Dongen IM, Hirsch A, Packer EJ, et al. Percutaneous mechanical circulatory support versus intra-aortic balloon pump in cardiogenic shock after acute myocardial infarction. J Am Coll Cardiol. 2017; 69: 278-87.
15) Basir MB, Schreiber T, Dixon S, Alaswad K, Patel K, Almany S, et al. Feasibility of early mechanical circulatory support in acute myocardial infarction complicated by cardiogenic shock: The Detroit cardiogenic shock initiative. Catheter Cardiovasc Interv. 2018; 91: 454-61.
16) Korabathina R, Heffernan KS, Paruchuri V, Patel AR, Mudd JO, Prutkin JM, et al. The pulmonary artery pulsatility index identifies severe right ventricular dysfunction in acute inferior myocardial infarction. Catheter Cardiovasc Interv. 2012; 80: 593-600.
17) Kang G, Ha R, Banerjee D. Pulmonary artery pulsatility index predicts right ventricular failure after left ventricular assist device implantation. J Heart Lung Transplant. 2016; 35: 67-73.

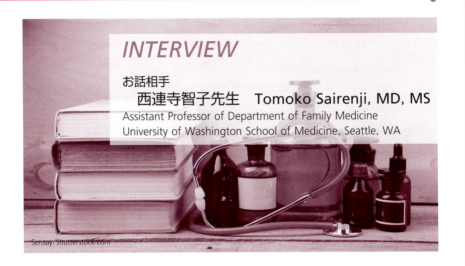

INTERVIEW

お話相手
西連寺智子先生　Tomoko Sairenji, MD, MS
Assistant Professor of Department of Family Medicine
University of Washington School of Medicine, Seattle, WA

　西連寺智子先生（以下，Ren）は米国シアトルのワシントン大学でご活躍中の家庭医です．岡山大学医学部をご卒業後，飯塚病院で初期研修をされていた時，筆者が一つ上の学年だったご縁で，今回本書に登場していただきました．

　お互いいつも音楽や趣味の話ばかりしているので，このような真面目な話をするのは久しぶりです．今日は，日本と米国の両方の臨床の現場で働いた経験のあるRenと，医学教育・研修について考えてみたいと思います．

川上： 日本の医師が研究者として留学する例は多いのですが，臨床医としての留学は非常にまれです．その理由は，日本の医師が米国で臨床医として働くステージに到達するまでの道のりがとても険しいから，ということに尽きると思います．日本の医師が米国で臨床医として働くにはどうすればいいのでしょう？

Ren： 日本の医師免許や初期研修修了資格があっても米国では臨床医として働けません．USMLE（United States Medical Licensing Examination）という米国の医師免許試験に合格する必要があります．USMLEにはStep 1，Step 2 CK（Clinical Knowledge）という臨床知識を問う試験の他，Step 2 CS（Clinical Skills）では英語での臨床技能

も問われます．その後は面接を行いマッチングでレジデンシープログラムに採用してもらう必要があります．マッチングではこれまでのUSMLEの試験の点数や医学部時代の成績，リーダーシップの経験，研究やボランティア活動などが包括的に考慮されるので，各段階の評価は後に繋がっていきます．

USMLEをクリアするのがあまりに難関だから，多くの日本人はあきらめてしまう．僕もそうでした．

そう思います．以降は米国の医学部出身者と同様にレジデンシーを経て，希望すればさらに専門化されたフェローシップトレーニングが続いていきます．専攻する診療科によってレジデンシーのトレーニング期間が異なります．例えば家庭医や内科は3年，産婦人科は4年，外科は一般的に5年間です．例えば循環器内科医になるとしたら内科のレジデンシーを3年間経てからさらに2〜3年のフェローシップを行います．Family Medicineや精神科のレジデンシープログラムを終えても循環器のフェローシップはできないのです．

それは専攻するレジデンシープログラムによって研修内容が違うからでしょうか？

そうです．私はFamily Medicineが専門なので，レジデントとして内科・外科はもちろん，産科などをローテションします．お産も家庭医の仕事ですからね．でも例えば外科のレジデントと一緒に外科をローテしても学ぶ内容は大きく異なります．家庭医レジデントはオペ室にも入りますが，指導医の外来について手術適応を検討し，病棟では術前後のマネージメントを中心に学び，将来家庭医として必要な外科的知識や手技を身につけることが目的の研究内容になっています．

日本だと研修先では一律に同じ内容を教えていることが多いです．例えば循環器内科を専攻したい人も家庭医を専攻したい人も，循環器内科ローテ中は同じように病棟やカテーテル室で業務を行う，というパターンになっています．例えば家庭医志望は循環器外来研修や心リハなどの研修にもっと重点を置いてよいはずで，彼らのニーズにあったプログラムを用意すべきだと思います．

そうですね．米国には ACGME（Accreditation Council for Graduate Medical Education，米国卒後医学教育認定評議会）という機関の存在があります．それぞれのレジデンシープログラムで学ぶ内容はだいたい ACGME で決められているので，一つの研修先においても所属しているプログラムによって指導内容が違います．指導医にも規定があり，例えば Family Medicine のレジデンシープログラムの指導医は全員，scholarship を5年間で2つ作成する義務があり，指導医であり続けるためには自身の指導者としてのスキルを追求する姿勢を示す必要があります．

日本でも 2004 年からマッチングプログラムによる医師臨床研修制度ができました．臨床教育に力を入れている病院もたくさんあるけど，全国を見渡すとまだまだ質の点では十分ではないところもあります．臨床をきちんと指導できる医師が少ないこと，何より指導医を育てるシステムが成熟していないことが問題だと思っています．

もちろん，米国でも病院や指導医の格差はあるのかもしれませんが，日本に比べると格段に少ないと感じています．レジデントは ACGME で認定されたプログラムで研修を受ける体制になっていて，研修内容が細かく規定されています．レジデントも指導医もレジデンシープログラムにおけるトレーニングを評価し，その結果を ACGME へ提出しなければなりません．ACGME はレジデントが適切な教育を受け成長できているかをチェックするだけではなく，研修認定施設が適切なプログラムを提供しているかをチェックしていることになっています．

ACGME による統括された研修プログラムは素晴らしいと思うけれども，評価システムが成熟していないと機能しないはずです．日本だと，膨大な評価表を埋めろと言われても日々の仕事が忙しすぎて，やっつけ仕事でテキトーに書いてしまう人が多く，形骸化してしまう気がします．

テキトーな評価表にならないように，評価をする時間がレジデントにも勤務時間内にきちんと設けられています．また指導医も研修プログラムを作る時間なども，きちんと業務として時間が確保されています．評価方法として，最近では能力の習得の程度を評価する指標として採用され

ているのが EPA（Entrustable Professional Activity）です．その業務を信用して任せられるか，ということに注目した評価法で，それは手技だけではなく，病歴聴取や医師間の申し送りなども EPA の評価対象として含まれています．当然，レジデントから厳しい評価をされると，指導医にも ACGME から直接指導されます．内容によっては，もしくは改善されない場合は指導医を継続できなくなったり，レジデンシープログラムの存続を認められなくなったりすることもあり得ます．

現在の Ren は Family Medicine の assistant professor．日々どのような仕事をしているのですか？

私はもちろん臨床もやりますが，医学生，レジデント，フェローの現場での臨床指導や研修プログラムの監督も重要な仕事です．私の場合は特に医学生教育が大きなシェアを占めています．私が所属するワシントン大学の Family Medicine の教育プログラムは 20 年以上，米国 No.1 の評価を受けています．ワシントン大学の医学生に対して，Family Medicine だけでも臨床トレーニングの場を提供してくれる提携施設のボランティア臨床指導医は 1200 人以上にも及ぶので，それぞれの指導医に faculty development を提供し臨床教育水準を高め，プログラムがきちんと機能しているかチェックすることも今の私の仕事の一つです．大学内にずっといるわけではなく，2 年ごとにすべての研修先を訪問しヒアリングもしています．また新しい研修プログラムを作る仕事もあります．例えば今やっていることの一つに，LGBTQ（性的少数者）について学ぶ医学生の選択実習プログラムを作ってます．研修プログラムを作る仕事は大変だけど，やりがいはあります．LGBTQ の患者さんをたくさん診ている指導医を探すところから始まり，学生も交えて数年単位で作り上げていきます．

とりあえず研修先に送り込んで，自分で勉強してこい，ということはないということですね．きちんとプログラムを作った上での研修というのは素晴らしいことです．話は変わりますが，日本では大学 6 年間で医学教育を受けても臨床の現場では全く役に立たないということが現実だと思います．受験の時からさかのぼっても，筆記試験重視の選抜試験を経

てきているので，いざ医師になってもコミュニケーションスキルすら欠落していることもあります．米国でも同じようなことは起こらないのでしょうか？

私が見ている限り，そのようなことはほとんどありません．米国では4年制の大学を卒業した後，メディカルスクールに進みます．メディカルスクールに入るのにも必ず面接を行い，コミュニケーション能力はまずそこで厳しく評価されます．その後レジデンシー・フェローシップとつながっていくのですが，彼らは医学生時代から様々な角度から自身を評価され，また他者を評価する文化の中で育ちます．評価が低いと途中で脱落し，マッチングもできません．日本と明らかに違うと感じるのは，米国ではレジデントになった時からすでに即戦力として扱われます．この差を実感すると，日本の大学教育ではもっと学生の実力を伸ばせるんじゃないかと感じてしまいます．

僕たちが育った飯塚病院には素晴らしい指導医がたくさんいて，本当に恵まれた環境でした．彼らは今でもシステマティックに指導医養成に取り組んでいます．指導医クラスの医師たちはピッツバーグ大学と提携しfaculty development（FD）という人材・組織の育成について，体系的に学ぶ機会もあります．しかしまだまだ日本全体を見渡すと，このような指導医が指導医としてのスキルを学ぶ場が少ないと感じますし，臨床現場の指導は個人のボランティア精神から成り立っている感じが否めません．

こちらでも指導医になるきっかけも様々です．ボランティア臨床指導医として医学生やレジデントを受け入れることで，大学の充実したオンラインの図書施設や論文検索サイトが使用できたり，UpToDateなどの教材が使えたりするメリットがあります．大学のClinical teacher（Clinical Instructor，Clinical Assistant Professorなど）の肩書きもつきます．他にも燃え尽き症候群を回避するため指導医としてモチベーションの高い若い学生や医師たちに関わりたい，など指導医によっていろんな動機があるようです．

日本でも循環器領域を含めた専門医教育ももう一度原点から教育を見直す時に来ているのかもしれません.

米国もおそらくここまでのシステムを作り上げるのには相当な努力と時間を要したと思います.日本も海外から羨ましがられる特性がたくさんありますが,質の高い教育システムだったり,女性が働きやすい環境であったり,米国の良い点も取り入れられたらいいなと思います.

米国の教育事情について,生の声を聴くことができてよかったです.素晴らしい話をありがとうございました.

こちらこそ,ありがとうございました.お互いに頑張りましょう!

2017年10月,都内某所にて

索　引

数字

1回拍出量	4, 26, 79, 268
1回拍出量係数	26

あ

アザチオプリン	325
圧容積曲線	21
アデノシン	147
アデノシン三リン酸（ATP）	147
アテローム塞栓症	71
アドレナリン	55
アニオンギャップ（AG）	7
アミオダロン	150
安定冠動脈疾患	104
イソプロテレノール	153
一時的ペーシング	153
院外心停止（OHCA）	207
陰性T波	169
院内心停止（IHCA）	207
ウィーニング	79, 267
植込型VAD	343
ウェットラング	242
右脚ブロック	170
右室右房間圧較差	132
右室梗塞	10, 48
右心補助人工心臓（RVAD）	349
凹型	323
オートモード	39

か

拡張期血圧	3
下肢閉塞性動脈硬化症	59, 83
下垂足	74
活性化全血凝固時間（ACT）	73
冠血流予備比（FFR）	187
冠動脈バイパス術（CABG）	115
急性冠症候群（ACS）	104, 107
急性心筋梗塞	108
急性肺血栓塞栓症	10
強心薬	8, 9, 54, 259
巨細胞性心筋炎	322
グラム陽性球菌	75
経皮的心肺補助装置（PCPS）	8, 9, 37, 202
鶏歩	74
血液ガス分析	4
血管収縮薬	54
血管内超音波検査（IVUS）	158
血漿リーク	242
検査前確率	2
減衰	158
好酸球性心筋炎	323
好酸球増多症	322
好酸球増多症候群	322
後内側乳頭筋	297
呼気終末	32
呼気終末二酸化炭素分圧	248
呼気終末陽圧（PEEP）	33, 262
呼吸性アシドーシス	6
呼吸性アルカローシス	6
コレステロール塞栓症	71
混合静脈血酸素飽和度	196, 251

さ

左脚ブロック	169
サクション	392
左室拡張末期圧	20
左室拡張末期容積	21
左室駆出時間（LVET）	245, 252, 253
左室駆出率（LVEF）	18

左室コンプライアンス	20	前外側乳頭筋	297
左室人工心臓	8,9,37	早期興奮症候群	143
左室流出路狭窄	257	足関節上腕血圧比（ABPI）	70
左室流出路速度時間積分値	67,245,252	速度時間積分値（VTI）	26
左室流入血流速度波形（TMF）	25,67	ソタロール	150
左心補助人工心臓（LVAD）	349		

た

シクロスポリン A	325		
シストリック・アンローディング	35	ダイアストリック・オーグメンテーション	35
収縮期血圧	3	ダイアフラム	351
収縮期時相（FT）	253	体温管理	232
自由壁破裂	57	体外設置型 VAD	343
純後壁梗塞	171	代謝性アシドーシス	6
昇圧薬	54	代謝性アルカローシス	6
常温管理（IN）	232	大動脈バルーンパンピング（IABP）	8,9,35
ショック	3		
心エコー	23	大動脈弁開放時間	253
心筋心膜炎	320	大動脈弁狭窄症	257
心筋生検	322	大動脈弁置換術後	257
心筋トロポニン	42,108,320	大動脈弁閉鎖不全症	59,257
心係数	21,26,251	中心静脈血酸素飽和度	197
心原性ショック	48,52	超音波ガイド法	28
人工心肺（CPB）	205	ディクロティック・ノッチ	40
心サルコイドーシス	322	定常流ポンプ	343
心室細動（VF）	208	低心拍出症候群	3,20,53
心室性不整脈	8	低体温療法（TH）	232
心室中隔穿孔	57,298	電気的交互脈	324
心室頻拍（VT）	125	動静脈シャント	197
心静止	208	動脈エラスタンス	41
心臓再同期療法（CRT）	122	動脈コンプライアンス	41
心臓突然死	108	凸状	323
心停止後症候群（PCAS）	229	ドパミン	19,20,55,259
心拍出量	3,26,79,196,251,391	ドブタミン	8,19,20,54,259
心拍数	4,26,79		

な

心膜心筋炎	320	内頸静脈	29
スタチン	42	乳頭筋断裂	57,294
ステロイド	325	熱希釈法	197,251
ステント血栓症	42,167		
生存能	91		

熱交換器	237
脳機能カテゴリー（CPC）	212
ノルアドレナリン	54, 259

は

バイタルサイン	1
肺動脈カテーテル	17, 28
肺動脈楔入圧	20, 21, 24, 80
拍動流型ポンプ	343
バソプレシン	55
抜去	79
ハンドクランク	265
非 ST 上昇型急性冠症候群（NSE-ACS）	106, 107
非 ST 上昇型心筋梗塞（NSTEMI）	108
腓骨神経麻痺	74
非侵襲的陽圧換気（NPPV）	262
不安定狭心症	105, 108
ブドウ球菌	75
フルオートモード	39
プロカインアミド	149
平均血圧	3
ベラパミル	148
ヘリウムガス	76
変行伝導	143
房室解離	143
補助人工心臓（VAD）	340
補正 LVET	253
捕捉収縮	145

ま

マグネシウム	153
末梢血管抵抗	3, 275
末梢塞栓	58
慢性完全閉塞性病変	70
ミルリノン	19, 20
無脈性心室頻拍	208
無脈性電気活動（PEA）	208
免疫グロブリン	324
免疫抑制療法	325
網状皮斑	72

や

薬剤溶出性ステント	42, 167
融合収縮	146

ら

ランドマーク法	28
リドカイン	149, 150
両心補助人工心臓（BiVAD, BVAD）	349
レシピエント	345

A

ABCD＋E3	13, 14, 15
ACE 阻害薬	42
ACGME	413
activated clotting time（ACT）	73
acute coronary syndrome（ACS）	107
adenosine triphosphate（ATP）	147
anatomical landmark technique	28
anion gap（AG）	7
ankle brachial pressure index（ABPI）	70
aortic valve opening time	253
asystole	208
atheroembolism	71
attenuation	158
AV dissociation	143

B

β 遮断薬	42
BCIS-1 試験	49
Berlin 基準	374
biventricular assist device（BiVAD or BVAD）	350
blue toe syndrome	71
Braunwald	106

BRAVE-2 試験	179
bridge to bridge（BTB）	342
bridge to candidacy（BTC）	342
bridge to decision（BTD）	215, 342
bridge to recovery（BTR）	343
bridge to transplantation（BTT）	343

C

CADILLAC 試験	183
capture beat	145
cardiac power output	380
cardiac resynchronization therapy（CRT）	122
cardiopulmonary bypass（CPB）	205
cavity lead	171
cerebral performance category（CPC）	212
Compare-Acute 試験	187
concave	323
convex	323
coronary artery bypass grafting（CABG）	115
corrected LVET（LVETc）	253
CRISP AMI 試験	44
CULPRIT-SHOCK 試験	193
cVAD registry	401
CvLPRIT 試験	185

D

DANAMI-3-PRIMULTI 試験	187
demand ischemia	100
destination therapy（DT）	343
Detroit Cardiogenic Shock Initiative（Detroit CSI）	404
Diastolic augmentation	35
dicrotic notch	40
distal emboli	58
door-to-balloon time	174, 400
door-to-device time	44, 158

E

early invasive strategy	94, 113
electrical alternans	324
end-tidal CO_2（$ETCO_2$）	248
EPA	414
ESCAPE 試験	18
EuroSCORE	119
extracorporeal cardiac life support（ECLS）	202
extracorporeal cardiopulmonary resuscitation（ECPR）	202
Extracorporeal Life Support Organization（ELSO）	216

F

faculty development（FD）	414, 415
Fick 法	197
first medical contact-to-device time	44, 158
first medical contact（FMC）	174
flow time（FT）	253
focused assessment with sonography for trauma（FAST）	227
Fogarty カテーテル	70
Forrester 分類	21
fractional flow reserve（FFR）	187
Frank-Starling の法則	20
fusion beat	146

G, H

GRACE リスクスコア	93, 95, 110
graftable	98
HACA 試験	233
Harefield の指標	374
Hollenhorst plaque	71
hypereosinophilic syndrome（HES）	322

I

IABP-SHOCK Ⅱ試験	45
IMAC 試験	324
immediate invasive strategy	113
Impella	8,9,377
in-hospital cardiac arrest（IHCA）	207
induced normothermia（IN）	232
INTERMACS	340
intra-aortic balloon pumping（IABP）	8,9,35
intravascular ultrasound（IVUS）	158
invasive strategy	113
ISAR-SHOCK 試験	398

J, K

Japanese registry for Mechanically Assisted Circulatory Support（J-MACS）	349
Killip 分類	110

L

left ventricular assist device（LVAD）	8,9,37,349
left ventricular ejection fraction（LVEF）	18
livedo reticularis	72
low output syndrome	3,20,53
LV ejection time（LVET）	245,252,253
LVETc	268

M

MACH Ⅱ試験	402
Manitoba Cardiogenic Shock Registry	193
mixing zone	204,241
MMT 試験	325
MONICA criteria	42
monomorphic VT	126,143
myopericarditis	320

N, O

narrow QRS tachycardia	143
Nohria-Stevenson 分類	22
non-shockable rhythm	208
non-ST elevation ACS（NSE-ACS）	107
non-ST elevation myocardial infarction（NSTEMI）	108
noninvasive positive pressure ventilation（NPPV）	262
out-of-hospital cardiac arrest（OHCA）	207

P

PAMI-Ⅱ試験	42
papillary muscle rupture	294
PDE Ⅲ阻害薬	8
percutaneous cardiopulmonary system（PCPS）	8,9,37,202
perimyocarditis	320
plain old balloon angioplasty（POBA）	42
polymorphic VT	143
positive end expiratory pressure（PEEP）	33,262
post-cardiac arrest syndrome（PCAS）	229,276
PRAMI 試験	184
primary PCI	168
PROTECT Ⅱ試験	399
pulmonary artery pulsatility Index（PAPI）	405
pulseless electrical activity（PEA）	208
pulseless ventricular tachycardia	208

R

RECOVER Ⅰ試験	403
Richmond Agitation-Sedation Scale（RASS）	129

right ventricular assist device（RVAD）	349	terminal T inversion	169
		therapeutic hypothermia（TH）	232
RV failure risk score（RVFRS）	358	TIMIC 試験	325,326
RV stroke work index（RVSWI）	359	TIMI リスクスコア	93,94,110
		Todai RV failure score（TRV）	360

S

SAVE-J 試験	213	torsade de pointes	153
SAVE スコア	216,217	transmitral flow（TMF）	25,67
ScvO$_2$	197	transpulmonary pressure gradient（TPG）	359
sepsis-like syndrome	276	tricuspid regurgitation pressure gradient（TRPG）	132
shockable rhythm	208	TTM 試験	234
SHOCK 試験	275	T 波終末部の陰転化	169
Sicilian Gambit 分類	148		
SOAP-Ⅱ試験	55		

U

ST elevation ACS（STE-ACS）	107	ultrasound-guided technique	28
ST elevation myocardial infarction（STEMI）	108,167	Universal definition	42
		unstable angina	108
steppage gait	74	USMLE	411
STS リスクスコア	119	USpella registry	400

ST 上昇型急性冠症候群（STE-ACS）　　106,107

V, W

ST 上昇型心筋梗塞（STEMI）	108,167	Vaughan Williams 分類	148
surgeon's view	296	velocity-time integral（VTI）	26,67,245,252,268,391
sustained VT	128		
SvO$_2$	196,251	veno-arterial extracorporeal membrane oxygenation（VA-ECMO）	202
Swan-Ganz カテーテル	29	ventricular assist device（VAD）	340
SYNTAX スコア	103,115	ventricular fibrillation（VF）	208
systolic unloading	35	ventricular tachycardia（VT）	125

T

target temperature management（TTM）	232	viability	91
		wide QRS tachycardia	140

謝辞にかえて

国立循環器病研究センター
心臓血管内科 CCU 医師の皆様
CCU 看護師の皆様
臨床工学技師の皆様
その他の医師・コメディカルの皆様

全ての患者さん・ご家族の皆様
特に
救命できなかった患者さん
補助循環の適応無しと判断した患者さん

皆様から学んだことをここに記します

川上将司

著者略歴

川上　将司（かわかみ　しょうじ）
飯塚病院　循環器内科

福岡県北九州市出身
2006 年　飯塚病院で初期研修をスタート
2014 年　国立循環器病研究センター心臓血管内科 CCU 専属医
2018 年　現職

日本内科学会認定内科医・総合内科専門医，日本循環器学会循環器専門医，日本心血管インターベンション治療学会認定医．
日本循環器学会循環器救急医療災害対策委員会・災害対策小委員会委員．

2008 年　"Share of the Year"（飯塚病院研修医が選ぶベスト研修医）受賞
2015 年　"Teaching Award"（国立循環器病研究センター優秀指導医）受賞

明日のアクションが変わる
補助循環の極意 教えます　ⓒ

発　行	2018 年 8 月 10 日	1 版 1 刷
	2018 年 11 月 20 日	1 版 2 刷
	2021 年 7 月 1 日	1 版 3 刷
	2024 年 3 月 20 日	1 版 4 刷

著　者　川上　将司

発行者　株式会社　中外医学社
　　　　代表取締役　青木　滋
　　　　〒162-0805　東京都新宿区矢来町 62
　　　　電　話　03-3268-2701（代）
　　　　振替口座　00190-1-98814 番

印刷・製本/三報社印刷（株）　　〈MM・KN〉
ISBN 978-4-498-13434-8　　　　Printed in Japan

JCOPY ＜出版者著作権管理機構 委託出版物＞
本書の無断複製は著作権法上での例外を除き禁じられています．複製される場合は，そのつど事前に，出版者著作権管理機構（電話 03-5244-5088，FAX 03-5244-5089，e-mail: info@jcopy.or.jp）の許諾を得てください．